系统评价指导手册

主　编　杨克虎

编　委　（按姓氏笔画排序）

马　彬（兰州大学）

王梦书（四川大学）

艾昌林（四川大学）

田金徽（兰州大学）

刘雅莉（兰州大学）

李　晓（四川大学）

李　琳（四川大学）

杨　书（成都医学院）

杨克虎（兰州大学）

陈耀龙（兰州大学）

柏建岭（南京医科大学）

戴俊程（南京医科大学）

人民卫生出版社

图书在版编目（CIP）数据

系统评价指导手册/杨克虎主编. —北京：
人民卫生出版社，2010.1
ISBN 978-7-117-12439-3

Ⅰ. 系… Ⅱ. 杨… Ⅲ. 临床医学-系统评价-手册
Ⅳ. R4-62

中国版本图书馆 CIP 数据核字（2009）第 218915 号

| 人卫社官网 | www. pmph. com | 出版物查询，在线购书 |
| 人卫医学网 | www. ipmph. com | 医学考试辅导，医学数据库服务，医学教育资源，大众健康资讯 |

系统评价指导手册

主　　编：杨克虎
出版发行：人民卫生出版社（中继线 010-59780011）
地　　址：北京市朝阳区潘家园南里 19 号
邮　　编：100021
E - mail：pmph @ pmph. com
购书热线：010-67605754　010-65264830
　　　　　010-59787586　010-59787592
印　　刷：三河市尚艺印装有限公司
经　　销：新华书店
开　　本：850×1168　1/32　印张：11.125
字　　数：279 千字
版　　次：2010 年 1 月第 1 版　2021 年 6 月第 1 版第 6 次印刷
标准书号：ISBN 978-7-117-12439-3/R · 12440
定　　价：26.00 元

打击盗版举报电话：**010-59787491　E-mail：WQ @ pmph. com**
（凡属印装质量问题请与本社销售中心联系退换）

序

　　系统评价作为一种临床证据研究方法,具有一些与临床试验和循证医学实践不同的特殊性。一是国际性。其所以被称为"系统评价",就是要求"全",必须纳入和分析评估全球在某一领域的临床研究,如果只纳入某一语种文献,可能因发表偏倚和选择性偏倚而影响证据的准确性和强度。因此,要求研究者具有很好的英文读、写能力。另外,系统评价证据是最高级别证据,其交流传播都是国际性的。因此,系统评价研究可称为国际性的公众事件,研究者必须具有高度的社会责任感。二是研究者知识的全面性。不仅要求研究者熟悉本专业的基本理论和临床知识,还要求通晓临床科研设计知识,熟知临床试验实施过程和诸如统计学、文献检索等相关知识和技能。制作系统评价,要求研究者花大量时间搜集全球相关研究,通过鉴定临床试验的偏倚风险来评估证据的质量,这样获得的证据才不致误导证据使用者。

　　Cochrane 系统评价研究者均需经过严格的培训。中国Cochrane 中心成立 12 年来,先后有近 900 人接受过为期三个月的专业培训,约 700 人接受过为期三天的短期培训。然而,在这些接受过培训的群体中,并不是所有的人都能够生产高质量Cochrane 系统评价。这种情况从一个侧面说明了 Cochrane 系统评价研究的难度以及对质量和对研究者素质的严格要求。所以,我主张系统评价研究者必须直接阅读英文原版的指南,如

Systematic Reviews in Health Care:Meta-analysis in context，尤其是《Cochrane 系统评价手册》，以及《Meta 分析系统评价报告规范》（PRISMA）。通过阅读这些原版专著，可迅速和大大提高研究者对英文文献的阅读、理解和写作能力，这是对系统评价研究者素质的起码要求。然而，一开始就直接阅读英文原版指南对中国研究者来说毕竟有一定困难，这也可能是造成有的研究者将写英文系统评价视为畏途的原因之一。

　　看到杨克虎教授组织编写的《系统评价指导手册》不禁使人眼前一亮。本书内容翔实，除了对系统评价/Meta 分析的基本原理做了很好的介绍和阐释外，还跟进国际最新的方法学进展，提供了大量最新的方法学信息资源，除了给有志学习制作系统评价的读者以方法学指导外，还可使读者循着这些资源进行深入的学习。这本书可帮助有志学习系统评价的读者加深理解系统评价/Meta 分析的原理和方法，并与英文指南互相印证，更快地掌握系统评价方法。

　　制作系统评价的要求如此之高，反过来，其制作过程也可成为一种提高研究者自身素质和技能的很好途径。在系统评价研究中学习临床研究，通过制作系统评价，可促进研究者熟悉所研究专业领域的全面知识和发展情况，系统学习和掌握临床科研知识和循证医学批判性思维及技能，促进临床研究质量的提高，从而造就一批高质量的临床研究人才。Cochrane 协作网通过生产系统评价产生了一批国际知名的方法学家，本书的编辑出版也说明了我国的年轻方法学家队伍正在迅速崛起，这尤其令人欣慰。

中国临床试验注册中心
中国循证医学中心
Chinese Cochrane Centre
INCLEN 地区资源与培训中心
四川大学华西医院

前　言

随着循证医学在中国的引入和传播,系统评价这一综合研究、积累知识的方法引起我国越来越多科研工作者和临床医师的关注,尤其是 1999 年中国 Cochrane 中心成立后,系统评价在我国得以快速发展。仅以 Cochrane 系统评价为例,截至 2009 年 10 月,中国内地及香港地区在 Cochrane 图书馆累计发表系统评价全文和计划书 275 篇。我国在 Cochrane 协作网所有发表系统评价注册题目的国家中位列第二,发表计划书的国家中位列第五,发表全文的国家中位列第七。目前,PubMed 数据库收录系统评价超过 2 万余篇,CBM 数据库中系统评价的文献量也已达 4000 余篇。

尽管我国系统评价数量持续增长,质量也在不断提高,但目前国内尚无一本完整、系统、实用的全面介绍系统评价写作的图书。《Cochrane 系统评价手册》因其权威性和专业性受到系统评价撰写者的广泛欢迎,但由于其为英文版,且只针对如何撰写 Cochrane 系统评价,故出版一本适合我国科研和临床人员阅读、使用的中文指导手册势在必行。出于此目的,由兰州大学循证医学中心牵头,联合四川大学、南京医科大学等单位组成了编委会,历时一年,精心撰写、仔细推敲、反复修改、不断完善,终于奉献给大家一本通俗易懂、简明实用的指导书。

本书有以下几个特点:第一,为便于读者阅读和理解,全书统一用"系统评价"这一术语,而非"系统综述"、"系统评估",以体现系统评价的研究性质与传统综述的区别;第二,较为详尽地阐述了系统评价的起源、发展及特点,澄清了对系统评价的常见误解和误区;第三,详细介绍了系统评价相关软件知识,并通过实际举例指导读者掌握和应用这些软件;第四,在介绍各类系统评价撰写时,尽量选取有代表性的实例进行讲解,以方便读者的理解掌握和灵活运用;第五,专门介绍了如何阅读和利用系统评价的内容,以体现学以致用的宗旨;第六,全面归纳和总结了系统评价相关名词术语,便于读者使用时查阅;第七,列出了 SCI 发表系统评价的主要杂志名称,方便读者投稿和发表;第八,成稿后多次征求不同层次使用者的意见和建议,反复修改,不断完善,从而更加贴近实际,贴近读者;第九,每章后均列出推荐阅读材料及详尽的参考文献,便于读者进一步深入研究和学习。本书可供系统评价制作者参考,同时,可作为高等学校本科生、研究生循证医学课的辅助教材。

作为国内第一本全面介绍系统评价写作的书,尽管编者经过长期酝酿和认真准备,但由于我们对系统评价的认识和理解的局限性,以及系统评价方法学研究的不断进步,书中必定存在不足、缺陷甚至错误,读者在阅读时一定要用批判的眼光和辩证的态度,有选择地采纳和吸收。我们热切欢迎各位同道及广大读者对书中的观点和文字提出宝贵意见(通信邮箱:Lzu-xtpj@163.com),以便再版时能够及时更新、改进,止于至善。

最后,我们要特别感谢中国循证医学中心/中国 Cochrane 中心李幼平、吴泰相、刘关键、李静、张鸣明、陈静、王莉、卫茂玲、四川大学华西临床医学院刘鸣、董碧蓉等各位老师长期以来对我们在学习、研究、实践循证医学过程中给予的真诚指导和无私帮助,感谢兰州大学循证医学中心张鹏、贾文琴、移康、郑波波等同学在成稿过程中提出的宝贵建议和对全书进行的校对工作。

杨克虎

2009 年 12 月

目　录

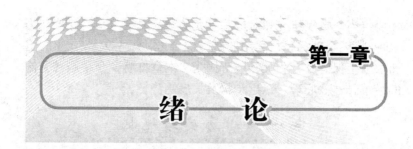

第一章

绪　论

如果像通常所认为的,科学除了辛苦的堆积事实之外什么也不是,那么它将很快在自身重负下停滞、崩塌。一种新思想的提出或一种规律的发现大大减轻了记忆的负担,并且通过引入统一的规则,使记忆以一种可获得的形式保存变得容易。因此,新事物的接受和旧事物的理解、同化两个过程在工作中联系紧密。因为都很重要,我们可以分别讨论其相对的重要性。然而,应该明确一点,最应该得到但恐怕并不总是得到的是那些既有发现又有解释,不仅介绍新的事实,而且指明了其与旧事实联系的工作[1]。

上述一段文字是 1885 年剑桥大学物理学 Rayleigh 教授在英国科学促进协会大会上的讲话,他洞悉了科学研究的本质并提出了可以更好地传承和创造知识的伟大理念。然而此后在长达一个世纪中,很少有科学组织、研究人员和其他团体重视和实践他的远见卓识。科学应该是逐渐积累而成的,但科学家们只有很少的时候在科学地积累证据。他们很大程度只关心自己当前的研究,绝少意识到需要将有关某一科学问题此前所有的研究进行系统全面地归纳总结[2]。

卫生服务的质量关系到每个人的健康,卫生保健决策应该基于当前可得的最佳证据,然而教科书上的知识往往过时,最新文献中报道的研究又存在片面和局限,想要获取最佳的证据,就需要恰当地重复研究和对这些研究的全面总结。系统评价作为一种科学、合理、高效、实用的研究综合方法,在短短 20 年间迅速被卫生保健及其相关领域所接受。本章将简要介绍这种方法的沿革、概念、原理、特点、步骤及发展趋势。

第一节　历史与现状

一、系统评价的历史

(一) 从研究综合到系统评价

虽然认识到需要综合研究证据的历史由来已久,但直到最近 30 年,才逐渐形成这种研究的明确方法。20 世纪 80 年代,社会学家们注意到,在进行研究的综合时,由于缺乏规范的过程,在纳入研究、分析资料及得出结论方面主要靠研究者的主观臆断,而非客观透明的方法,因而针对同一问题得出的结论大相径庭。他们开始意识到,正如原始研究需要严格的方法学指导,研究的综述质量也需要严格的方法学来保证,因为综述本身就是一种科学研究[3]。1983 年,Light 等出版的《综述研究评价年鉴》一书,包含了 15 篇解决研究综合方法学问题及步骤的文稿,还有 20 篇阐述如何在实践中应用方法学的独立文章[4]。1984年,Light 等出版的《总结:综述研究的科学》一书系统全面地阐述了综述研究这门科学的方法和原理,启发了医学研究人员对医学综述质量的关注[5]。

1985～1986 年间美国 Mulrow[6]调查了 4 种发行量超过 50 000 册的医学期刊 *JAMA*、*NEMJ*、*Ann Intern Med*、*Arch Intern Med* 上发表的 50 篇综述,发现普遍质量低下,基本没有使用科学的方法去甄别、评价和综合信息,故也无法充分为读者提供有价值的信息。Mulrow 提出:医学综述应该致力于解决一个具体明确的问题;检索应有效率;应该制定详细的纳入排除标准;评价方法和过程应标准化;结果的整合应客观全面;只有经过系统全面的收集、评价和整合信息,最后的结论才可信;评价者应指出当前综述的局限性并提出以后的改进建议。这一发现立刻引起医学界的关注,并为系统评价奠定了方法学基础。1988 年,Oxman 和 Guyatt 开始发表系列文章指导读者如何阅读、评价医学综述质量[7]。北美医学研究者们的这些动向正在呼唤一种全新研究综合方法的出现。与此同时,欧洲一些临床医师也在不断关注和探索如何更科学系统地整理和收集研究证据的方法。

1972 年,英国医师和公共卫生专家 Archie Cochrane 的《效果与效率:卫生服务中的随想》一书问世[8]。书中明确提出:由于资源终将有限,因此应该使用已被证明有明显效果的卫生保健措施,而随机对照试验是检验干预效果最好的方法。1979 年,他进一步提出应该将医学领域里所有相关的随机对照试验收集起来综合分析,并随着新的临床试验的出现不断更新,以便得出更为可靠的结论[9]。

英国产科医师 Iain Chalmers 深受 Cochrane 的影响,并将其设想付诸实践。1989 年他与同行出版的《妊娠和分娩领域的有效治疗》中对短疗程、低价格类固醇药物治疗有早产倾向孕妇的 RCT 进行总结归纳,结果有力证明了这种药物可大大降低婴儿死于早产并发症的风险。该结果在欧洲的推广,减少了欧洲新生儿死亡率的 30%～50%[10],现代意义上的 Cochrane 系统评价雏形在这本著作中已经形成。

(二) 从 Meta 分析到系统评价

19 世纪上半叶,为减少随机误差的影响,德国数学家 Karl Gauss 和法国数学家 Pierre-Simon Laplace 发明了一系列合并效应量的统计方法,形成了 Meta 分析的雏形。Meta 分析从理论走向实践最早是在天文观测中。当时的天文学家发现,在多个场合测量恒星的位置往往导致稍有不同的估计,需要一定的方法来合并估计，从收集的结果中得到一个平均值。1861 年，英国皇家天文学家 George Airy 出版了一本针对天文学家的"教材"，在书中阐述了这种定量合成过程所采用的方法[2]，即 Meta 分析。

1904 年，Karl Pearson 发表在《英国医学杂志》上的一篇文献被认为是 Meta 分析早期在医学中的应用。时任伦敦大学学院生物测定学实验室主任的 Karl Pearson 应政府要求，评价一种伤寒疫苗有效性的证据。他收集了在英国不同地区服役士兵中进行的 11 个相关研究的免疫力和病死率数据，计算其中每一个的相关系数，并将这些相关系数合为两组，得出平均相关系数，使得结果更加客观全面[11]。

20 世纪 30 年代，英国农业统计学家 Ronald Fisher 提出了合并 P 值的概念，在其领域发展并运用了类似于 Meta 分析的方法。1976 年，心理学家 Gene Glass 正式提出 Meta 分析的概念，并迅速在卫生保健领域得以传播和应用[12]。此后，医学研究者将这种统计方法逐步应用到临床试验及卫生领域，并在应用的过程中考虑进一步减小系统误差，即向现在意义上的系统评价靠拢。

20 世纪 90 年代，为降低偏倚而提出的科学综述与为减小机遇而逐渐成熟的 Meta 分析在医学领域的最终结合，催生出了一种全新的生产证据的方法，1993 年 7 月，《英国医学杂志》与英国 Cochrane 中心的方法学家和编辑们在伦敦召开会议，将这种方法定名为"Systematic Reviews"，并大力推广和使用这一新术语，由此揭开了系统评价全新的一页。

二、系统评价的现状

从以上可以看出，系统评价并非横空出世的产物，而是研究综合和 Meta 分析发展的必然结果。现在系统评价的理念和方法已被广泛接受。2007 年，Moher 等[13]对系统评价的现状做了一次全面调查，结果显示每年新发表英文系统评价约 2500 个，纳入的研究超过 33 000 个,90％的系统评价发表在专科性期刊上,70％左右的系统评价关注的是治疗领域,约 70％的系统评价对纳入的研究进行了质量评价,但只有不到三分之一报道了发表性偏倚。一半的系统评价用统计学方法对研究进行了合并,不到五分之一的系统评价进行了更新。50％的系统评价在其题目和摘要中没有出现"系统评价"或"Meta 分析"的短语。截至 2009 年 10 月 10 日,在 MEDLINE 数据库中以"Systematic review"或"Meta analysis"在标题中进行简单检索,已有超过 2 万余篇记录,而 CBM 中有关系统评价的文献量也已达 4000 多篇。如何评价其质量及如何促进其利用成为新的需要研究的问题。

第二节 概念与特点

一、系统评价的概念

虽然"系统评价"这一概念早在 1936 年就被使用,但并非表达其现在的真正含义[2]。20 世纪 90 年代系统评价被逐渐认可和应用后,已有多个组织或个人对其进行了定义,本书采用国际权威的《流行病学词典》(第 5 版)中对"系统评价"和"Meta 分析"两个术语的解释(表 1-1):

表 1-1 系统评价和 Meta 分析的定义[14,15]

	英文	中文
系统评价 (Systematic reviews)	The application of strategies that limit bias in the assembly, critical appraisal, and synthesis of all relevant studies on a specific topic, Meta analysis may be, but is not necessarily, used as part of this process.	运用减少偏倚的策略,严格评价和综合针对某一具体问题的所有相关研究。Meta 分析可能但不一定是这个过程的一部分。

续表

	英文	中文
Meta 分析（Meta analysis）	A statistical analysis of results from separate studies, examining sources of differences in results among studies, and leading to a quantitative summary of the results if the results are judged sufficiently similar to support such synthesis.	Meta 分析是一种对独立研究的结果进行统计分析的方法。它对研究结果间差异的来源进行检查，若结果具有足够的相似性，便可利用这种方法对结果进行定量合成。

二、系统评价的特点

（一）系统评价与叙述性综述的区别[16]

系统评价的主要特点及其与传统综述的区别见表 1-2。叙述性综述一般着眼于与一个特定题目相关的广泛问题，而非深入解决某个特殊的问题。例如，一篇关于糖尿病的叙述性综述（正如在课本上看到的），可能包括碳水化合物、脂肪、蛋白质代谢的生理和病理生理学，流行病学及预后，诊断和筛查方法，预防、治疗、康复、缓解等干预措施。因此，叙述性综述在全面了解某一问题时十分有用，而对具体临床问题的定量解决作用有限。叙述性综述适于描述一个问题的发展历史及其处理。若研究不足、尚处于初级阶段，或试验设计及实施有缺陷，叙述性综述可以更好地描述前沿发展。然而，在叙述性综述中，临床推荐强度与证据间的联系常常微弱且不完全——仍旧基于有偏倚的研究。以致发表在期刊或教材上的叙述性综述所给出的推荐意见常有悖于系统评价中的推荐意见。例如，叙述性综述可能在一项治疗措施被证明有效 10 年后才开始支持，或者在其被证实无效甚至有害很长一段时间内仍继续推广[17]。系统评价由于包含定量合成的方法，较叙述性综述更易发现微小但有临床意义的治疗效果[18]。

表 1-2　叙述性综述与系统评价的区别

特征	叙述性综述	系统评价
研究的问题	涉及的范畴常较广泛	常集中于某一临床问题
原始文献的来源	常未说明，不全面	明确全面，多途径、多渠道
检索方法	常未说明	明确的检索策略
原始文献的选择	常未说明，有潜在偏倚	有明确的选择标准
原始文献的评价	未评价或评价方法不统一	有严格的评价方法
结果的综合	多采用定性方法	定性与定量有机结合
结论的推断	有时遵循研究依据，较主观	遵循研究依据，客观
结果的更新	未定期更新	定期更新

（二）系统评价与其他证据资源的联系

系统评价这一科学严谨的方法迅速被政策制定者、研究人员、卫生保健人员和患者认可与使用，并一度被作为循证医学证据分级中的最高级别证据。但随着其他循证资源的出现，越来越多的用户需要更加可信、方便、快捷的决策证据，系统评价由于其涉及问题有限、制作周期长、内容复杂冗长，如不及时更新便很快过期等局限性，并非作为一线用户的首选。2006 年 Brain Haynes 提出获取和利用卫生保健证据的 5S 模型[19]（图 1-1），简明准确地反映了当前卫生保健证据各自的关系，清楚地阐述了系统评价的作用和地位。

模型从高到低共分 5 层。最顶层称为"系统"。一个理想的证据系统，应该整合并评价总结所有与某一临床问题相关的和重要的研究证据，并通过电子病历和患者的具体情况自动链接相关信息。使用者可直接咨询该系统。系统所含的信息由一个明确的评价过程产生，即一旦有新证据发表便及时获取并评价，当有更新研究证据出现便及时更新。临床医师和患者因此可以一劳永逸地获得当前最佳证据。严格意义上的"系统"资源尚未出现，但 UPTODATE（www.uptodate.com）和 GIDEON（www.gideononline.com）数据库已经向这一方向迈出了卓有成效的一步。

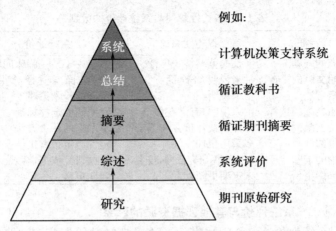

例如:

计算机决策支持系统

循证教科书

循证期刊摘要

系统评价

期刊原始研究

图 1-1　卫生保健研究证据的结构——"5S"模型

　　第 2 层称为"总结",即整合了当前可得的最佳证据(尽量从系统评价中筛选),针对某一具体疾病(如急性冠脉综合征,ACS)提供有关其治疗选择的全面证据。更低层次的证据——摘要、综述、原始研究,通常只评价治疗的一个方面(如治疗 ACS 的某一具体药物或药物种类,如血管紧张素转化酶抑制剂),让决策者自己去整合,而对于原始研究,需要决策者自己去严格评价证据。而现成的主题总结会对某种健康状况各方面相关的摘要、综述或研究进行汇总。因此,现有总结相对于单个摘要、综述或研究甚至它们的总和而言,都更具优势。*Clinical Evidence*(clinicalevi-dence. bmj. com)作为全球循证教科书的典范,已经在数十个国家得以推广应用,其中文版也于 2008 年发布。

　　第 3 层称为"摘要",当没有"总结"这一层来解决临床问题时,对原始研究或系统评价进行严格筛选和评价后重新撰写的结构式大摘要就成为次好的资源。如果证据未经加工,繁忙的临床医师鲜有时间阅读诸如论述详尽的系统评价这样的证据。理想的摘要可提供准确详尽的信息,促进临床实践。*ACP-Journal Club* 和 *Evidence-Based Medicine* 刊登的文章,其标题就很好地说明了这一点,比如《抗生素不能改善上呼吸道感染》等。目前全球有约 30 本类似的循证期刊,它们用一页篇幅刊载此类证据的完整摘要和对其的评论,这些证据可提供充分的信息,决策者既可根据它们举一反三,触类旁通,又可进一步为寻找其他理想的摘要做准备。

第 4 层称为"综述",如果需要更详尽的证据或身边没有摘要型证据,就需检索系统评价,如 *Cochrane Library*。该类证据的总结基于全面检索和严格评价,提供有明确临床疗效的干预措施。2009 年 Cochrane Library 第四期数据显示,Cochrane 系统评价已经累计达到 4027 个,加之其他一流期刊发表的系统评价,目前已有上万个此类证据,评价的问题覆盖了卫生保健的众多领域。

最底层称为"研究",即以上各层都无法解决问题时,就该转向检索原始研究,如书目数据库 MEDLINE、EMBASE、CBM 和引文数据库 SCI 等。尽管这些数据库中的资源获取、评价和利用都不如以上各层方便,但由于其数量巨大,涉及范围广,能够为我们提供最基本的信息。

第三节　系统评价的方法与步骤

一、研究综合的方法与步骤

1907 年,美国国立卫生研究院 Goldberger 发表了一篇有关伤寒热菌尿的统计学分析,提出了进行研究综合的四个步骤[2]:①复习文献确定相关研究。Goldberger 确定 44 个相关研究,并提供全面的参考文献目录。②用具体的标准选择供分析的研究。用新近发明的血清凝集试验从其认为不可靠的研究中筛选出可靠的研究。③从纳入的研究中提取数据。把从 26 个纳入研究中提取的原始数据列成表格。④对提取数据进行统计学分析。由收集的数据计算出平均菌尿率。Goldberger 的研究可算是系统评价制作过程的雏形。此后,随着研究综合方法学的不断发展和完善,其制作步骤也更加系统和明确。1982 年,社会学家 Cooper 明确提出综合研究的 5 个阶段[20]:①提出问题;②收集资料;③评价资料;④分析和解释结果;⑤发表。为规范系统评价的制作奠定了坚实的基础。

二、系统评价的方法与步骤

目前介绍系统评价制作步骤的文献众多,我们在此重点介绍以下两种:2001 年第 2 版《卫生保健中的系统评价》中提出的步骤(表 1-3)和 2008 年第 5 版《Cochrane 系统评价手册》提出的步骤(表 1-4)。可以看出两者大同小异,Cochrane 系统评价更强调对偏倚风险的评估与系统评价的更新。

表 1-3　系统评价制作步骤[21]

系统评价制作的 8 个步骤

1) 提出要评价的问题
2) 确定纳入和排除标准(包括受试者、干预措施、对照措施、结局指标、研究设计和方法学质量)
3) 检索研究(制订完善的检索策略)
4) 筛选研究(至少 2 名研究员独立筛选,制订策略解决分歧,记录排除的研究及其排除原因)
5) 评价研究质量(至少 2 名研究员独立评价,使用简明的清单而非质量量表,每次都要评价隐蔽分组,盲法和失访)
6) 提取数据(设计数据提取格式并进行预提取,考虑至少 2 名研究员独立提取,考虑采用盲法——即对数据提取者隐去论文的作者、机构和发表的期刊)
7) 分析和表达结果(列表说明每个研究的基况,审查森林图,探索异质性可能的来源,考虑做纳入所有研究的 Meta 分析或亚组的 Meta 分析,进行敏感性分析并检查漏斗图,对排除研究感兴趣的读者应提供排除研究的清单)
8) 解释结果(包括该系统评价的局限性——主要指与发表相关的各种偏倚、证据的强度、适用性、利弊的需治疗人数、相关经济学意义、对未来研究的意义)

表 1-4　Cochrane 系统评价制作步骤[22]

Cochrane 系统评价制作的 10 个步骤
1）提出要评价的问题
2）制定纳入研究的标准
3）检索研究
4）筛选研究和收集数据
5）评估纳入研究的偏倚风险
6）分析数据并在可能的情况下进行 Meta 分析
7）解决报告偏倚
8）陈述结果与制作结果摘要表格
9）解释结果与得出结论
10）完善和更新系统评价

三、系统评价的报告

　　清楚、明确、信息量充分的报道系统评价对研究人员和系统评价的使用者都至关重要。当前国内外研究显示系统评价的报告质量不尽如人意。1996 年 CONSORT 小组 30 名临床流行病学家、临床医师、统计学家、Meta 分析研究人员以及来自英国和北美对 Meta 分析感兴趣的编辑共同制定了 QUOROM（the quality of reporting of Meta-analyses）声明（表 1-5），并于 2009 年修改为 PRISMA（preferred reporting items for systematic reviews and meta-analyses）声明，包括一个清单和一个流程图[23]（图 1-2）。已有证据显示采用标准化的格式可提高研究的报告质量[24]。

表 1-5　PRISMA 评价标准

部分/标题	编号	条目	报告页码
题目			
题目	1	能够确证该报告为系统评价或 Meta 分析，或二者皆是	

续表

部分/ 标题	编号	条目	报告 页码
摘要			
结构式 摘要	2	应提供结构式摘要,包括缘由、背景、目的、资料来源、研究入选标准、受试者、干预措施、质量评价、合并方法、结果、局限性、结论和主要结果的意义,系统评价注册号	
前言			
缘由	3	阐明当前情况下做该评价的缘由	
目的	4	提出清晰、明确的研究问题,包括研究对象、干预措施、对照、结局指标和研究类型(PICOS)	
方法			
研究计划书 与注册	5	说明系统评价是否有计划书,如果有给出获取途径(例如网址),并提供注册信息,包括注册号	
入选标准	6	入选标准应详述研究特征(如 PICOS,随访时间),报告特征(如年份、语种、发表状态),并给出合理的说明	
资料来源	7	阐述所有检索到的资料来源(如检索数据库的范围及起止日期,有无联系研究的作者进一步检索其他的研究)并注明最近一次的检索时间	
检索	8	详述至少一个电子数据库的检索策略,包括所作的任何限定,以便可以被重复	
研究筛选	9	阐明研究筛选的过程(即如何筛选、选中纳入系统评价以及可应用于 Meta 分析的研究)	
资料收集	10	描述资料提取的方法,包括从研究报告(例如预提取表格、独立提取、重复提取)以及任何向研究者获取和确认资料的过程	
数据提取 项目	11	列出和定义所有提取资料的项目(如 PICOS,基金来源),以及对项目所作的任何假设或简化	
各研究存在 的偏倚风险	12	描述评估单个研究偏倚风险的方法(包括是否具体到研究或结局水平),以及在数据综合时如何利用该信息	

续表

部分/标题	编号	条目	报告页码
合并效应量	13	说明主要的合并效应量(如相对危险度,均数差)	
合并结果的方法	14	描述数据处理和合并结果的方法,如进行了Meta分析,则报告异质性检验的方法(如 I^2 统计方法)	
研究存在的偏倚风险	15	详细阐明任何影响到累积证据的偏倚风险评估(如发表性偏倚,在研究中有选择的报道)	
其他分析	16	应描述其他的分析方法(如敏感性分析、亚组分析和Meta回归),且应指出哪些是预先制订	

结果

研究筛选	17	给出筛选研究的数量、评价的方法、每个阶段纳入和排除的原因,最好附流程图	
研究特征	18	详述每个研究资料提取的具体特征(如样本含量、PICOS、随访时间)并提供参考文献	
研究中存在的偏倚	19	详述每个研究中可能存在的偏倚风险评估结果,如果可能还应说明结局层面的评估	
各研究结果	20	应考虑所有结局(利与弊),每个研究应给出a)每个干预组的简要总结;b)效应量估计和可信区间,最好有森林图	
合并的结果	21	详述每个Meta分析的结果,包括可信区间和异质性检验	
研究间的偏倚	22	给出研究评价过程中所进行的任何风险评估的结果	
其他分析结果	23	如果进行了其他分析(如敏感性分析、亚组分析和Meta回归),应给出分析的结果	

讨论

证据总结	24	总结主要结果,包括每一个主要结局的证据强度,并分析其与相关人群(如卫生保健提供者,用户,决策者)的关联性	
局限性	25	讨论研究层面和结局层面的局限性(如偏倚风险),以及系统评价的局限性(如检索不全面、报告偏倚等)	

续表

部分/标题	编号	条目	报告页码
结论	26	依据当前可得全部证据解释结果,并提出对未来研究的提示	
资金			
资金	27	阐明系统评价的资金来源和其他资助(如资料的提供),说明资助者在完成系统评价中所起的作用	

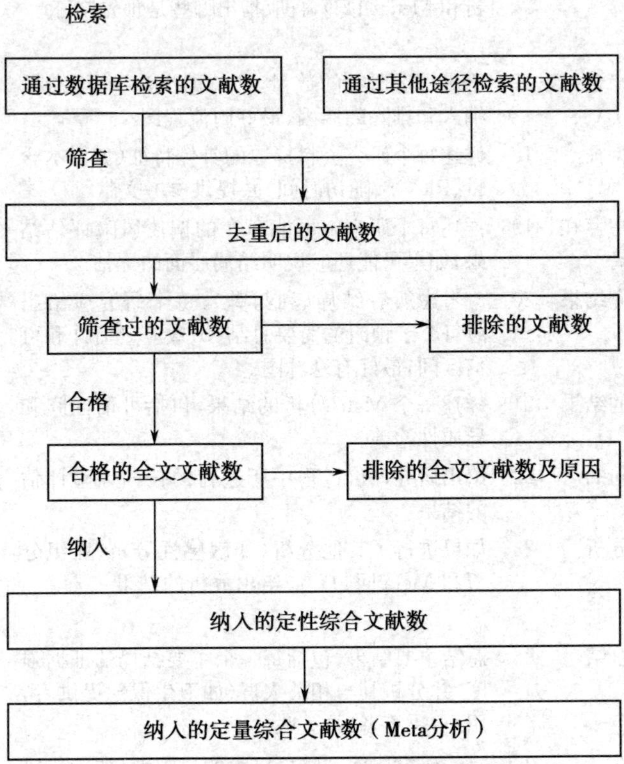

图 1-2　系统评价制作不同阶段的流程图

第四节 未来与发展

系统评价若要持续健康地发展,必须消除认识上的偏见和方法上的偏倚。本节列举了对系统评价常见的误区和在制作系统评价中可能影响其质量的因素,提出相应的解释和解决办法,并探讨系统评价未来的发展方向。

一、消除对系统评价的偏见

叔本华曾说,最强有力的阻碍人们发现真理的障碍,并非是事物表现出的、使人们误入迷途的虚幻假象,甚至也不直接地是人们推理能力的缺陷。相反,在于人们先前接受的观念,在于偏见。随着系统评价数量的不断增多和应用的逐渐扩大,出现了不少对系统评价错误的理解和认识,严重影响了系统评价的推广和应用。我们针对国内外对系统评价常见的误区进行剖析和解释,以帮助研究人员和读者正确和客观地看待系统评价这一研究方法。

(一)系统评价只是更大的叙述性综述

这是目前国内外对系统评价最常见的误解。很多人认为系统评价与传统综述相同,只是检索了更多的数据库,制作过程更复杂而已。但正如表 1-2 所示,系统评价不只是大的文献综述,其主要目标不仅是"全面"(许多有偏倚的综述也是"全面的"),而是回答一个具体的问题,减少研究选择和纳入的偏倚,评估纳入研究的质量,并进行客观的总结,其结果可能更小而非更大,因为对被评价的研究应用了更多严格的纳入标准。而且,在减少偏倚的措施上有典型的差别,比如由几个独立的评价者筛查要纳入的文献并评估其质量。系统评价通常较传统综述需要更多的时间、人力、财力。系统评价作为全新、客观、严谨的研究方法,已经被众多国际研究机构和一流学术期刊认可与接受。鉴于此,国内李幼平等将这一术语翻译为"系统评价",而非"系统综述"、"系统回顾",以显示与传统综述质的区别[25]。

（二）系统评价只纳入随机对照试验或只能用于生物医学领域

这种看法认为系统评价只能总结随机对照试验的结果,不能用于合并其他研究设计。但实际情况是不仅大量定性研究被纳入系统评价,即使干预措施有效性的系统评价,也没有把自己仅限于随机对照试验,而常包含其他的研究设计,包括非随机对照试验和病例报告。认为系统评价只能用于生物医学领域的观点,忽视了一个重要的概念,即单个研究无法客观全面反映事实,有研究的地方就有对研究的综合,进行研究综合的主要目的是要尽可能减小机遇与偏倚,而系统评价的出现正是为解决这一问题。迄今在广告学、农学、考古学、天文学、生物学、化学、犯罪学、生态学、教育学、昆虫学、制造业、超心理学、心理学、公共政策、动物学的系统评价屡见不鲜[26]。系统评价不仅被用来解决理论和科研问题,同时也为回答现实生活中的许多问题提供了强有力的证据支持(表 1-6)。因为系统评价本质是基于一个重要的可回答的问题,进行一系列科学透明的研究过程,是最大化减少误差的一种研究方法,可以被用来研究医学问题,也可以用来研究社会问题。

表 1-6 现实世界系统评价举例

研究问题	研究方法	结论
对学校投资更多能否改善教育结局?	对来自 38 篇文献的 Meta 分析	教育资源与教育结局间呈正相关
男性还是女性会成为更好的领导?	评估有关在领导和管理职位的男性和女性相对工作效力的机构报告和实验研究	男性领导和女性领导有同样效力
父母的性取向是否有重要的意义?	调查异性家长和同性家长对孩子情绪的完好状态和性取向的影响	同性家长和异性家长在双亲模式、孩子情绪调节和性取向方面没有差别

续表

研究问题	研究方法	结论
与母亲相比,父亲是否更可能区别对待儿子和女儿?	评估 39 篇文献的研究	父亲在纪律和体育锻炼方面对待儿女的差异最大,在疼爱和言语方面差异最小;母亲没有区别
旷工是否是对工作不满意的指针?	评估 23 篇文献	是。与旷工时间相比,工作的满意与旷工频率的联系更紧密
陪审员是否受被告的种族影响?	对研究进行 Meta 分析	结果一致发现被告的种族影响刑期的判定
贫穷、收入差距和暴力间是否有关系?	评估报告暴力犯罪、贫穷、收入差距的 34 份研究	结果提示自杀与斗殴比强奸和抢劫与贫穷和收入差距的关系更紧密

(三)系统评价必须有统计合成

持这种观点的人认为,如果不进行统计合成,就不算是一篇完整的或精确的系统评价。决定系统评价质量的不是是否进行统计合成,而是是否全面收集资料,客观评价了文献的质量,并采取尽可能完善的方法减少偏倚。反倒是对纳入研究不加判断就臆断进行合并的做法,才会严重影响系统评价的质量。当前大量高质量的描述性系统评价为决策提供了证据。进行统计合并是有条件的,一篇方法学研究的系统评价对什么时候应该实施及如何实施随机与非随机研究 Meta 分析的问题做了详细阐述[27]。

(四)系统评价能替代进行高质量的原始研究

想到系统评价是一剂万能药,得到了最终确定的答案,不再需要更多原始研究,是令人欣慰的。然而,它并不总是提供确定的答案,也不能替代原始研究。更确切地说,系统评价是一种发现目前哪些地方缺少研究的有效方法。因此,系统评价带来了更多而不是更少的原始研究。系统评价也能阻止正在进行的新的但不必要的原始研究。例如,当 Meta 分析通过合并许多原始研究已经表明一项干预措施有效或无效的时候。

综上可知,系统评价既非无能也非万能,它只是众多科研方法的一种,如果能够被恰当运用,就可以帮助人类更好地认识和改造世界。而如果误用或滥用,则会阻碍科学进步甚至扼杀生命。

二、控制系统评价的偏倚

系统评价中的偏倚主要产生于以下几个过程[28]:检索或收集文献时,筛选文献时,从原始文献中提取数据时(表 1-7)。阴性结果不易被报告和发表已引起极大关注,而 MEDLINE、EMBASE 和 SCI 收录期刊的局限性(主要以收录欧美国家期刊为主,且主要收录发达国家的期刊,发展中国家的期刊不到 2‰)和数据库本身的不完善(主题词数量有限、标引有误或发表时差等)也严重影响了系统评价收集文献的全面性。解决的办法一是大力推行临床试验及其他卫生研究的注册,二是加大 CONSORT 系列规范的普及,三是运用统计学方法识别发表性偏倚程度,如漏斗图法、剪补法、线性回归法、秩相关检验法、基于 Bayes 模型的 Gibbs 抽样法等。针对筛选和提取资料阶段产生的偏倚,一方面需要至少 2 名评价员独立工作,并由评价问题所属领域的专家参与;另一方面加大对评价员的培训力度,并探索系统评价的注册和全程监控的方法。对于系统评价潜在的利益冲突,应该予以详尽、客观、公正的报告,任何影响评价结果的因素都必须清楚阐明[29]。

表 1-7　Meta 分析各个阶段可能产生的偏倚

Meta 分析可能产生偏倚的四个阶段
1. 检索或收集文献过程中产生的偏倚
（1）发表偏倚:有统计学意义的阳性结果较没统计学意义的阴性结果更容易发表
（2）用计算机数据库检索已发表的文献时的偏倚
标引偏倚:数据库中标引不准确或错误导致相关文献未被检出
查找偏倚:检索词不准确或检索策略有问题导致的漏检

续表

Meta 分析可能产生偏倚的四个阶段

(3) 参考文献或引文偏倚：若回溯检到文献的引文，可能原作者在引用文献时有主观偏好

(4) 重复发表偏倚：将同一篇文献或同一篇文献的主要数据在不同的期刊或会议论文中进行发表，可由原作者原单位或联合其他作者其他单位重新发表

(5) 剽窃或造假偏倚：盗用他人已发表的数据或完全凭空捏造数据发表文章

(6) 重复使用研究对象偏倚：由不同研究人员使用了同一研究对象，发表相似的论文

(7) 限制语种偏倚：指研究人员对于不熟悉的语种在检索阶段进行限制导致的偏倚

2. 筛选文献过程中的偏倚

(1) 纳入标准偏倚：由于专业局限性或主观倾向研究人员在选择纳入标准时产生的偏倚

(2) 排除标准偏倚：排除了不应当的文献

(3) 筛选者偏倚：在判断文献是否符合纳入排除标准时由于筛选者的局限性导致判断错误

(4) 无法获取全文偏倚：各种原因导致的无法得到符合标准的全文文献而导致的偏倚

3. 资料提取阶段的偏倚

(1) 来源于研究人员的偏倚：资料提取偏倚、质量评分偏倚与数据录入偏倚

(2) 来源于原始研究的偏倚：报告不充分或原始记录有错误

4. 利益冲突偏倚

三、系统评价的未来与发展

世界著名未来学家 Naisbitt 早在 20 世纪 80 年代就在其著作《大趋势》中提出："面对知识饥荒，我们却淹没于信息海洋，用现有手段显然不可能应对当前的信息。在信息社会，失去控制和没有组织的信息不再是一种资源，而是信息工作者的敌人[30]"。医学信息学家 Simpson 也在 20 世纪 90 年代指出："谁

掌控了信息谁就掌控了一切[31]"。知识社会不仅需要信息的支撑,更需要运用知识对信息进行系统加工、筛选和处理[32]。系统评价作为科学规范地从海量同类信息中筛选、整合最佳信息的方法与手段,不仅在卫生保健领域,在非医非药等众多行业在未来都将会发挥越来越大的作用[33]。但要真正将这一研究方法合理应用,最终造福人类,还要面临很多挑战。如重视基本的科研原理和方法,推行临床试验注册,提高原始研究质量;倡导规范的报告标准,加强科技期刊管理,提高科研论文的质量;培训科研人员,深入掌握系统评价的方法,提高制作系统评价的水平;加大系统评价的传播、转化和利用;持续更新,保持其内容的有效性;加强系统评价本身方法学的研究,使其更加全面地揭示客观事物的规律,更加真实地反映客观事物的本质,指导人们的实践活动。我们相信,只要系统评价的方法学家、生产者及使用者联合起来,运用系统评价的方法克服系统评价自身的问题和局限性,这种方法最终将止于至善,福泽千秋。

(杨克虎　陈耀龙)

推荐阅读材料

1. 李幼平. 循证医学. 北京:高等教育出版社,2003.

2. Chalmers I, Hedges L, Cooper H. A brief history of research synthesis. Evaluation & the health professions, 2002, 25 (1):12-37.

3. Haynes RB. Of studies, syntheses, synopses, summaries, and systems: the "5S" evolution of information services for evidence-based health care decisions. ACP J Club, 2006, 145 (3):A8.

4. http://www.jameslindlibrary.org/

参考文献

1. Rayleigh. The Right Hon Lord. Presidential address at the

54th meeting of the British Association for the Advancement of Science, Montreal, August/September 1884. London: John Murray, 1889: 3-23.

2. Chalmers I, Hedges L, Cooper H. A brief history of research synthesis. Evaluation & the health professions, 2002, 25 (1): 12-37.

3. Cooper, HM. Scientific principles for conducting integrative research reviews. Review of Educational Research, 1982, 52, 291-302.

4. Light, RJ. Evaluation studies review annual. 1983, Beverly Hills, CA: Sage.

5. Light, RJ. , & Pillemer, DB. Summing up: The science of reviewing research. Cambridge, MA: Harvard University Press, 1984.

6. Mulrow, CD. The medical review article: State of the science. Annals of Internal Medicine, 1987, 106: 485-488.

7. Oxman AD, Guyatt GH. Guidelines for reading literature reviews. CMAJ, 1988, 138: 697-703.

8. Cochrane A. Effectiveness and Efficiency: Random Reflections on Health Services. London: Nuffield Provincial Hospitals Trust, 1972.

9. Cochrane, AL. 1931-1971: A critical review, with particular reference to the medical profession. In Medicines for the year 2000 (pp. 1-11). 1979. London: Office of Health Economics.

10. Chalmers I, Enkin M, Keirse MJNC. Effective care in pregnancy and childbirth. Oxford: Oxford University Press, 1989.

11. Pearson K. Report on certain enteric fever inoculation sta-

tistics. BMJ,1904,3:1243-1246.

12. Glass, GV. Primary, secondary, and meta-analysis of research. Educational Researcher,1976,5:3-8.

13. Moher D,Tetzlaff J,Tricco AC,et al. Epidemiology and reporting characteristics of systematic reviews. PLoS Medicine,2007,4(3):e78.

14. Porta MA dictionary of epidemiology. Fifth Edition. New York:Oxford University Press,2008:217.

15. Porta MA dictionary of epidemiology. Fifth Edition. New York:Oxford University Press,2008:154.

16. Cook DJ, Mulrow CD, Haynes RB. Systematic reviews: synthesis of best evidence for clinical decisions. Ann Mem Med,1997,126(5):376-380.

17. Antman EM,Lau J,Kupelnick B,et al. A comparison of results of meta-analyses of randomized control trials and recommendations of clinical experts. Treatments for myocardial infarction. JAMA,1992,263:240-248.

18. Cooper HM, Rosentbal R. Statistical versus traditional procedures for summarizing research findings. Psychol Bull,1980,87:442-449.

19. Haynes RB. Of studies, syntheses, synopses, summaries, and systems:the "5S" evolution of information services for evidence-based health care decisions. ACP J Club, 2006, 145(3):A8.

20. Cooper, H. Scientific guidelines for conducting integrative research reviews. Review of Educational Research,1982,52(2):291-302.

21. Egger M,Davey Smith G,Altman DG. Systematic Reviews in Health Care. 2nd ed. London:BMJ Books,2001.

22. Higgins JPT, Green S. Cochrane Handbook for Systematic Reviews of Interventions Version 5. 0. 1 [updated September 2008]. The Cochrane Collaboration, 2008. Available from www. cochrane-handbook. org.

23. Moher D. , Liberati A. , Tetzlaff J. , Altman DG, for the PRISMA Group. Preferred reporting items for systematic reviews and meta-analyses: the PRISMA statement. *BMJ* 2009;339:b2535-b2535.

24. Moher D, Jones A, LePage L. Use of the CONSORT Statement and quality of reports of randomized trials: a comparative before-and after evaluation. JAMA, 2001, 285:1992-1995.

25. 李幼平. 循证医学. 北京:高等教育出版社, 2003:183.

26. Petticrew M. Systematic reviews from astronomy to zoology: myths and misconceptions. BMJ, 2001, 322:98-101.

27. Sutton A, Abrams K, Jones D, et al. Systematic reviews of trials and other studies. Health Technol Assess, 1998, 2: 1-276.

28. 赵仲堂. 流行病学研究方法与应用. 第2版. 北京:科学出版社, 2005:564-567.

29. Smith R. Conflict of interest and the BMJ. BMJ, 1994, 308: 4-5.

30. John Naisbitt. Megatrends: Ten new directions transforming our lives. New York: Warner Books Inc, 1982:24.

31. Simpson RL. Nursing informatics core competencies. Nurs Manage, 1994, 25(5):18, 20.

32. 杨克虎. 生物医学信息检索与利用. 北京:人民卫生出版社, 2009:1-3.

33. 李静, 李幼平. 不断完善与发展的 Cochrane 系统评价. 中国循证医学杂志, 2008, 8(9):742-743.

第二章

系统评价信息检索

第一节 概　述

随着信息技术飞速发展，医学信息的来源、数量、传播内容和方式也急剧增加和不断更新变化。面对巨大的医疗卫生信息资源，患者、医师、医疗卫生管理者在进行决策时要选择高质量信息作为决策依据，是一件既重要而又非常困难的事情，因为大多数信息都存在这样那样、或多或少的问题，有些甚至是低质量的或虚假的信息；另一方面，全世界产生的医疗卫生信息量极其巨大，由于受时间和精力及其他条件限制，又造成大量有价值的信息不能被有效利用而造成浪费。随机对照试验由于采取了控制偏倚的措施，其可靠性一般较其他设计方案高；但受环境条件限制，大多数随机对照试验因样本量小而不能有效克服机遇的影响，或只专注于一个特定问题，其实用性受限。因此，将全世界具有相似研究目的的原始研究收集起来，系统地分析评价它们的质量，合并分析有足够相似性的研究结果，就可以在一定程度上减少机遇的影响，获得该干预措施全面的、包括疗效和有关领域研究情况的综合信息，成为医疗卫生决策的最佳依据。本章试图向读者介绍研究信息的检索方法，为系统评价撰写者提供帮助。

系统评价信息检索的目的是为系统评价撰写获取此前所有的相关原始研究，因而其检索范围、策略、方式必然有别于传统医学文献检索模式。主要表现在:信息来源广,资源丰富,更多使用网上资源,强调临床证据,特别关注检索正进行和未发表的临床研究文献;检索范围宽,强调获得当前可得的全部相关文献,无国别和语种限制;以计算机检索为主,辅以手工检索和其他检索;检索策略的制定严谨,检索词分目标疾病和干预措施/诊断方法两大部分,并根据具体数据库调整,所有检索采用主题词与自由词相结合的方式,检索策略经多次预检索后确定;检索方法灵活多样,针对不同数据库和检索系统,采用多种检索途径或方法相结合,以提高查全率;对检索结果进行质量评价,重视文献真实性、方法学的评价[1]。

第二节　系统评价信息检索基础

一、信息检索技术

(一)布尔逻辑运算

信息检索可能涉及简单的一个主题概念,或一个主题概念的某一侧面,也可由若干个概念组成的复合主题,或一个主题概念的若干个侧面。这些主题概念或其侧面,无疑都需要以一定的词汇或符号来表达,信息检索系统借助于布尔算符来处理这些较为复杂的词间(或符号间)语义关系。

1.“逻辑与”　符号为“AND”或“＊”,表示概念之间交叉或限定关系的一种组配。表达式为 A AND B 或 A＊B。只有同时包含有检索词 A 和检索词 B 的文献记录才是命中文献。该运算符可缩小检索范围,提高查准率。

2.“逻辑或”　符号为“OR”或“＋”,表示概念之间并列关系的一种组配。表达式为 A OR B 或 A＋B。表示数据库中凡含有检索词 A 或检索词 B 或同时含有检索词 A 和 B 的记录均为命中文献。该运算符可扩大检索范围,提高查全率。

3. "逻辑非"　符号为"NOT"或"AND NOT"或"-",表示概念之间不包含关系的一种组配,表达式为 A NOT B 或 A-B,表示数据库中包含有检索词 A,但同时不包含检索词 B 的文献记录才算命中文献。该运算符可通过从某一检索范围中去除某一部分文献的方式达到缩小检索范围,提高查准率。

(二) 位置算符

运用布尔逻辑算符进行检索,由于对各个检索词之间的位置关系不能予以限制和确定,有时会产生误检,这就需要采用位置算符以弥补这一缺陷。常用的位置算符有:

1. "WITH"　用于限定 2 个检索词必须同时出现在同一字段中,但不限制先后的位置。如 nursing WITH hepatitis。

2. "NEAR"　用于限定 2 个检索词必须同时出现在同一句子中,但不限制先后的位置。在"NEAR"后可加上一个数字,指明两个词的邻近程度,如"Treatment NEAR2 Prehospital"表示命中的记录中 Treatment 和 Prehospital 包括在一个句子中,且它们之间的间隔距离不超过两个词。

3. "IN"　用于限定某一个检索词必须出现在某一特定的字段中。如 nursing home IN TI,表示检出文献必须满足 nursing home 一词出现在记录的标题字段。

(三) 截词算符

截词检索是把检索词截断,取其中一部分片段,再加上截词符号一起构成检索式,系统将按照词的片段与数据库里的索引词对比匹配,凡包含这些词的片段的文献均可被检出。截词检索常用于检索词的单复数、词尾变化但词根相同的词、同一词的拼法变异等。常见的截词算符有:

1. 无限截词符"*"　常用于名词的单复数、不同拼写方法及词干相同的各个衍生词的检索。如 nurs * 可检出 nurse,nurses,nursing 和 nursery。

2. 有限截词符"?"　常用于一个词中间,用以替代一个字符或不替代任何字符。如 wom?n 可检出 woman，women。

二、系统评价信息检索的步骤

(一) 分析整理信息需求

当临床医师在医疗实践中提出一个具有临床意义的问题，但不知道怎样去检索相关研究，为了解决这一难题，首先应学会对能回答该临床问题的信息需求进行分析和整理，将初始的临床问题转变为可以回答的临床问题，通常这类临床问题可以分解为 PICO 4 个部分：P 表示 Patient or Population（患者或人群），I 表示 Intervention（干预措施或暴露因素），C 表示 Comparison（比较），O 表示 Outcome（结果）。

如对"抗凝剂与不用抗凝剂相比能改善缺血性脑卒中患者的临床预后吗？"的问题，根据 PICO 原则，可初步分解为 P：缺血性脑卒中患者；I：使用抗凝剂；C：不用抗凝剂；O：远期死亡或残疾的风险等。

(二) 选择数据库

根据所提临床问题的类型和现有条件，先检索主要证据资源，再扩展检索其他证据资源。主要证据资源包括 Cochrane 临床对照试验中心注册库、MEDLINE/PubMed、EMBASE、Science Citation Index、Current Controlled Trials、WHO 国际临床试验注册平台和中国生物医学文献数据库（CBM）。扩展检索是在检索主要信息资源的基础上，检索其他相关专业和类型的数据库及信息资源，如 SUMsearch/TRIPdatabase、卫生技术评估数据库、临床实践指南网站、相关搜索引擎、国际相关一级研究会和学会、主要在线书目、相关政府/部门网站和灰色文献数据库等。同时手工检索相关信息或联系相关领域专家获取未发表信息。以上所列并不是固定不变的，随着信息资源的不断变化，加之不同类型系统评价检索的数据库有所不同，如诊断性试验系统评价还应该检索 Medion、IFCC、BIOSIS Previews 和

SciFinder Scholar 等数据库。

（三）确定检索词

确定检索词要考虑满足两个要求：一是课题检索要求；二是数据库输入词的要求。

选词原则：①选择规范词：选择检索词时，一般应优先选择主题词作基本检索词，但为了检索的专指性也选用自由词配合检索。②注意选用国外惯用的技术术语：查阅外文文献时，一些技术概念的英文词若在词表查不到，可先阅读国外的有关文献，再选择正确的检索词。③一般不选用动词和形容词；不使用禁用词；尽量少用或不用不能表达课题实质的高频词。④为保证查全率，同义词尽量选全：需考虑同一概念的几种表达方式；同一名词的单、复数、动词、动名词、过去分词形式等，词根相同时，可用截词符解决；要考虑上位概念词与下位概念词。⑤化学药品用其名称也要用其他表达形式。⑥植物和动物药名，其英文和拉丁名均要选用。

为提高检索质量和检索效率，检索时应熟悉主题词表内容，了解相关主题词在词表中的收录情况。选词时，既要重视对主题词的选择，充分利用主题词检索系统的优点（如主题词的树状结构，主题词和副主题词的组配，对主题词扩展或不扩展检索等），又不能忽视自由词检索方式的应用。

（四）制定和验证检索策略

检索策略是指在分析检索信息需求的基础上，选择适当的数据库并确定检索途径和检索词，确定各词之间的逻辑关系与检索步骤，以制定出检索表达式并在检索过程中修改和完善。

若关注敏感性可扩大检索范围，提高相关文献被检出的比例，提高查全率；若关注特异性则可缩小检索范围，排除非相关文献被检出的比例，提高查准率。检索者可根据检索目的选择。而检索策略的制定原则是敏感度要高，通过提高敏感度，达到提高检出率，减少漏检率的目的。

制定针对疾病和干预措施的检索策略的一般步骤是：①针对某疾病的标准检索词和同义词，别名，商品名；还要考虑到不同化合物或不同语言可能有不同的后缀或前缀。将所有检索词编号，以"OR"连接，意为只要其中任一个检索词相符就命中。②针对干预措施可能涉及的检索词也用"OR"连接。③将涉及疾病和干预措施的两组检索词用"AND"连接。

若检索结果不能满足需要，有必要对已检索过的数据库进行再次检索或另行检索其他数据库。由于不同的数据库收录范围不同，检索术语、主题词表及检索功能存在差异，因此，需在检索过程中仔细选择检索用词，并且不断修改和完善检索策略，调整检索策略的敏感性或特异性，以便制定出能满足检索需求的更高质量的检索策略。

Cochrane 协作网对主要数据库如 PubMed、EMBASE 中检索随机对照试验、诊断性试验均提供相应的检索策略供检索者参考。

（五）评估检索结果

对检索结果进行评价主要是看检索的结果是否在预期的范围之内。如果是为使用证据而进行检索，则从证据的级别、推荐强度和临床适用性来判断检索结果的质量。如果是为制作证据而进行检索，对检索结果的评价步骤有：浏览检出记录的标题和摘要，评价该记录是否符合事先制定好的纳入和排除标准。对潜在的有可能符合纳入标准的记录以及不能确定是否需要纳入或排除的记录，应阅读全文，进一步判断或评估。

第三节　系统评价信息资源

一、主要数据库

（一）The Cochrane Library[2,3]

1. 概述　The Cochrane Library 是国际 Cochrane 协作网

（The Cochrane Collaboration）的主要产品，由 Wiley Inter-Science 公司出版发行，是一个提供高质量证据的数据库，也是临床研究证据的主要来源，旨在为使用者提供高质量证据。可选择光盘数据库或通过 Cochrane Library 网站（http://www.thecochranelibrary.com），也可从 Cochrane 协作网的主页（http://www.cochrane.org）进入 Cochrane Library。

主要内容包括：

（1）Cochrane 系统评价库（Cochrane Database of Systematic Reviews，CDSR）：由系统评价全文库（Completed Review）和研究方案（Protocol）两部分构成，主要收集由 Cochrane 系统评价各专业组在协作网注册后发表的研究方案和系统评价全文。

（2）疗效评价文摘库（Database of Abstracts of Reviews of Effects，DARE）：包括非 Cochrane 协作网成员发表的普通系统评价的摘要，是对 Cochrane 系统评价的补充。其特色是唯一收录经过评选的系统性评论摘要，每篇摘要包括评论的概要及质量评语。主要用于检索目前是否有类似的非 Cochrane 系统评价发表。

（3）Cochrane 临床对照试验中心注册库（The Cochrane Central Register of Controlled Trials，CENTRAL）：由 Cochrane 协作网临床对照试验注册中心进行管理，其目的是向 Cochrane 协作网系统评价专业组和其他制作系统评价的研究人员提供信息。信息的收集来自 Cochrane 协作网各中心、各专业组及志愿者等，他们通过手工检索和计算机检索，从医学杂志、会议论文集和其他来源收集随机对照试验或对照临床试验，并按规定的格式送到 Cochrane 协作网的对照试验资料库注册中心。机检数据库包括从 MEDLINE 和 EMBASE 数据库等收集的随机对照试验或对照临床试验。大多数文献有摘要，是制作系统评价的必检数据库。

（4）Cochrane 协作网方法学文献注册数据库（The Cochrane

Methodology Register,CMR）：搜集关于方法学应用于对照试验的文献信息，包含从 MEDLINE 数据库或人工查找的期刊文献、图书和会议录等。

（5）卫生技术评估数据库（Health Technology Assessment Database,HTA）：提供全世界已完成和进行中的健康技术评估数据（研究关于医学、社会学、伦理学和卫生医疗的经济性），目的是改善医疗质量和卫生保健的成本效益。

（6）英国国家卫生服务部卫生经济评价数据库（NHS Economic Evaluation Database,NHS EED）：可协助决策者从全世界搜集系统性的经济性评估，并鉴定其质量及优缺点。

（7）Cochrane 协作网的其他相关信息（About The Cochrane Collaboration and the Cochrane Collaborative Review Groups, About）：收录了 Cochrane 协作网，协作网各专业组、网络和中心等的相关内容。

2. 检索

（1）检索规则

1）逻辑运算符"AND"、"OR"和"NOT"，如 headaches AND（aspirin OR paracetamol），（liver OR kidney）AND tumour NOT cancer 等。

2）位置运算符"NEXT"，如 lung NEXT cancer；"NEAR"，如"Back pain"NEAR/5"exercise therapy"表示 2 个检索词或 2 个短语同时出现在一个句子中，检索词或短语的相邻范围为 5 个词汇，互换"NEAR"前后的检索词或短语对检索结果没有影响；也可针对短语"lung cancer"进行检索。

3）截词符"＊"，如使用截词符对"cardio＊"进行检索，将检出 cardiology 和 cardiography 等一批前缀为 cardio 的词汇。"＊"除用作截词符外，独立使用该符号还可用于检索全部记录。如需对一些带有英文省略符号的医学词汇（如"bio＊ty"可检出"bioplasty"，"bioavailabilty"，"biopty"等）。

（2）检索方法：提供简单检索、高级检索、主题检索和组配检索等检索方法，对于系统评价制作者而言，应该掌握主题检索和基本检索（简单检索和高级检索）方法。

1）主题检索（MeSH Search）：点击主页右上角"MeSH Search"进入主题检索界面，在"Enter MeSH term"检索框内输入检索词，点击"Thesaurus"可查看该词是否是主题词，若输入的是主题词，点击"Go To MeSH trees"可显示主题词的树状结构，点击"Definition"查看该词的定义。其次选择检索词，若想要移到 MeSH 树状结构的上位词，则只需点选位于树状结构上层的上位词即可。选好要查询的主题词后，选择"Search this term only"表示只检索所选择的主题词（即红色主题词），选择"Explode"选项会自动扩大检索结果。有些主题词不止一个树状结构，可选择是否包括所有的树状结构，或者只点选所需的树状词汇进行检索。也可在 Add qualifier restriction 功能所提供的下拉屏幕进行检索。

2）基本检索：①快速检索（Search）：为 Cochrane Library 的默认模式，在"SEARCH"下面输入框输入检索词（可以是单词或短语，也可在检索框中使用检索运算符）和选择检索字段（全文、题目、作者、文摘、关键词、表格、出版物类型、出处和 DOI 等），点击"Go"即可。②高级检索（Advanced Search）：点击主页右上角"Advanced Search"进入高级检索界面，检索词输入和字段限定同快速检索，但可实现对检索条件进行选择和限定，进一步提高查准率。

3）组配检索（Search History）：点击主页右上角"Search History"进入检索史组配界面，可显示已进行检索的检索策略和结果。在检索框内，可使用逻辑运算符将多个检索结果的检索序号组合在一起进行二次检索。

同时，数据库提供浏览功能，可以以主题方式浏览不同类型评论，也可对 Cochrane 协作网某一个专业组的系统评价进行浏览。

(3) 检索结果输出：检索结果界面同时列出 The Cochrane Library 中不同数据库的检索结果，点击某数据库名即可显示该数据库的检索结果。点击每篇题目"Record"可浏览详细信息。欲输出检索结果到文献管理软件时（如 EndNote），勾选检索结果旁边的小方格，点击"Export Selected Citations"即可输出选择的文献，若想输出全部文献时，点击"Select All"和"Export All Results"即可输出全部文献。

（二）PubMed[3-5]（http：//www. pubmed. gov）

1. 概述　PubMed 是由美国国家医学图书馆（National Library of Medicine，NLM）、国家生物技术信息中心（National Center for Biotechnology Information，NCBI）及国家卫生研究院（National Institutes of Health，NIH）开发的由 MEDLINE、In Process Citations 和 Publisher Supplied Citations 三部分数据组成的基于 Web 的检索系统，包括医学文献的定购、全文在线阅读的链接、专家信息的查询、期刊检索以及相关书籍的链接等。是查找外文原始研究的必检数据库。其中 MEDLINE 收录自 1949 年以来出版的 52000 种生物医学期刊，其中 90％为英文刊物，78％有英文摘要，数据每周更新，年报道量约 67 万条。内容涉及基础研究和临床医疗、公共卫生、卫生政策的制定或相关的教育研究。

2. 检索机制与规则

(1) 词汇自动转换功能：在 PubMed 主页的检索提问框中输入检索词，系统将按顺序采用如下 4 种方式对检索词进行转换后再检索。①MeSH 转换表（MeSH translation table）：系统将检索词自动转换为相应的 MeSH 词和 Text Word 词进行检索。②刊名转换表（journal translation table）：将输入的刊名全称转换为 MEDLINE 缩写刊名后进行检索。③短语表（phrase list）：该表中的短语来自 MeSH、统一医学语言系统（UMLS：Unified Medical Language System）和补充概念（物质）名称表

[Supplementary Concept(Substance)Name]。如果 PubMed 系统在 MeSH 转换表和刊名转换表中未发现与检索词相匹配的词,就会在该表中查找。④著者索引(author index):如果输入的检索词在上述各表中未找到相匹配的词,系统即转查著者索引。如果仍然没有相匹配的词,PubMed 就会把该词断开后再次重复上述过程。若仍然没有发现匹配词,单个词会用 AND 组配在一起,在全部字段中检索。要查验检索词的转换情况,可点击 Details。

(2) 截词检索功能:PubMed 允许使用"＊"号作为通配符进行截词检索。如对"bacter＊",系统会将词根是 bacter 的所有单词(如 bacteria,bacterium,bacteriophage 等)进行分别检索。如果这类词少于 600 个,PubMed 会逐词检索,若超过 600 个,PubMed 将显示如下警告信息:"Wildcard search for'term＊' used only the first 600 variations. Lengthen the root word to search for all endings"。截词功能只限于单词,对词组无效。

(3) 强制检索功能:PubMed 的强制检索功能使用双引号("")来执行。强制检索功能主要用于短语检索。如在检索提问框中输入"Single cell",系统会将其作为一个不可分割的词组在数据库的全部字段中进行检索。

使用截词功能及强制检索时,系统会自动关闭词汇转换功能。

3. 检索方法　PubMed 主页上列有多种检索方法供选择:基本检索(Search),主题词检索(MeSH Database),刊名浏览检索(Journals Database),单引文匹配检索(Single Citation Matcher),批引文匹配检索(Batch Citation Matcher),高级检索(Advance Search),专业询问(Special Queries)和临床查询(Clinical Queries)等。这里只介绍基本检索、主题词检索和临床查询。

(1) 基本检索(Search):在 PubMed 主页的提问框中输入英文单词或短语(大写或小写均可),回车或点击 Go,检索结果直接显示在主页下方。

如果检索结果不符合要求，可在提问框中增加或删除检索词，或者在 Details 状态下修改检索式，也可使用 Limits 选择限定条件再进行检索。此外，可根据需要使用通配符"＊"或双引号进行截词检索或强制检索。

使用布尔逻辑检索（AND、OR 和 NOT），运算符必须大写。布尔逻辑检索的运算顺序为从左至右，但可用圆括号来改变其运算顺序。如 common cold AND(vitamin c OR zinc)，括号中的检索式优先运算。布尔逻辑检索允许在检索词后附加字段标识以限定检索字段。其检索表达式的格式为：检索词[字段标识]布尔运算符检索词[字段标识]，如 ansthma/therapy[mh] AND review[pt] AND child,preschool[mh]。

（2）主题词检索（MeSH Database）：可进行单个主题词、多个主题词及主题词/副主题词组配检索。

1）单个主题词检索：点击主页左侧的"MeSH Database"，输入检索词后点击 Go，显示页面的第一个词一般即为该词的主题词，直接点其右侧的 Links，选择"PubMed"，便可获得该主题词的所有文献；若选择"PubMed-Major Topic"则对该词进行加权检索。

2）多个主题词检索：以"Measles Outbreaks"为例。在 MeSH Database 状态下，输入第一个检索词 Measles，显示页面确认该词为主题词后，在该词前的复选框中打"√"，然后点击上面的 Send to 下拉菜单，根据该词和与其结合检索的另一主题词的逻辑关系选择 Search Box with AND、Search Box with OR 或 Search Box with NOT。然后在检索框按照同样的步骤输入第二个检索词 Outbreaks，在显示其主题词形式前的复选框中打"√"，在 Send to 下拉菜单中选择 Search Box with AND，检索确认框显示的检索式为"Measles"[Mesh] AND "Disease Outbreaks"[Mesh]。此时可进一步修改，若确认无误，则可点击"PubMed Search"执行检索。

3) 主题词/副主题词组配检索：以检索 leukemia 的诊断（diagnosis）为例。点击 MeSH Database，在检索框中输入 leukemia 后点击 Go，在显示页面直接点击该主题词，即进入该主题词的副主题词组配界面，在 diagnosis 前方框内打√，在 Send to 下拉菜单中选择 Search Box with AND，在显示页面中确认检索式后，点击"PubMed Search"执行检索。另外，在组配副主题词的界面中，还可进一步限定加权或不扩展，同时也可根据树状结构表进一步选择更为确切的主题词进行检索。

（3）临床询问（Clinical Queries）：专门为临床医师和临床试验工作者设计的检索服务，点击主页左侧"Clinical Queries"进入临床询问界面，提供：①临床研究类目检索（Search by Clinical Study Category）供查询疾病的治疗（Therapy）、诊断（Diagnosis）、病因（Etiology）、预后（Prognosis）和临床实践指南（Clinical prediction guides）5 个方面的文献。在检索框中输入不同主题的检索词后，选择上述 5 个类目之一，然后利用 2 个检索方式选项（narrow, specific search 和 broad, sensitive search）来调整查准率和查全率。若选择"broad, sensitive search"可达到较理想的查全率与查准率之比，若选用"narrow, specific search"，虽可达到最佳查准率，但查全率却降低。②系统评价检索（Find Systematic Reviews）：可检索疾病的系统评价（systematic reviews）、Meta 分析（Meta-analysis）、临床试验评论（reviews of clinical trials）和循证医学（evidence-based medicine）等方面的文献。③医学遗传学检索（Medical Genetics Searches）：供检索医学遗传学方面的文献。

（4）辅助检索栏：辅助检索栏位于检索框下方，包括条件限定（Limits）、预览/索引（Preview/Index）、检索史（History）、粘贴板（Clipboard）和检索细节（Details），其功能如下：

1) Limits（条件限定）：①Search by Author：即作者检索，可在"Search by Author"后点击"Add Author"按钮，在输入框

中键入作者姓名,即可查找该作者发表的文献。也可以通过点击"Add Another Author"继续添加要检索的作者,同时可在右侧选择这些作者之间的逻辑关系。②Search by Journal:即期刊检索,通过输入期刊名查找期刊。③Full Text,Free Full Text,and Abstracts:限定全文、免费全文和文摘。④Dates:限定文献出版日期或数据收录到 PubMed 的日期。⑤Humans or Animals:限定研究对象为人或动物。⑥Gender:限定性别为男或女。⑦Languages:限定语种。⑧Subsets:在特定期刊子集中检索。PubMed 将期刊分为临床核心期刊、护理学期刊和牙科学期刊 3 个群。按主题分为艾滋病、医学伦理学、癌症、补充医学、医学史、空间生命科学、系统综述和毒理学 8 个子集。另外还有 MEDLINE 和 PubMed Central 2 个子集可供选择。⑨Type of Article:检出特定的文献类型,如将检出结果限定于临床试验、综述、临床实践指南和随机对照试验等文献类型。⑩Ages:限定年龄、婴儿、儿童、青年、中年等。⑪限制字段:默认为 All Fields,也可将检索词限定在著者、刊名、标题等特定字段中进行检索。

2) Preview/Index(预览/索引):在提问框内输入检索词后,点击"Preview/Index"可显示检索策略和检索结果的记录数。点击记录数超链接,系统显示检索结果。在该状态下,只能显示最近三条检索式的结果。也可再次修改检索策略。最后点击"Go"显示所有检索记录。该功能还可与"All Fields"、"Index"等配合选词进行检索。

3) History(检索史):主要用于查看检索策略,也可用于查看检索结果记录数量。点击"History",显示检索史(检索号、检索策略、检索时间和检索结果数量)。要查看检索到的记录,直接点击检索结果数即可。

4) 粘贴板(Clipboard):在一次检索中存放检索结果的地方,以便于集中打印、存盘或订购原文时使用。

5) 检索细节(Details):可浏览经自动匹配转换后的检索策

略,即在提问框中键入的检索词被 PubMed 自动地转换成了哪些词,并使用了什么样的检索规则和检索语法。此外,使用该功能可对检索策略进行编辑,然后再一次检索。

(5) 检索结果输出

1) 显示(Displaying):①显示记录格式:显示格式为 Summary,也可根据需要在 Display 下拉菜单中选择其他显示格式。常用的有 Summary:包括著者、篇名、出处、语种、出版物类型、PMID、记录状态等;Brief:著者、篇名前 30 个字母、PMID;Abstract:Summary 格式中的所有字段加上主题词、摘要、著者单位和地址、人名主题;MEDLINE:全字段显示,所有的字段都以字段标识符开头。②显示数量:限定每屏显示的篇数。③显示特定记录:可显示根据需要标记的特定记录。④排序:对当前显示的记录可按出版时间、第一作者、最后作者、期刊和标题进行排序。

2) 保存(Saving):对显示检索结果可通过 Send to 选择不同的保存方式。

3) 打印(Printing):可直接使用浏览器中的打印功能打印所检页面的 html 格式;也可通过 Send to 中的 Text 打印文本格式;或直接选 Send to 下拉菜单中的 Printer 打印检索显示的检索结果。

(三) EMBASE(http://www.embase.com)[3,6]

1. 概述 EMBASE.com 由 Elsevier 公司推出的针对生物医学和药理学领域信息、基于网络的数据检索服务,荷兰《医学文摘》的 1100 多万条生物医学记录(1974 年以来)与 7000 多万条 MDELINE 特有的记录(1966 年以来)相结合,囊括了 70 多个国家/地区出版的 7000 多种期刊,覆盖各种疾病和药物信息,可同步检索 EMBASE 和 MEDLINE,是查找循证医学证据的重要文献数据库。

2. 检索规则

(1) 逻辑运算符:NOT、AND 和 OR。

（2）使用自然语言检索，可用单词或词组进行检索，检索词组时需加单（双）引号。词序无关，且检索不分大小写。如'heart infarction'为词组检索，而 heart infarction 按 heart AND infarction 进行检索。

（3）截词符：包括 * 和?，如 sul*ur＝sulfur, sulphur, sulf?nyl＝sulfonyl, sulfinyl。

（4）临近符：(*n)表示两个检索词之间可间隔数词。如'acetylation * 5 histones'可检出'acetylation of various kinds of Xenopus histones'。

3. 检索方法　提供快速检索（Quick Search）、高级检索（Advanced Search）、药物检索（Drug Search）、疾病检索（Disease Search）、主题词表检索（EMTREE Tool）、字段检索（Field Search）、论文检索（Article Search）、浏览期刊（Journals）和作者检索（Authors）等检索方法。在撰写系统评价时，若检索词为某一疾病，可选择疾病检索，也可选择高级检索。为某一药物，可选择药物检索，也可选择高级检索，这里重点介绍快速检索、高级检索、药物检索、疾病检索、主题词表检索和字段检索。

（1）快速检索（Quick Search）：为默认模式，可在检索框内输入检索词、词组（需加单、双引号）或检索式进行检索。通过布尔逻辑运算符、截词符和临近符控制检索词之间的相关性，同时根据限制选项限制检索结果，还可按相关性或出版年对检索结果排序。

（2）高级检索（Advanced Search）：点击"Advanced Search"进入高级检索界面，检索方法同快速检索，提供以下检索限制项：①可进行术语对照检索（拼写检查）（Map to preferred terminology(with spell check)），如检索'mad cow disease'术语对照为'bovine spongiform encephalopathy'。②可作为关键词检索（Also search as free text）。③可检索包括被检索词及其所有下位词（扩展检索）（Include sub-terms/derivatives（explosion search))。④可以关键字为重点内容的检索,提高相关性(Search terms must be of major focus in articles found)。⑤也可进行同义词检索(Search also for synonyms,explosion on preferred terminology)。⑥可限定日期、学科、出版物类型、人类、性别、年龄、语种、人类与动物、研究类型等。

(3)药物检索(Drug Search):点击"Drug Search",在检索词输入框内输入药物名称,点击"Search"或回车即可。可对出版日期、结果显示排序、是否带有文摘、是否选自主要期刊以及文献的研究重点等进行限定。提供包括17个核心的药物链接和47个药物管理链接,增强索引的深度。如药物副作用反应、临床试验、药物分析等。

(4)疾病检索(Disease Search):点击"Disease Search",在检索词输入框内输入疾病名称,点击"Search"或回车即可。限定内容同药物检索。提供的疾病链接可帮助用户更精确地检索疾病某方面的相关文献,提高相关性。如:(疾病)恢复、(疾病)副作用、外科手术、(疾病)治疗等。

(5)主题词表检索(EMTREE Tool):点击主页上面"EMTREE Tool"进入 EMTREE Tool 界面。①Find Term:显示有关被检索术语的记录,将检索术语与其他查询词通过逻辑运算符进行组配检索;显示有关该术语本身在树状结构中的位置及其同义词。②Browse by Facet:点击"Browse by Facet"选项后,显示出词典的 21 个组成部分,再点击任意所需浏览的术语,将进一步显示该术语的下位类,可层层点击浏览。③Browse A-Z:可显示与输入检索词相关的词。

4. 检索结果输出

(1)显示

1)排序:默认按文献出版时间排序,也可选择按相关性排序。

2)显示格式:在检索结果界面,默认显示格式为题录格式(Citation Only),也可选择 1 条或多条文献记录进行摘要格式

(Citation and Abstract)、简短记录格式(Short Record)和详细记录格式(Full Record)显示。

(2) 打印、输出和发送：打印或输出前应先对检索结果进行选择，即点击检索结果标题左侧的复选框进行标记。①点击"Print"并选择打印格式(同显示格式)，点击"Click to Print"即可。②点击"Export"并选择输出格式(EndNote、ProCite、Ref Manager、CSV-Field by Row、CSV-Field by Column 或 Plain Text)，点击"Export"即可。③点击"E-mail"，输入 E-mail，选择输出 E-mail 格式(HTML 或 Text)和内容格式(同显示格式)，点击"Send"即可。

（四）美国科学引文索引数据库(Science Citation Index, SCI)(http://isiknowledge.com)[3,7]

1. 概述　由美国科学情报研究所于 1961 年创建，是世界著名的自然科学领域综合性期刊文献引文检索工具。涉及自然科学的 150 多个学科领域，源自 60 多个国家/地区、80 多种文字的期刊。截至 2008 年共收录期刊 7600 余种，其中 SCI 核心版期刊 3700 多种。目前，其数据可以回溯到 1900 年，每周大约更新 19 000 条文献记录以及 423 000 条参考文献。现以 ISI Web of Knowledge 检索平台为例进行介绍。

2. 检索规则

(1) 布尔逻辑算符：①AND、OR 和 NOT。②SAME：检索词出现在同一个句子中或者一个关键词短语里，其顺序是任意的。检索不区分大小写，可使用引号对一个特定的短语进行检索，如"Heart Attack"，这样可以精简检索结果。若不用引号，系统会按照 Heart AND Attack 的方式进行检索。在一个检索式中出现多个布尔逻辑算时，运算次序如下，SAME＞NOT＞AND＞OR，可利用圆括号来提前运算优先级。

(2) 通配符：①"＊"代表 0 个到多个字母，"Gene＊"命中结果包括 Gene，Genes，General，Generation 等。②"？"代表 1 个

字符,"Car?"命中结果包括 Cars,Care 等。③"＄"表示 0 或 1 个字母,"Cell＄"命中结果包括 Cell,Cells,Cello 等。

3. 检索　进入 Web of Knowledge 平台后选择 Web of Science,就进入了 Web of Science 检索界面,其界面语种有简体中文和英文两种,默认为中文界面,其检索方法分 Search(一般检索)、Cited Reference Search(被引参考文献检索)、Structure Search(结构检索)、Advanced Search(高级检索)4 种,系统默认一般检索。这里介绍一般检索和高级检索。

(1) 一般检索:是一种组合检索,可选择一个字段输入相应检索词进行检索,也可选择一个以上的字段进行组合检索。系统默认 3 个字段,可点击"Add Another Field"添加字段。

(2) 高级检索(Advance Search):点击"Advance Search"进入高级检索界面,可将多个字段或历次检索顺序号组配检索。也可直接在检索输入框中构造检索式。在输入带有字段的检索词时,应在字段代码前加等号,如 TS＝apoptosis。高级检索的逻辑运算符有:AND,NOT,OR 以及括号和位置运算符 SAME。

4. 结果处理

(1) 显示:默认题录格式,每页显示 10 条记录,可根据需要设置显示记录数。每条记录均与全文数据库链接。文献标题和被引次数均采用超链接方式,点击标题可进入全记录格式,点击 Times Cited 可浏览引用文献;还可利用其超链接功能获取更多信息,并对全记录进行存盘、打印、标记等处理。

(2) 结果分析:点击检索结果优化区最下方的 **≡ Analyze Results** 和题录显示区右上方的"**≡ Analyze Results**",可以图表方式对检索结果进行详细统计分析的显示。

(3) 检索历史:可对检索史进行组配检索,也可保存到本地硬盘、建立检索跟踪服务、导入检索历史进行重新检索等。

(4) 输出:在题录格式页面的下方是检索结果输出选择区

域,可选择打印、电子邮件、添加到标记列表、输出到 End-NoteWeb、保存到 EndNote,RefMan,Procite,还可以选择以不同格式保存到本地硬盘。其中输出到 EndNoteWeb 方式需要注册并登录。在全记录格式下,也可以对当前记录需要输出的格式进行选择,然后可输出到打印格式、电子邮件以及 ISI 的文献管理工具,以及保存到本地硬盘等。

（五）中国生物医学文献数据库(http://cbmwww. imicams. ac. cn)[3,8]

1. **概述**　中国生物医学文献数据库(China Biomedical Literature Database,CBM)是中国医学科学院医学信息研究所开发研制的综合性中文医学文献数据库,收录 1978 年以来的 1600 多种中国期刊以及汇编资料、会议论文的文献题录,年增长量约 40 万条,覆盖了基础医学、临床医学、预防医学、药学、中医学及中药学等生物医学的各个领域,是检索中文原始研究最重要的数据库。CBM 依据美国国家医学图书馆的《医学主题词表(MeSH)》中译本及《中医药学主题词表》进行了主题标引,并根据《中国图书资料分类法·医学专业分类表》进行了分类标引。1994 年以前采用 DOS 操作平台,称为 CBMDOS,1994～2003 年采用 WINDOWS 操作平台,称为 CBMWin,2004 年至今采用网络操作平台,即 CBMWeb,下面介绍 CBMWeb 的使用。

2. **检索规则**

(1) 布尔逻辑算符:用于组配检索词和检索结果,分别为 AND,OR 和 NOT。

(2) 范围算符:对检索结果进行时间限定。①＝(等于)如 PY＝1992;②＜(小于)如 PY＜1984;③＞(大于)如 PY＞1992;④＜＝(小于等于)如 PY＜＝1984;⑤＞＝(大于等于)如 PY＞＝1992;⑥－(指定范围)如 PY＝1990－1992。

(3) 通配符:可检索词根相同词尾不同的检索词。①"?"替代任一半角字符或任一中文字符,如"血?动力",可检出含有

"血液动力"、"血流动力"等检索词的文献。②"＊"替代任意个字符,如"肝炎＊疫苗",可检出含有"肝炎疫苗"、"肝炎病毒基因疫苗"、"肝炎减毒活疫苗"、"肝炎灭活疫苗"等检索词的文献。

(4)字段标识符名称:主要有中文题目(TI)、英文题目(TT)、作者(AU)、地址(AD)、关键词(TW)、文摘(AB)、基金、参考文献(CRF)、刊名(TA)、出版年(PY)、期(IP)、分类号(CL)、主题词(MH)、特征词(CT)等。

3. 检索方法 提供基本检索、主题检索、检索式组配检索、限定检索、定题检索、分类检索、期刊检索、作者检索和索引检索等,这里主要介绍基本检索、主题检索、检索式组配检索和定题检索。

(1)基本检索:为 CBM 的默认模式。选择检索入口,输入检索词或检索式,若检索词中带有括号、连字符等符号时,用半角引号标识检索词,如"N-[8-(2-羟苯基)氨基]辛酸钠和 1,25-(OH)2D3";检索词本身可使用通配符,检索词之间还可使用逻辑运算符;可选择是否进行精确检索。

在已有检索结果的范围内进行二次检索时,输入新检索词,选中"二次检索"前面的复选框,点击"检索"按钮即可。

(2)主题检索:点击"主题检索"按钮,在"检索入口"后的下拉菜单选择中文主题词或英文主题词,输入检索词(可选用主题词的同义词、相关词、上位词、下位词),点"查找"按钮,显示含该检索词的主题词轮排表。在主题词轮排表中,浏览选择主题词,在主题词注释表中了解主题词注释信息和树形结构,选择是否扩展检索、加权检索以及副主题词和副主题词扩展检索选项,点击"主题检索"按钮即可。

其中:①"加权检索":表示仅对加星号(＊)主题词(主要概念主题词)检索。②"非加权检索":表示对加星号主题词和无星号主题词均进行检索。③"不扩展副主题词":仅限于当前副主题词的检索。④"扩展副主题词":是对当前副主题词及其所有下位副主题词进行检索。⑤"全部副主题词":表示检索主题词与所有副主题词组配的文献。⑥"无副主题词":表示主题词不组配任何副主题词。⑦选择某一特定副主题词表示主题词仅与该副主题词组配检索。⑧浏览主题词注释信息和树形结构,帮助确定恰当的主题词。

(3) 检索式组配检索:点击"检索史"按钮进入检索史界面,可显示已进行检索的检索策略和结果。在检索框内,可使用逻辑运算符将多个检索结果的检索序号组合在一起进行二次检索。

4. 检索结果处理

(1) 显示:在检索结果界面,可设置显示格式、显示条数和排序方式。可标注题录,显示或保存被标注的题录,同时可索取全文。

(2) 输出:提供 2 种输出方式:①文本显示,即输出本页题录到屏幕;②文件保存,即下载保存到本地。

(六)其他数据库

1. 中国学术期刊网络出版总库(http://www.cnki.net)[3,9] 是目前世界上最大的连续动态更新的中国学术期刊全文数据库,收录 1994 年至今(部分刊物回溯至创刊)国内出版的近 7400 种学术期刊,内容覆盖自然科学、工程技术、农业、哲学、医学、人文社会科学等各个领域,按出版内容分为 8 个专业总库和 10 个专辑(基础科学、工程科技Ⅰ、工程科技Ⅱ、农业科技、医药卫生科技、哲学与人文科学、社会科学Ⅰ、社会科学Ⅱ、信息科技、经济与管理科学)。10 个专辑进一步分为 168 个专题和近 3600 个子栏目。是检索中文原始研究最重要的数据库之一。

首次登录成功后的默认界面为文献检索界面。首先,选择查询范围:根据需要"全选",也可选一个或几个学科领域。其次,设置检索控制条件:包括发表时间、来源期刊及类别、期刊的发表年及刊期、支持基金和(第一)作者。精确指检索结果完全等同或包含与检索字/词完全相同的词语;模糊指检索结果包含检索字/词或检索词中的词素。第三,输入检索词:当选择多个检索项,在相应项内输入检索词,并选择它们之间的逻辑关系(并且、或者和包含)进行组合检索。它们的优先级相同,即按先后顺序进行组合。根据检索词的多少增加和减少检索行。点击 ⊞ 增加一检索行;点击 ⊟ 减少一检索行。第四,添加完所有检索项后,点击 🔍 检索文献 执行检索。若在当前检索结果内进行检索,可使用二次检索。检索词输入与限定条件设置与文献检索完全相同,添加完所有检索项后,点击 🔍 在结果中检索 进行检索。

同时,可以进行专业检索和期刊导航等检索,可对检索结果进行分组、排序,提供列表显示、摘要显示、详细显示格式、显示检索结果的 CAJ 格式和 PDF 格式全文。

2. 中文科技期刊数据库(全文版)(http://www.cqvip.com)[3,10]　是重庆维普资讯有限公司推出的一个功能强大的中文科技期刊检索系统。收录 1989 年至今 12 000 余种期刊的 1000 余万篇文献,并以每年 180 万篇的速度递增。涵盖自然科学、工程技术、农业科学、医药卫生、经济管理、教育科学、图书情报和社会科学 8 大专辑 28 个专题。是检索中文原始研究最重要的数据库之一。

提供快速检索、传统检索、高级检索、分类检索和期刊导航五种检索途径。下面主要介绍高级检索。

点击主页 高级检索 ▶ 按钮进入高级检索界面,有向导式检索和直接输入式检索两种检索方式。

(1)向导式检索:在检索框内输入检索词,选择检索项、逻辑运算、匹配度、限定字段扩展信息后点击"检索"即可。点击"重置"可重新设置条件。

1)检索规则:①检索时严格按照由上到下的顺序进行,可根据检索需求对检索字段进行选择。②扩展功能:高级检索界面左侧所有按钮均可实现相应的功能。只需在前面的输入框中输入需要查看的信息,再点击相应的按钮,即可得到系统给出的提示信息。

2）查看同义词：如输入"AIDS"，点击查看同义词，即可检索出 AIDS 的同义词：爱滋病、艾滋病等，可全选，以扩大检索范围。

3）查看变更情况：输入刊名，可查看该期刊的创刊名和曾用刊名，获得更多的信息。

4）查看分类表：点击查看分类表，会弹出分类表页，操作方法同分类检索。

5）查看同名作者：点击查看同名作者，以列表形式显示不同单位同名作者，可选择作者单位来限制同名作者范围。最多勾选不超过 5 个。

6）查看相关机构：可以输入"中华医学会"，点击查看相关机构，即可显示以中华医学会为主办（管）机构的所属期刊列表。最多勾选不超过 5 个。

7）扩展检索条件：点击"扩展检索条件"，可根据需要限制时间、专业、期刊范围，获得符合检索需求的检索结果。

（2）直接输入式检索：在检索框中直接输入检索词及逻辑运算符、字段标识符等，点击"扩展检索条件"并对相关检索条件进行限制后点击"检索"按钮即可。

也可在已有检索结果基础上进行再次检索，以得到理想的检索结果。若选择"重新搜索"，可以开始一轮新的检索。若选择"在结果中检索"、"在结果中添加"和"在结果中去除"之一，可在已进行的检索结果基础上再进行检索。

检索结果默认显示方式为"概要显示"，包括标题、前两位作者、出处（刊名、出版年、卷、期、页码）。也可选择"文摘显示"或"全记录显示"。

在检索结果的概览页面上勾选文章，点击全文下载按钮 🖫 下载，选择下载题录文摘（概要显示、文摘显示、全记录显示），点击下载按钮即可。选择下载全文，则出现全文下载列表，在列表中点全文下载图标可下载全文。

3. 数字化期刊全文数据库(http://www.wanfangdata. com.cn)[3,11]　由万方数据自主建设,是万方数据资源系统的重要组成部分。收录理、工、农、医、哲学、人文、社会科学、经济管理和科教文艺等 8 大类 100 多个类目的 6000 多种各学科领域核心期刊,并实现全文上网、论文引文关联检索和指标统计。2008 年 2 月,中华医学会与北京万方数据股份有限公司就数字出版领域的长期合作达成战略共识,签署了中华医学会 115 种医学期刊数据库独家合作协议。数字化期刊已经囊括了我国所有科技统计源期刊和重要社会科学类核心期刊,成为中国网上期刊的第一大门户。是检索中文原始研究最重要的数据库之一。

在数字化期刊全文数据库界面,按照期刊分类方式浏览数据库,并且可实现刊名检索、经典检索、专业检索和高级检索。

(1) 经典检索:①选择检索字段;②输入关键词;③点击"检索文章"执行检索。

(2) 二次检索:点击检索结果界面 🔍 继续检索 ⌄ ,出现二次检索对话框,检索词输入与限定条件设置与经典检索完全相同,但要在"结果中检索"前面的 ☐ 打"√"后,点击"检索"完成二次检索。

(3) 其他检索

1) 期刊分类浏览:可按学科、地区和首字母浏览期刊。

2) 专业检索:点击经典检索界面下的"专业检索"进入专业检索界面,首先利用关系运算符、关系修饰符、布尔逻辑表达式和检索词构造检索表达式并填写检索条件;最后点击"检索文章"执行检索。

3) 刊名检索:在刊名检索查询框中输入要查找的刊名或刊名所包含的关键词,点击"检索期刊"按钮即可。

4) 高级检索:提供标题中包含、作者中包含、刊名、关键词中包含、摘要中包含和 DOI 检索入口,同时可以限制发表日期、被引用次数、有无全文、排序(相关度优先、经典论文优先和最新论文优先)和每页显示结果数。

系统提供 2 种浏览方式(概览和细览),7 种保存格式(导出列表、参考文献、文本、XML、NoteExpress、Refworks 和 End-Note)。可在概览界面,点击论文标题后的"查看全文"浏览全文;也可从细览页,点击 查看全文 浏览全文。

二、临床试验数据库

除上述数据库外,系统评价还应跟踪在研随机对照试验,并将其记录于 ON GOING STUDIES(在研研究)栏中。PubMed、EMBASE、CBM 均为检索临床试验最重要的数据库,此外,以下网站也是获取临床试验相关内容的重要信息源。

1. 世界卫生组织国际临床试验注册平台(http://www.who.int/trialsearch)　2001 年,世界卫生组织(WHO)发起在美国纽约召开会议并发表了临床试验注册制度和分配全球统一注册号的《New York Statement》,决定成立 WHO 临床试验注册平台(World Health Organization International Clinical Trial Registration Platform,WHO ICTRP),成为全球各地区临床注册中心分配全球统一注册号的中心。2007 年 5 月,WHO IC-TRP 正式运行,其功能主要是:①制定试验注册范围和注册内容的标准;②建立全球"临床试验注册中心网络",加强全球协作;③制定试验结果报告的国际规范和标准;④帮助发展中国家开展试验注册;⑤为临床试验分配全球唯一注册号;⑥收集全球各试验注册中心的注册试验记录,建立一站式检索入口。WHO ICTRP 由临床试验注册机构协作网和检索入口两部分组成。协作网由若干个一级注册机构和成员注册机构组成,两者统称贡献者注册机构。一级注册机构是主要的临床试验注册机构,并直接向 WHO ICTRP 中央数据库提交资料。成员注册机构通过一级注册机构间接上传资料。

一级注册机构有:澳大利亚-新西兰临床试验注册中心

（Australian and New Zealand Clinical Trials Registry，AC-TR）、英国国际标准随机对照试验号注册中心（International Standard Randomised Controlled Trial Number Register，IS-RCTN）、中国临床试验注册中心（Chinese Clinical Trial Regis-ter，ChiCTR）、印度临床试验注册中心（The Clinical Trials Registry-India，CTRI）、荷兰临床试验注册中心（The Nether-lands National Trial Register，NTR）、斯里兰卡临床试验注册中心（Sri Lanka Clinical Trials Registry，SLCTR）。成员注册机构有：美国癌症临床试验注册中心（National Cancer Institu-tes）和欧洲早幼粒细胞白血病试验注册中心（European Leuke-mia Trial Registry）。

2. Current Controlled Trials（http://www. controlled-tri-als. com）　是英国伦敦的一个商用网站,该网站的 mRCT 是一个重要的医学在研随机对照试验数据库,通过简单注册,便能免费检索相关数据,获得正在进行的临床试验信息,同时接收临床试验信息。该网站也可获得分门别类的数据库信息,包括服务对象、内容、临床试验数量和是否免费等。

3. Clinical Trials（http://www. clinicaltrials. gov）　是美国国家卫生研究院（NIH）通过国家医学图书馆建立的提供临床研究信息的数据库。收录由 NIH、美国其他联邦机构和制药公司资助的 6000 多条临床试验信息。每条临床试验信息的内容包括：试验名称,试验主持单位,试验目的,试验内容,参加试验患者的标准,试验的地点,试验是否继续招收患者,参加试验与谁联系,试验起始日期等。

4. 中国临床试验注册中心（http://www. chictr. org）　由中国循证医学中心/Cochrane 中心、四川大学华西医院组建,是渥太华工作组的成员单位,是一个非营利的学术和服务机构。提供临床试验注册、临床研究设计咨询、产生和隐藏中心随机分配序列、临床科研论文评审、培训临床科研和论文评审专家等服务。

5. 澳大利亚-新西兰临床试验注册中心（http://www.anzctr.org.au） 由澳大利亚全国卫生与医学研究委员会和新西兰卫生研究委员会资助的一个非营利的机构。提供卫生保健领域临床试验注册等服务。

6. 英国制药工业协会临床试验数据中心（http://www.cmrinteract.com/clintrial） 由英国制药工业协会发起，制药企业资助。可免费检索在英国注册的Ⅲ期临床试验和正在进行的Ⅳ期临床试验。

7. 其他临床试验数据库 ①印度临床试验注册中心（http://www.ctri.in）。②荷兰临床试验注册中心（http://www.trialregister.nl/trialreg/index.asp）。③斯里兰卡临床试验注册中心（http://www.slctr.lk）。④南非临床试验注册中心（http://www.sanctr.gov.za）。⑤香港临床试验注册中心（http://www.hkclinicaltrials.com）。⑥CenterWatch 临床试验（http://www.centerwatch.com）。⑦欧洲医药局（EMEA）（http://www.emea.europa.eu/index/indexh1.htm）。⑧国际药品制造商协会联合会（IFPMA）临床试验（http://www.ifpma.org/clinicaltrials.html）。⑨英国临床试验网站（http://www.controlled-trials.com/ukctr）。⑩大学医学信息网络临床试验注册（日本）（http://www.umin.ac.jp/ctr）。

三、其他检索

1. 手工检索 手工检索是对数据库和在研研究检索的补充。数据库在收录期刊的种类和出版时间都有一定限制，第1个随机对照试验发表于1948年，而 EMBASE 收录年代从1974年开始，因此，理论上从1948年至1974年间发表的相关期刊可能需要手检。当然，这取决于2个因素，所研究的干预措施应用的起始时间和所研究的疾病最早被人类认识的时间。手检期刊的种类和数量视电子数据库纳入期刊数量而定，如中文期刊的手检,由于中国学术期刊网络出版总库、中国生物医学文献数据库、维普资讯网及万方数据库的使用,几乎囊括了所有种类的中文期刊,需要手检的期刊种类已经很少了。对于选中进行手检的期刊,需要注明检索的起始时间。

文章所附参考文献和会议论文汇编常是手检的对象,因这些资料通常不被电子数据库收录。专业会议论文集的检索应列出会议名称、召开时间和地点。

2. 检索所需专业和研究领域专业数据库,如 Cinahl,IPA,Cancerlit,Econlit,Biosis,PEDro 等。这类网站可通过各种医学搜索引擎和综合搜索引擎检索,如 Google 和 Yahoo 等。

3. 检索具有筛选和评价功能的搜索引擎,如 Medical Matrix,Medscape,OMNI 等。

4. 检索国际或国家一级的医学研究机构和对国际或全国性学会/协会网站进行检索,如 WHO,International Society of Nephrology 和 Transplant Society of Australia and New Zealand 等。

5. 检索主要的在线书目,如 UBC Library catalog 和 BC Ministry of Health Library 等。

6. 检索相关的政府/部门网站,如中华人民共和国卫生部、美国疾病预防控制中心和英国卫生部等。

7. 与临床试验的研究者、相关领域的专家或医药企业联系以获取有关信息。

推荐阅读材料 · · · · · · · · · · · ·

1. 邓可刚. 循证医学证据的检索与利用. 第 2 版. 北京:人民卫生出版社,2008.

2. 杨克虎. 生物医学信息检索与利用. 北京:人民卫生出版社,2009.

3. Higgins JPT, Green S. Cochrane Handbook for Systematic Reviews of Interventions Version 5.0.2 [updated Septem-

ber 2009]. The Cochrane Collaboration,2008. http://www. cochrane-handbook. org.

（田金徽）

参考文献 •••••••••••••

1. 杨克虎. 循证医学. 北京:人民卫生出版社,2007.
2. The Wiley InterScience. The Cochrane Library Help. 2009-11-27. http://www3. interscience. wiley. com/cgi-bin/mrwhome/ 106568753/HELP_Cochrane. html.
3. 杨克虎. 生物医学信息检索与利用. 北京:人民卫生出版 社,2009.
4. The National Center for Biotechnology Information. PubMed Help. 2009-11-27.
   http://www. ncbi. nlm. nih. gov/bookshelf/br. fcgi? book = helppubmed&part=pubmedhelp♯pubmedhelp. FAQs.
5. Elsevier B. V. Embase Online Help. 2008-4-22. http://info. embase. com/helpfiles.
6. Thomson Reuters. ISI Web of Knowledge Help. 2009-2-17. http://images. isiknowledge. com/WOK46/help/zh_CN/WOK/ hs_search. html♯hs_search.
7. 中国医学科学院医学信息研究所/图书馆. SinoMed 帮助中心. 2009-7-1. http://cbmwww. imicams. ac. cn/help/index. html.
8. 中国学术期刊(光盘版)电子杂志社. CNKI 操作指南. 2009- 11-27. http://acad. cnki. net/Kns55/help/help. aspx? dbcode= CJFQ.
9. 重庆维普资讯有限公司. VIP 使用帮助. 2009-11-27. http:// service. cqvip. com.
10. 北京万方数据股份有限公司. 万方数据帮助中心. 2009-11-27. http://www. wanfangdata. com. cn/help/index2. html.

第三章

系统评价的统计学方法

第一节 效应量的确定

效应量(effect size,ES)是指临床上有意义或实际价值的数值或观察指标改变量,是单个研究结果的综合指标,需根据研究的性质、资料的类型确定。常用的有率差(ratio difference,RD),均数差(mean difference,MD),标准化均数差(standardized mean difference,SMD),相对危险度(relative risk,RR),比值比(odds ratio,OR)等[1];当缺乏上述效应量时,可酌情考虑用假设检验的 P 值,或检验统计量作为效应量。各研究的效应量是 Meta 分析的基本数据。一个研究若无效应量则无法进行定量评价。

一、二分类资料的效应量及其 95% 可信区间

利用公式分别计算不同形式的效应量(OR、RR、RD)及其标准误,以常见四格表资料为例(表 3-1),假设纳入的研究为 k 个($i=1,2,\cdots,k$)。

表 3-1 四格表资料的基本格式

研究 i	发生	未发生	合计
试验组	a_i	b_i	n_{1i}
对照组	c_i	d_i	n_{2i}
合计	m_{1i}	m_{2i}	N_i

1. 比值比　是测量疾病与暴露联系强度的一个重要指标。是某组中某事件的比值与另一组内该事件的比值比。$OR=1$ 表示比较组间没有差异。当研究结局为不利事件时，$OR<1$ 表示暴露可能会降低结局风险。

$$OR_i = \frac{a_i d_i}{b_i c_i} \qquad SE[\ln(OR_i)] = \sqrt{\frac{1}{a_i} + \frac{1}{b_i} + \frac{1}{c_i} + \frac{1}{d_i}}$$

2. 相对危险度　其意义为两组的事件率之比。RR 是反映暴露(干预)与事件关联强度的最有用的指标。$RR=1$ 表示比较组间没有差异。当研究结局为不利事件时，$RR<1$ 表示干预可降低结局风险。需要注意的是，只有队列研究和随机对照试验结果可以直接获得相对危险度。

$$RR_i = \frac{a_i/n_{1i}}{c_i/n_{2i}} \qquad SE[\ln(RR_i)] = \sqrt{\frac{1}{a_i} - \frac{1}{n_{1i}} + \frac{1}{c_i} - \frac{1}{n_{2i}}}$$

3. 率差　是指干预(暴露)组和对照组结局事件发生概率的绝对差值。$RD=0$ 表示比较组间没有差异。当研究结局为不利事件时，$RD<0$ 表示干预可降低结局风险。通常只有队列研究和随机对照试验结果可以计算 RD。

$$RD_i = \frac{a_i}{n_{1i}} - \frac{c_i}{n_{2i}} \qquad SE(RD_i) = \sqrt{\frac{a_i b_i}{n_{1i}^3} + \frac{c_i d_i}{n_{2i}^3}}$$

二、连续型资料的效应量及其 95% 可信区间

根据比较组的样本含量、均数、标准差来计算效应量，一般效应量为试验组与对照组的均数差(mean difference, MD)，常用标准化均数差(SMD)表示，计算前先将资料整理成表 3-2 格式，假设纳入的研究为 k 个($i=1,2,\cdots,k$)。

1. 均数差　均数差用于 Meta 分析中所有研究具有相同连续性变量和测量单位时，受量纲影响，在不同研究间效应比较时应用受限，所以不常用，计算方法如下：

$$md_i = m_{1i} - m_{2i}$$

$$se(md_i) = \sqrt{\frac{s_{1i}^2}{n_{1i}} + \frac{s_{2i}^2}{n_{2i}}}$$

表 3-2　定量资料整理的基本格式

研究 i	例数	均数	标准差
试验组	n_{1i}	m_{1i}	s_{1i}
对照组	n_{2i}	m_{2i}	s_{2i}
合计	$N_i = n_{1i} + n_{2i}$		

2. 标准化均数差　标准化均数差可消除量纲的影响,所以更常用,常见三种计算形式[2]:Cohens'd,Hedges' adjusted g,Glass's D,下面简要介绍 Cohens'd 法,另外两种方法感兴趣的读者可参阅相关文献。

首先计算出两组的合并标准差:

$$s_i = \sqrt{\frac{(n_{1i}-1)s_{1i}^2 + (n_{2i}-1)s_{2i}^2}{N_i - 2}}$$

然后计算标准化均数差,过程如下:

$$d_i = \frac{m_{1i} - m_{2i}}{s_i} \qquad SE(d_i) = \sqrt{\frac{N_i}{n_{1i}n_{2i}} + \frac{d_i^2}{2(N_i-2)}}$$

三、其他效应量

如果纳入 Meta 分析的原始研究没有直接给出结局变量,仅报告了假设检验的统计量大小,此时可以将这些统计量转化为效应尺度。如连续型资料给出了 Z 统计量,可将 Z 统计量转化为效应尺度。

$$\delta = Z \sqrt{\left(\frac{1}{n_{1i}} + \frac{1}{n_{2i}}\right)}$$

如果研究只报告了检验水平(P 值的大小),也可以参照一定的公式将 P 值进行合并,但是这种 Meta 分析的合并结果比较粗糙,这里就不再赘述。

第二节 Meta 分析中的异质性

一、Meta 分析中异质性的类型及产生原因

纳入 Meta 分析的研究往往出于不同的年代,来自不同的国家、民族,不同的研究者针对不同的研究对象,所采用的统计学方法也不尽相同,因而难免存在异质性。根据来源,可分为临床异质性和统计学异质性。

临床异质性的产生原因主要有:

(1)研究对象不同所产生的异质性:不同研究的纳入和排除标准的差异、研究对象所代表的群体差异、研究规模的大小、研究场所不同以及对照个体的选择所造成的差异等都可能产生异质性。

(2)研究设计不同所产生的异质性:研究是否遵循随机设计,研究过程中盲法的选择,样本大小的设定,研究目标的不同等可能导致数据收集的倾向性而出现差异。

(3)干预措施不同所产生的异质性:包括治疗剂量、药物剂型、给药途径、生产厂家、生产日期和批号、辅助干预措施及患者的依从性等都可导致干预措施的差异。

(4)结局评估不同所产生的异质性:对干预结局的定义及结果的表达方式、测量方法的不同可以导致各研究间结局评估的差异,从而造成异质性。

理论上,由于抽样误差和各种偏倚的存在,任何一个研究的结局只是对真实效应的近似反映,各研究结局与真实效应间的差值称为该研究的变异,这种变异性如果超出了随机误差,将导致 Meta 分析中各研究间统计学的异质性。

二、异质性检验方法及其步骤

异质性检验(heterogeneity test)是 Meta 分析前的必要工

作,直接关系到后面分析模型的选择。该检验的基本思想是假如研究资料间的真实效应量一致,所有研究都来自于同一个总体,那么实际效应量间的差异可认为是由抽样误差造成的;但若效应量间的差异过大,即这些变异不仅仅是抽样引起的,纳入Meta分析的各个独立研究可能来自不同的总体,而总体效应量间存在差异,则应考虑研究的异质性。

异质性检验常用方法是 Q 检验。

假设纳入的研究有 k 个。

1. 建立检验假设,确定检验水准

H_0:各纳入研究的效应指标相等,即 $\theta_1=\theta_2=\cdots=\theta_k$

H_1:各纳入研究的效应指标不等或不全相等

检验水准为 α,一般为 0.10。

2. 计算检验统计量 Q 值

$$Q = \sum w_i(\theta_i - \theta)^2$$

Q 服从于自由度为 $(k-1)$ 的 χ^2 分布。其中:θ_i 为第 i 个研究的效应量,θ 为不同方法得到的合并效应量 $\theta = \dfrac{\sum w_i\theta_i}{\sum w_i}$。$w_i$ 为第 i 个研究的权重系数,不同方法其 w_i 权重系数计算公式不一样,参考合并效应量的统计推断这一部分。

3. 确定 P 值,做出推断结论　若 $Q \geqslant \chi^2_{\alpha,k-1}$,则 $P \leqslant \alpha$,拒绝 H_0,接受 H_1,可以认为各研究的效应指标不相同,即各研究间存在异质性,这些研究来自 2 个或多个不同的总体;若 $Q < \chi^2_{\alpha,k-1}$,则 $P > \alpha$,不拒绝 H_0,尚不能认为各研究的效应指标不相同,即可以认为各研究间是同质的,这些研究来自于同一个总体。

除了 Q 检验法以外,还可以通过 I^2 统计量检验各研究间是否存在异质性。

三、异质性资料的处理方法

在进行 Meta 分析前,一定要制定严格、统一的纳入和排除标准,只有那些研究目的相同、质量高的文献才能纳入进行合并分析,使研究间异质性最小,合并效应具有更高的可信度。

如果各研究间存在异质性,可以采取如下措施:

(1)若能得到每个研究的个体病例数据(individual patient data,IPD),可以探讨异质性的来源,并可对每个研究采用统一的多重回归模型进行分析,从而避免由于模型不一致(不同的变量选择和定义,混杂因素的调整等)导致的异质性。

(2)亚组分析,即按不同的临床特征、研究质量等分组后进行 Meta 分析。

(3)Meta 回归以及混合模型,利用回归模型控制混杂因素,以消除异质性。

(4)选用随机效应模型。

(5)不进行 Meta 分析,对结果进行一般性的统计描述。

针对异质性的处理,可以参考以下的流程图进行处理(图 3-1):

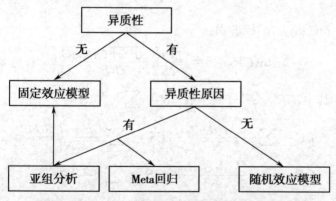

图 3-1　Meta 分析中异质性检验及相关分析的流程图

第三节　合并效应量的统计推断

合并效应量实际上是多个研究效应量的加权平均值,一般可分为两步进行估计,首先逐一计算每个研究的效应量及其95%可信区间;然后根据资料类型与异质性检验结果,选择合适的统计分析模型,估计合并效应量,必要时可作假设检验。

当资料分析满足同质性时,可选用固定效应模型(Fixed effect model);当资料不满足同质性时,则选用随机效应模型(Random effect model)估计合并效应量。

一、固定效应模型

(一) 二分类资料

1. 常见方法 常见的是四格表资料,主要来源于临床试验、病例-对照研究和队列研究。效应量的合并常使用 Mantel-Haenszel 法、反方差法和 *Peto* 法。

(1) Mantel-Haenszel 法

OR_{MH} 的点估计:$OR_{MH} = \dfrac{\sum w_i OR_i}{\sum w_i}$

$\ln(OR_{MH})$ 的标准误:

$$se\{\ln(OR_{MH})\} = \sqrt{\dfrac{PR}{2R^2} + \dfrac{PS+QR}{2RS} + \dfrac{QS}{2S^2}}$$

其中,$OR_i = \dfrac{a_i d_i}{b_i c_i}$,$w_i = \dfrac{b_i c_i}{N_i}$,$R = \sum \dfrac{a_i d_i}{N_i}$,$S = \sum \dfrac{b_i c_i}{N_i}$

$$PR = \sum \dfrac{(a_i + d_i)a_i d_i}{N_i^2},\ PS = \sum \dfrac{(a_i + d_i)b_i c_i}{N_i^2}$$

$$QR = \sum \dfrac{(b_i + c_i)a_i d_i}{N_i^2},\ QS = \sum \dfrac{(b_i + c_i)b_i c_i}{N_i^2}$$

异质性检验:$Q = \sum w_i [\ln(OR_i) - \ln(OR_{MH})]^2$

注意这里的 w_i 为 $w_i = \dfrac{1}{\dfrac{1}{a_i} + \dfrac{1}{b_i} + \dfrac{1}{c_i} + \dfrac{1}{d_i}}$

合并效应量的检验:$z = \dfrac{\ln(OR_{MH})}{se\{\ln(OR_{MH})\}}$

RR_{MH} 的点估计：$RR_{MH} = \dfrac{\sum w_i RR_i}{\sum w_i}$

$\ln(RR_{MH})$ 的标准误：$se\{\ln(RR_{MH})\} = \sqrt{\dfrac{P}{R \times S}}$

其中，$\qquad RR_i = \dfrac{a_i/n_{1i}}{c_i/n_{2i}}, w_i = \dfrac{n_{1i}c_i}{N_i},$

$$P = \sum \frac{n_{1i}n_{2i}(a_i + c_i) - a_i c_i N_i}{N_i^2},$$

$$R = \sum \frac{a_i n_{2i}}{N_i}, S = \sum \frac{c_i n_{1i}}{N_i}$$

异质性检验：$Q = \sum w_i (\ln(RR_i) - \ln(RR_{MH}))^2$

注意这里的 w_i 为 $w_i = \dfrac{1}{\dfrac{1}{a_i} + \dfrac{1}{c_i} - \dfrac{1}{n_{1i}} - \dfrac{1}{n_{2i}}}$

合并效应量的检验：$z = \dfrac{\ln(RR_{MH})}{se\{\ln(RR_{MH})\}}$

RD_{MH} 的点估计：$RD_{MH} = \dfrac{\sum w_i RD_i}{\sum w_i}$

RD_{MH} 的标准误：$se\{RD_{MH}\} = \sqrt{\dfrac{P}{Q^2}}$

其中，$RD_i = \dfrac{a_i}{n_{1i}} - \dfrac{c_i}{n_{2i}}, w_i = \dfrac{n_{1i}c_i}{N_i},$

$$P = \sum \frac{n_{1i}n_{2i}(a_i + c_i) - a_i c_i N_i}{N_i^2},$$

$$R = \sum \frac{a_i n_{2i}}{N_i}, S = \sum \frac{c_i n_{1i}}{N_i}$$

异质性检验：$Q = \sum w_i (RD_i - RD_{MH})^2$

注意这里的 w_i 为 $w_i = \dfrac{1}{\dfrac{a_i b_i}{n_{1i}^3} + \dfrac{c_i d_i}{n_{2i}^3}}$

合并效应量的检验：$z = \dfrac{RD_{MH}}{se\{RD_{MH}\}}$

（2）反方差法

OR_{IV} 的点估计：

$$OR_{IV} = \exp(\ln(OR_{IV})) = \exp\left(\dfrac{\sum w_i \ln(OR_i)}{\sum w_i}\right)$$

$\ln(OR_{IV})$ 的标准误：$se\{\ln(OR_{IV})\} = \dfrac{1}{\sqrt{\sum w_i}}$

其中，OR_i 与 W_i 的计算与 Mantel-Haenszel 法相同。

异质性检验：$Q = \sum w_i(\ln(OR_i) - \ln(OR_{IV}))^2$

合并效应量的检验：$z = \dfrac{\ln(OR_{IV})}{se\{\ln(OR_{IV})\}}$

（3）*Peto* 法

OR_{Peto} 的点估计：

$$OR_{Peto} = \exp(\ln(OR_{Peto})) = \exp\left(\dfrac{\sum w_i \ln(OR_i)}{\sum w_i}\right)$$

$\ln(OR_{Peto})$ 的标准误：$se\{\ln(OR_{Peto})\} = \dfrac{1}{\sqrt{\sum w_i}}$

其中，$OR_i = \exp\left(\dfrac{\left(a_i - \dfrac{(a_i+b_i)(a_i+c_i)}{N_i}\right)}{V_i}\right)$，

$$w_i = V_i = \dfrac{(a_i+b_i)(c_i+d_i)(a_i+c_i)(b_i+d_i)}{N_i^2(N_i-1)}$$

异质性检验：$Q = \sum w_i(\ln(OR_i) - \ln(OR_{Peto}))^2$

合并效应量的检验：$z = \dfrac{\ln(OR_{Peto})}{se\{\ln(OR_{Peto})\}}$

2. 分析步骤

（1）整理资料：假如有 k 个研究，则每一个研究就有一个四格表资料，整理如表 3-1。

（2）根据上述三种方法中的一种计算第 i 个研究（层）中的效应量。

（3）计算异质性检验的统计量 Q。

（4）计算合并的效应量及其 95% 可信区间。

3. 实例解析

例 1　为了探讨用 Aspirin 预防心肌梗死（MI）后死亡的发生，美国在 1976～1988 年间进行了 7 个关于 Aspirin 预防 MI 后死亡的研究，其结果见表 3-3，其中 6 项研究的结果表明 Aspirin 组与安慰剂组的 MI 后死亡率的差别无统计意义，只有 1 项结果表明 Aspirin 在预防 MI 后死亡有效并且差别有统计意义。现根据表 3-3 所提供的资料作 Meta 分析。

表 3-3　Aspirin 预防心肌梗死死亡的临床试验结果

研究	发表年代	Aspirin 组		安慰剂组	
		总数	死亡	总数	死亡
MRC-1	1974	615	49	624	67
CDP	1976	758	44	771	64
MRC-2	1979	832	102	850	126
GASP	1979	317	32	309	38
PARIS	1980	810	85	406	52
AMIS	1980	2267	246	2257	219
ISIS-2	1988	8587	1570	8600	1720

（1）异质性检验：根据上述公式，计算 Q 检验统计量，具体过程见表 3-4。

表 3-4　固定效应模型（Peto 法）估计过程及结果

研究	a_i	E_i	V_i	$a_i - E_i$	$(a_i - E_i)/V_i$	OR_i	w_i
MRC-1	49.00	57.58	26.30	−8.58	−0.33	0.72	26.30
CDP	44.00	53.54	25.11	−9.54	−0.38	0.68	25.11
MRC-2	102.00	112.78	49.30	−10.78	−0.22	0.80	49.30

续表

研究	a_i	E_i	V_i	$a_i - E_i$	$(a_i - E_i)/V_i$	OR_i	w_i
GASP	32.00	35.45	15.57	−3.45	−0.22	0.80	15.57
PARIS	85.00	91.26	27.06	−6.26	−0.23	0.79	27.06
AMIS	246.00	233.01	104.32	12.99	0.12	1.13	104.32
ISIS-2	1570.00	1643.76	665.09	−73.76	−0.11	0.90	665.09
合计						0.897 (OR_{Peto})	912.75

$$Q = \sum w_i (\ln(OR_i) - \ln(OR_{Peto}))^2 = 9.97, P > 0.5$$，异质性检验无统计学意义，说明研究间效应量满足同质性。

（2）$OR_{Peto} = \exp(\ln(OR_{Peto})) = \exp\left[\dfrac{\sum w_i \ln(OR_i)}{\sum w_i}\right] =$

$\exp(-0.1089) = 0.90$；（95%CI 0.84 ~ 0.96）。

（3）OR_{Peto} 的假设检验：$z = 3.29$，$P < 0.05$，表明合并效应量有统计学意义。

如果纳入 Meta 分析的研究未提供完整的四格表资料或 OR 值及其 95% 可信区间，只是提供了病例组（或治疗组）和对照组的暴露率（发病率或死亡率），可以采用 Fleiss 法进行效应量的合并，具体可参照有关书籍。

（二）连续型资料

1. 常见方法　效应量的合并采用反方差法。

θ_{IV} 的点估计：
$$\theta_{IV} = \frac{\sum w_i \theta_i}{\sum w_i}$$

θ_{IV} 的标准误：
$$se\{\theta_{IV}\} = \frac{1}{\sqrt{\sum w_i}}$$

其中，
$$w_i = \frac{1}{se(\theta_i)^2}$$

异质性检验：$Q = \sum w_i (\theta_i - \theta_{IV})^2$

合并效应量的检验：$z = \dfrac{\theta_{IV}}{se\{\theta_{IV}\}}$

这里的 θ 为 md, d, g 或 Δ。

2. 分析步骤

（1）整理资料：假如有 k 个研究，则每一个研究整理如表 3-2。

（2）根据反方差法中的公式计算第 i 个研究（层）中的效应量。

（3）计算异质性检验的统计量 Q。

（4）计算合并的效应量及 95% 可信区间。

3. 实例解析

例 2　D'Agostino 和 Weintraub 报道了关于抗组胺剂治疗感冒打喷嚏流涕的效果，收集了 9 个随机对照试验进行 Meta 分析[3]。治疗效果用经过一天治疗后流涕的缓解程度来表示。

表 3-5　9 个研究感冒患者治疗后流涕的缓解程度

研究	试验组			对照组		
	例数	均数	标准差	例数	均数	标准差
1	11	0.273	0.786	16	−0.188	0.834
2	128	0.932	0.593	136	0.810	0.556
3	63	0.730	0.745	64	0.578	0.773
4	22	0.350	1.139	22	0.339	0.744
5	16	0.422	2.209	15	−0.017	1.374
6	39	0.256	1.666	41	0.537	1.614
7	21	2.831	1.753	21	1.396	1.285
8	13	2.687	1.607	8	1.625	2.089
9	194	0.490	0.895	193	0.264	0.828

（1）异质性检验：根据上述公式，计算 Q 检验统计量，具体过程见表 3-6。

表 3-6　合并标准化均数差值（Cohen 法）的计算过程及其结果

研究	治疗组			对照组			s_i	d_i	w_i	w_id_i
	n_{1i}	m_{1i}	s_{1i}	n_{2i}	m_{2i}	s_{2i}				
1	11	0.273	0.786	16	−0.188	0.834	0.82	0.57	6.26	3.54
2	128	0.932	0.593	136	0.81	0.556	0.57	0.21	65.57	13.93
3	63	0.73	0.745	64	0.578	0.773	0.76	0.20	31.59	6.32
4	22	0.35	1.139	22	0.339	0.744	0.96	0.01	11.00	0.13
5	16	0.422	2.209	15	−0.017	1.374	1.85	0.24	7.68	1.82
6	39	0.256	1.666	41	0.537	1.614	1.64	−0.17	19.91	−3.41
7	21	2.831	1.753	21	1.396	1.285	1.54	0.93	9.42	8.80
8	13	2.687	1.607	8	1.625	2.089	1.80	0.59	4.74	2.80
9	194	0.49	0.895	193	0.264	0.828	0.86	0.26	95.92	25.14
合计									252.09	59.06

$Q = \sum w_i(d_i - d_{IV})^2 = 9.86, P > 0.1$，异质性检验无统计学意义，说明研究间效应量满足同质性。

（2）$d_{IV} = \dfrac{\sum w_i d_i}{\sum w_i} = \dfrac{59.06}{252.09} = 0.23$；其95%可信区间为（0.11～0.36）。

（3）d_{IV} 的假设检验：$z = 3.72, P < 0.05$，表明合并效应量有统计学意义。

二、随机效应模型

随机效应模型是由 DerSimonian-Laird 于 1986 年提出，故称 D-L 法，该法假设各研究不同质，在分析效应指标的差异时考虑了各研究的变异，其关键是对每个研究的权重进行校正，即以研究内方差与研究间方差和的倒数作为权重纳入分析。

$$\tau^2 = \begin{cases} 0 & Q \leqslant k-1 \\ \dfrac{Q-(k-1)}{\sum w_i - \dfrac{\sum w_i^2}{\sum w_i}} & Q > k-1 \end{cases}$$

$$w'_i = \dfrac{1}{SE(\theta_i)^2 + \tau^2}$$

如果异质性很小，$Q < k-1$，其影响可忽略，权重就是反方差法的权重，若 $Q > k-1$，则：

$$\theta_{DL} = \dfrac{\sum w'_i \theta_i}{\sum w'_i} \qquad SE(\theta_{DL}) = \dfrac{1}{\sqrt{\sum w'_i}}$$

（一）二分类资料

1. 分析步骤

（1）整理资料：同样整理成四格表的形式（表 3-1）。

（2）计算第 i 个研究的效应量。

（3）根据 Mantel-Haenszel 法或反方差法计算合并效应量。

（4）进行异质性检验。

（5）计算 τ^2 和 w'_i。

（6）计算合并效应量的标准误及 95%可信区间。

2. 实例解析

例3 Collins 等为了研究氯噻嗪治疗先兆子痫的效果,对收集到的 9 个随机临床对照试验进行了 Meta 分析[4],数据如表 3-7。

表 3-7　氯噻嗪治疗先兆子痫的 9 个临床试验结果

研究	发表年代	干预组		对照组	
		总数	先兆子痫	总数	先兆子痫
Weseley	1962	131	14	136	14
Flowers	1962	385	21	134	17
Menzies	1964	57	14	48	24
Fallis	1964	38	6	40	18
Cuadros	1964	1011	12	760	35
Landesman	1965	1370	138	1336	175
Kraus	1966	506	15	524	20
Tervila	1971	108	6	103	2
Campbell	1980	153	65	102	40

（1）异质性检验:根据上述公式,计算 Q 检验统计量, $Q = \sum w_i (\ln(RR_i) - \ln(RR_{MH}))^2 = 28.81$, $P < 0.1$,异质性检验有统计学意义,说明研究间效应量不满足同质性。$Q > k-1$,故应选用随机效应模型,对权重进行校正。

（2）$\tau^2 = \dfrac{Q-(k-1)}{\sum w_i - \dfrac{\sum w_i^2}{\sum w_i}} = \dfrac{28.81-(9-1)}{185.65 - \dfrac{9860.93}{185.65}} = 0.1570$

$\ln(RR_{DL}) = \dfrac{\sum w'_i \ln(RR_i)}{\sum w'_i} = \dfrac{-15.29}{34.98} = -0.44$,

$$RR_{DL} = \exp(-0.44) = 0.65$$

其 95% 可信区间为(0.46～0.90)。

(3) RR_{DL} 的假设检验: $z=2.59$, $P<0.05$, 表明合并效应量有统计学意义。

(二) 连续型资料

1. 分析步骤

(1) 整理资料:假如有 k 个研究,则每一个研究整理如表 3-2。

(2) 计算第 i 个研究的效应量。

(3) 根据反方差法计算合并效应量。

(4) 进行异质性检验。

(5) 计算 τ^2 和 w'_i。

(6) 计算合并效应量的标准误及 95% 可信区间。

2. 实例解析

例 4 Gøtzsche 收集了有关短程小剂量泼尼松和安慰剂或非甾体抗炎药治疗类风湿关节炎的 7 个临床随机对照试验,观察类风湿关节炎患者的关节压痛指数(rechie's index)[5]。数据如表 3-8。

表 3-8　7 个研究类风湿关节炎患者关节压痛指数(rechie's index)

研究	发表年代	试验组			对照组		
		N	均数	标准差	N	均数	标准差
Jasni	1968	9	16.2	8.7	9	38.1	12.8
Dick	1970	24	17.6	8.0	24	40.7	13.0
Lee	1973	21	30.5	16.5	21	41.4	19.8
Berry	1974	12	13.0	11.0	12	23.7	11.1
Lee	1974	18	14.6	12.4	18	26.4	15.1
Stenberg	1992	21	6.3	1.7	21	11.1	2.5
Geital	1995	20	10.8	4.7	20	16.3	7.7

(1) 异质性检验:根据上述公式,计算 Q 检验统计量,具体过程见表 3-9。

表 3-9　合并标准化数值差值的计算过程及其结果

编号	试验组			对照组			s_i	d_i	w_i	w'_i	$w'_i d_i$
	n_{1i}	m_{1i}	s_{1i}	n_{2i}	m_{2i}	s_{2i}					
1	9	16.2	8.7	9	38.1	12.8	10.94	-2.00	2.88	1.40	-2.81
2	24	17.6	8.0	24	40.7	13.0	10.79	-2.14	7.51	2.01	-4.30
3	21	30.5	16.5	21	41.4	19.8	18.22	-0.60	10.03	2.15	-1.29
4	12	13.0	11.0	12	23.7	11.1	11.05	-0.97	5.32	1.81	-1.75
5	18	14.6	12.4	18	26.4	15.1	13.82	-0.85	8.21	2.05	-1.76
6	21	6.3	1.7	21	11.1	2.5	2.14	-2.25	6.32	1.91	-4.29
7	20	10.8	4.7	20	16.3	7.7	6.38	-0.86	9.11	2.11	-1.82
合计										13.45	-18.01

$$Q = \sum w_i (d_i - d_{MH})^2 = 21.18$$，$P < 0.1$，异质性检验有统计学意义，说明研究间效应量不满足同质性。$Q > k - 1$，故应选用随机效应模型对权重进行校正。

(2) $\tau^2 = \dfrac{Q - (k-1)}{\sum w_i - \dfrac{\sum w_i^2}{\sum w_i}} = \dfrac{21.18 - (7-1)}{49.38 - \dfrac{383.87}{49.38}} = 0.3648$

$$d_{DL} = \frac{\sum w_i' d_i}{\sum w_i'} = \frac{-18.01}{13.45} = -1.34$$

其 95% 可信区间为（−1.87～0.81）。

(3) d_{DL} 的假设检验：$z = 4.91$，$P < 0.05$，表明合并效应量有统计学意义。

第四节　发表性偏倚

发表性偏倚（publication bias）是指有统计学意义的研究结果比无统计学意义的研究更容易被投稿和发表。致使研究者在做 Meta 分析查阅资料时对阳性结果和阴性结果获取的概率不同，从而导致对效应量或因果关联强度的过高估计。发表性偏倚对 Meta 分析的不良影响早已引起学界的重视。近年来，随着循证医学的快速发展，很多发表性偏倚的识别方法不断涌现，这在一定程度上弥补了发表性偏倚带来的不足，也促进了循证医学的发展。

一、发表性偏倚的产生来源

（一）设计方案的选择

一般来说，为了减少异质性的干扰同时便于效应量的合并，大多数 Meta 分析都选择纳入 RCT 研究，观察性研究不具备 RCT 研究的上述优点，纳入则容易造成异质性甚至夸大效应量，而拒绝纳入则会造成信息损失从而引起更大的偏倚。多因素研究可能增加假阳性率,因为每项研究都会首先明确研究目的,因素的纳入往往是为验证这一目的,这就使得研究者对"预期结果"比对"偶然发现"有更高的关注和信任程度,投稿也更容易。小样本研究的检验效能不高,较大样本不容易获得阳性结论,研究者若从中选择阳性结论去发表,就会夸大主效应,低估方差,造成偏倚。大样本的研究,由于经费、人力、物力投入均较多,无论其结果如何,发表的概率都会强于小样本。

(二) 研究者的主观期望

研究者的科研态度和主观期望都可能会影响结果的真实性。某些研究者为达到目的或急于发表文章,甚至不惜篡改或编造数据,其编造的依据往往是一些已经见刊的阳性结果,这对 Meta 分析而言,其危害无异于一稿多投。另外,对阳性结果的期望同样会引起偏倚,如果没有出现预期结果或有较大出入,很大程度上会影响研究者投稿的决心。再有,研究者对实验结论的信任程度会引起偏倚,一些非英语国家的研究者,如果得到阴性结果,可能发表于本国地方性杂志,如得到阳性结果,则更愿意在国际性杂志上用英文发表,造成语言偏倚。

(三) 资助者的利益

近年来,研究机构和企业合作的横向科研项目越来越多,往往是企业负责经费开支而机构负责论文的撰写和评审,经济利益驱动也可能造成发表性偏倚。其他还有编辑的态度、评审专家的态度等等都可能会引起发表性偏倚。

二、发表性偏倚的识别方法

(一) 漏斗图法

漏斗图是识别发表性偏倚最常用的方法,由于操作简单、直观而被广泛应用。其原理如下:以样本含量(或效应量标准误的倒数)为纵坐标,以效应量(或效应量的对数)为横坐标绘制散点图。其基本假设就是效应量估计值的精度随着样本含量的增加而增加,变异幅度逐渐变窄,最后趋于点状,其形状类似一个倒置的漏斗,故称漏斗图(图3-2)。当存在发表性偏倚时,漏斗图表现为不对称分布。

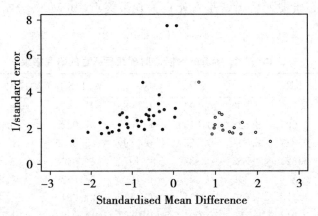

·代表已经发表的研究,。代表未发表的研究

图3-2　标准漏斗图示意

漏斗图方法的使用在学术界一直存在争议,因为可能致使其不对称的原因有很多,比如机遇、异质性、效应量的选择、测量精度的选择等,而并不一定是发表性偏倚的影响。如果样本量的大小和效应量间有潜在的关联,漏斗图也会得出错误的结论,使用时应慎重。

(二) 计算失安全系数 N_{FS}

失安全系数 N_{FS} 是指需要增加多少个无统计学意义的研究,才能使合并的效应量无统计学意义。如果 N_{FS} 较小,则发表性偏倚影响较大;如果 N_{FS} 较大,则发表性偏倚影响较小。其计算方法如下:

$$N_{FS} = \left[\frac{k \times \ln \hat{OR}}{1.96} \right]^{2} \omega - k$$

上式中, k 代表 Meta 分析纳入研究的个数, $\ln \hat{OR}$ 代表合并效应量的对数值,ω 代表纳入研究的平均权重值。举例说明:为研究 Aspirin 预防心肌梗死(MI)的作用,美国 1976~1988 年间在不同机构进行了 7 次关于 Aspirin 预防心肌梗死的研究,以发生心肌梗死后患者是否死亡为观察终点,其 Meta 分析结果见表 3-10。

表 3-10   7 个 Aspirin 预防心肌梗死后死亡的研究结果

编号	RR	χ^2	P	效应尺度	W($1/S^2_{\ln RR}$)	效应尺度 * W
1	0.742	2.800	0.094	−0.2983	31.1478	−9.29139
2	0.699	3.628	0.057	−0.3577	27.983	−10.0095
3	0.827	2.359	0.125	−0.1899	65.0955	−12.3616
4	0.821	0.765	0.382	−0.1974	19.5408	−3.85735
5	0.819	1.449	0.229	−0.1993	36.6329	−7.30094
6	1.118	1.617	0.204	−0.1118	129.081	14.43126
7	0.914	8.180	0.004	−0.0897	1014.606	−91.0102
合计					1324.087	−119.4

经计算得 $N_{FS} = 13$,数值较大,可认为发表性偏倚影响不明显。

失安全系数可以作为借鉴,甚至有学者认为任何一个 Meta 分析都要给出 N_{FS},使其成为判断结论可信度的一个指标。失安全系数的使用有两个基本假定,一是未发表研究的合并效应量理论值为 0,二是已发表和未发表的研究样本量不能相差太远。在不满足这两个前提条件的情况下使用应慎重。

其他方法还有剪补法、等级相关法、Meta 回归等,在此不赘述。

推荐阅读材料··········

1. Borenstein M, Hedges L, Higgins J. Introduction to Meta-Analysis. Wiley. 2009.
2. Cooper H, Hedges L, Valentine J. The Handbook of Research Synthesis and Meta-Analysis. 2nd edition. Russell

Sage Foundation Publications, 2009.

3. Cooper H. Research Synthesis and Meta-Analysis: A Step-by-Step Approach. 4th edition. Sage Publications, Inc, 2009.

（柏建岭 杨 书）

参考文献 ●●●●●●●●●●●●

1. 文进,李幼平. Meta 分析中效应尺度指标的选择. 中国循证医学杂志,2007,7(8):606-613

2. Bradburn MJ, Deeks JJ, Altman DG. Sbe24: metan-an alternative meta-analysis command. Stata Technical Bulletin, 1998,44:4-15.

3. D'Agostino RB. , Weintraub M. Meta-analysis: a method for synthesizing research. Clinical Pharmacology and Therapeutics,1995,58:605-616.

4. Collins R, Yusuf S, Peto R. Overview of randomized trials of diuretics in pregnancy. Br Med J(Clin Res Ed),1985,290 (6461):17-23.

5. Gotzsche PC, Johansen HK. Meta-analysis of short term low dose prednisolone versus placebo and non-steroidal anti-inflammatory drugs in rheumatoid arthritis. BMJ,1998,316: 811-818.

第四章

系统评价常用软件

第一节　Review Manager

Review Manager(简称 RevMan)是 Cochrane 协作网为系统评价(systematic review)制作者提供的专用软件,是 Cochrane 系统评价的一体化、标准化软件。它的主要作用是用来制作和保存 Cochrane 系统评价的计划书及全文,对录入的数据进行 Meta 分析,并且将 Meta 分析的结果以森林图等比较直观的形式进行展示,以及对系统评价进行更新。目前,该软件属免费软件,其最新版本为"Revman 5.0.17",下载地址为 http://www.cc-ims.net/RevMan/RevMan5/download/。

RevMan 5 提供的 Meta 分析,除 RevMan 4 原有的分类变量(categorical outcomes,分类资料、计数资料)和连续性变量(continuous outcomes,数值资料、计量资料)的 Meta 分析外,还增加了其他三个选项,主要是一些非常见的数据形式。不同的资料分析具体过程略有不同,但基本步骤是一样的。本文仅以经典的分类资料和连续性资料为例进行介绍。软件中这两种资料类型分别提供了两种统计分析模型,即固定效应模型(fixed effect model)和随机效应模型(random effect model)。该软件的统计分析功能具有操作简单、结果直观的特点,是目前 Meta 分析专用软件中较成熟的软件之一。其缺点是缺乏回归、生存分析等资料的 Meta 分析,以及不能进行发表偏倚的统计学检验等。此外,Revman 软件与其他 Meta 分析软件如 Stata、CMA等,最大的区别是进入软件后不能直接进行数据的输入和 Meta分析,而必须满足国际 Cochrane 协作网进行系统评价制定的要求后才能进行 Meta 分析。下面结合实例介绍用 Revman5.0.17 如何进行 Meta 分析。

一、数据的建立

RevMan 软件与其他统计软件不同的是启动后不能直接进行数据的输入和 Meta 分析,而首先需要建立一些与系统评价有关的项目后,才能进行数据的输入和统计分析。因此,在 RevMan软件中进行 Meta 分析,应首先做一些数据输入前的准备工作。

(一) 数据输入前的准备

1. 建立新项目　启动 RevMan 5.0.17 软件后,在工具栏中单击图标🗋新建一个项目,出现"New Review Wizard"对话框,如图 4-1 所示。单击"Next"图标,出现"Type of Review(New review Wizard)"对话框,选择"Intervention Review",进入下一步。本文为方便叙述,引入 Fleiss JL 的阿司匹林(aspirin)预防心肌梗死的研究资料为例,使用 RevMan 软件对该资料进行 Meta 分析。

菜单栏 →
工具栏 →

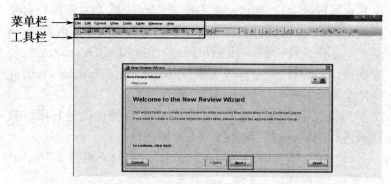

图 4-1　Review Manager 主界面及"New Review Wizard"对话框

在"Title(New review Wizard)"对话框中,按以下步骤逐步输入:

（1）在"Title"信息框中输入研究的名称,如本例输入"aspirin for myocardial infarction"。

（2）在"Stage"三个圆钮中选择,一般情况可选择"Protocol"或"Full review"。

（3）点击"Finish"完成项目建立,出现如图 4-2 界面。

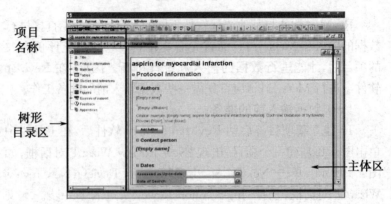

图 4-2　项目建立后 Review Manager 主界面

此时,项目已初步建立,整个 Revman 的界面分成树形目录区和主体区两大块,然后根据系统评价的要求,在左侧树形目录下点击 图标,分级在界面右侧主体区完善系统评价内容,包括研究基本信息（Protocol information）、研究正文（Main text）、研究表格（Tables）、研究参考文献（Studies and references）、研究资助来源（Sources of support）等部分。

2. 定义单个研究的名称　若用户的目的仅仅是利用该软件来进行 Meta 分析,只需按以下步骤进行:

（1）展开"Studies and references"分支及下级分支"References to studies"。

（2）选中"References to studies"的下级分支"Included

studies"。

（3）点击右键，选中"Add Study"按钮后，屏幕出现如图 4-3 的"New Study Wizard"对话框。

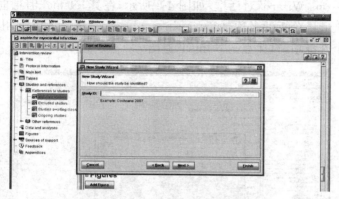

图 4-3　"New Study Wizard"对话框

（4）在"New Study Wizard"对话框中，"Study ID"信息框中输入纳入分析的每一个研究名称及发表的年份（可省略），然后按"Finish"，每一次操作只能输入一个研究名称；如 Fleiss JL 的资料，共有 7 个纳入分析的研究，故需要重复该操作 7 次。

（5）在做第 4 步操作时，若点击"Next"，将会进一步定义该研究的一些具体情况，此处不再展开，直接点击"Finish"即可。

纳入分析的 7 个研究名称输入完毕后如图 4-4 所示。

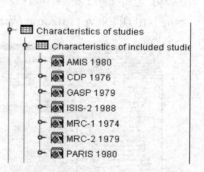

图 4-4　纳入分析的 7 个研究名称

（二）建立数据表格

1. 定义比较研究的名称 选中"Data and Analysis"分支，单击右键，按"Add Comparison"按钮后，系统产生"New Comparisons Wizard"对话框，如图 4-5 所示，在其"Name"信息框中定义此次分析的名称，如"aspirin vs placebo"，进入下一步，出现三个选择项，直接点击"Finish"退出。

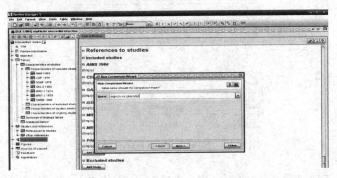

图 4-5 "New Comparisons Wizard"对话框

2. 定义变量类型 展开"Data and Analysis"分支，选择其下级分支"1 aspirin vs placebo"，再单击右键，点击"Add Outcome"，出现"New Outcome Wizard"对话框，如图 4-6 所示，在

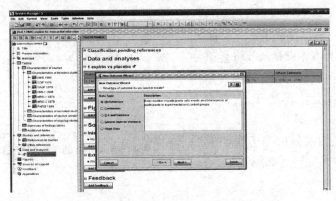

图 4-6 "New Outcome Wizard"对话框（Ⅰ）

"New Outcome Wizard"对话框中,需要使用者确定分析的数据类型,本例选择"Dichotomous"(分类资料),进入下一步。

3. 定义分析参数　在选择"Dichotomous"(分类资料),进入下一步后,需在"Name"信息框中定义一个分析结果的名称,如"Mortality",还可以在"Group labels"信息框中定义需要比较的两组名称,默认名称为"Experimental"和"Control",如图 4-7所示。点击进入下一步,出现 Meta 分析方法(Statistical Method)、分析模型(Analysis Model)、效应量(Effect Measure)选项,如图 4-8 所示,用户此时可以先按默认的选项,直接点击"Finish"完成数据表格的建立,若此时点击"Next",进入下一步,将出现五个选项,此处不再展开。

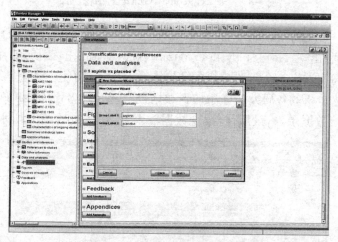

图 4-7　"New Outcome Wizard"对话框(Ⅱ)

4. 定义亚组分析　用鼠标单击用户在上一步定义的分析结果名称,如单击"1.1 Mortality"后,点击右键,此时系统出现"Add Subgroup"选项,若用户不用亚组分析,可选择"Add Study Data",进入下一步。

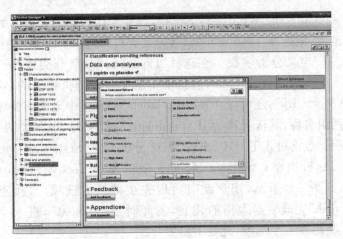

图 4-8　"New Outcome Wizard"对话框(Ⅲ)

5. 添加单个研究的名称　当上一步点击"Add Study Data"后,将出现"New Study Data Wizard"对话框,如图 4-9 所示,用户可每次选定一个需要分析的研究名称,然后重复上一步,逐一将纳入分析的各研究名称添加到数据表中,也可全部选定 s1-s9,再进行数据录入,最后,将出现数据输入对话框,如图 4-10 所示。

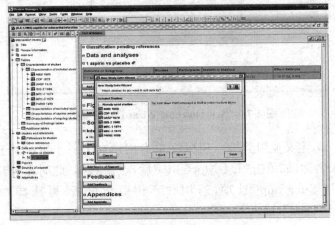

图 4-9　添加单个或多个研究的名称

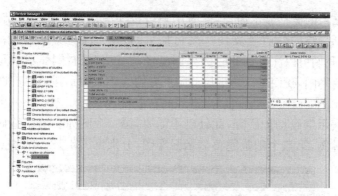

图 4-10　数据输入对话框

（三）输入分析数据

为了较为详细地了解数据输入和分析内容，现以 Fleiss JL 的研究资料为例，其数据如表 4-1 所示，该数据资料在 Rev-Man5.0.17 软件中的输入结果见图 4-11，当数据输入完毕并检查无误后，可先按 按钮进行存盘，以防丢失。

表 4-1　阿司匹林（aspirin）预防心肌梗死的研究资料*

K 个研究	阿司匹林		安慰剂	
	死亡数(n)	治疗总数(N)	死亡数(n)	治疗总数(N)
MRC-1 1974	49	615	67	624
CDP 1976	44	758	64	771
MRC-2 1979	102	832	126	850
GASP 1979	32	317	38	309
PARIS 1980	85	810	52	406
AMIS 1980	246	2267	219	2257
ISIS-2 1988	1570	8587	1720	8600

＊取自 Fleiss JL 的资料

二、数据的分析

当用户输入完数据的瞬间，Revman 5.0.17 数据分析实际上已经结束。图 4-11 所示界面即是数据输入界面，同时也是分析结果的概括显示窗口,此时用户可按住滚动条察看分析结果,包括最终的效应量及其95%可信区间,异质性检验结果等。此外,我们可以注意到此时的界面已经是三块,最右侧显示的是部分森林图,我们可以通过拉动图下方的———图标,进行森林图显示比例的调整,最后可以点击界面右上角的██按钮,第一个图标表示继续增加研究,此处已不需要,第二个图标表示完整显示森林图,第三个则是完整显示漏斗图,分别见图 4-12~图 4-14。

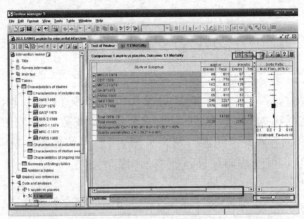

图 4-11 Fleiss JL 的 7 个分类变量研究的数据输入

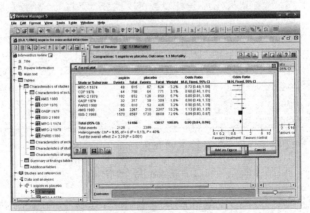

图 4-12 数据分析的"forest plot"窗口(Ⅰ)

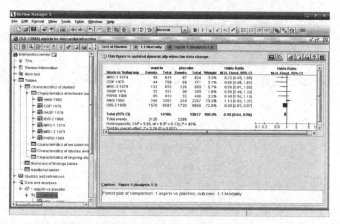

图 4-13 数据分析的"forest plot"窗口(Ⅱ)

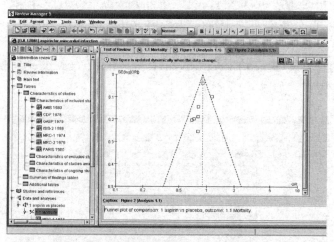

图 4-14 数据分析的"funnel plot"窗口

(一) Meta 分析的结果

在图 4-11 中,详细显示了 Meta 分析的以下内容:

(1) 纳入分析的数据和权重(Weight)。

(2) 可信区间(CI)的图示。

(3) Meta 分析的固定效应模型(Fixed effect model)或随

机效应模型(Random effect model)的各项指标。

• 各个独立研究的比值比(OR)及 OR 的 95% 可信区间 (95%CI)

• 异质性检验(test for heterogeneity)χ^2 值和 P 值(该例 $\chi^2 = 9.55$, $P = 0.13$), $I^2 = 40\%$

• 合并效应量 $OR_{合并}$ (Total)(该例 $OR_{合并} = 0.90$)

• $OR_{合并}$ 的 95% 可信区间(该例 $OR_{合并}$ 95%CI = 0.84~0.96)

• 合并效应的检验(Test for overall effect)Z 值和 P 值, (该例 $Z = 3.29$, $P = 0.001$)

(二)分析参数和显示参数设置

若用户对图 4-11 窗口中的统计分析结果不满意,可以点击右上角的 按钮,对统计指标、统计方法等进行选择,计数资料的 Meta 分析有四种指标,即 Peto 法 OR(Peto Odds Ratio)、OR(Odds Ratio)、RR(Relative Risk)和 RD(Risk Difference)以及两种模型(Fixed Effect Model,Random Effect Model)可供使用者选择。如图 4-15 所示。

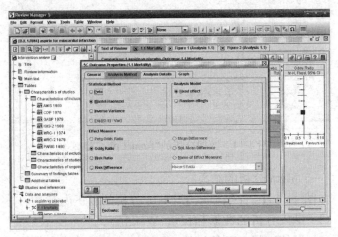

图 4-15 分类变量的统计方法选择对话框

（三）连续性变量的分析结果（图 4-16～图 4-18）

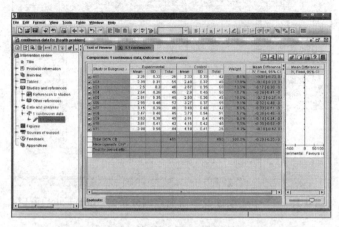

图 4-16　11 个连续性变量研究的数据输入

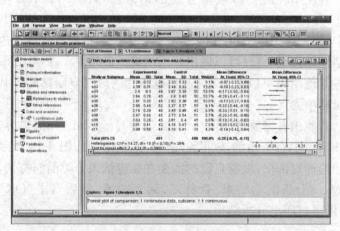

图 4-17　11 个连续性变量研究数据分析的"forest plot"窗口

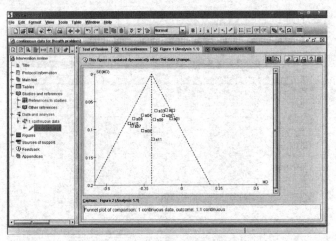

图 4-18   11 个连续性变量研究数据分析的"funnel plot"窗口

三、分析结果的输出

若使用者需要将数据分析的结果窗口图 4-11 中显示的 Meta 分析内容存盘,或输出到其他系统(如 Microsoft Word)文件中时,可选中该窗口中的表格后,以数据表格的形式直接进行复制粘贴,稍加整理可以做出标准的统计三线表。森林图、漏斗图等其他结果可以点击 按钮,以图片的形式复制粘贴到其他编辑器中去。

若使用者需要打印图 4-11 窗口中显示 Meta 分析内容,可按该窗口中右上角的按钮 ,这时,系统出现如图 4-19 所示的打印选择对话框,根据自己的需要在相应结果分类前面打钩,包括 Meta 分析汇总结果、森林图、漏斗图等,然后点击"OK"按钮,即可打印出分析结果。

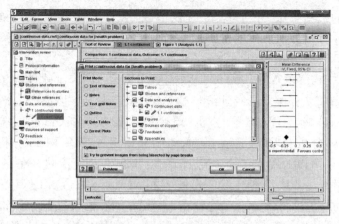

图 4-19　结果打印选择对话框

（柏建岭　戴俊程）

第二节　Stata 在 Meta 分析中的应用

一、前　　言

　　Stata 是一个功能强大而又小巧玲珑的统计分析软件，最初由美国计算机资源中心（Computer Resource Center）研制，现为 Stata 公司的产品。从 1985 年 1.0 版问世以来，已连续推出 10 个主要版本，并从 4.0 版起进入 Windows 时代。通过不断的更新和扩充，软件功能已日趋完善。它操作灵活、简单，同时具有数据管理软件、统计分析软件、绘图软件、矩阵计算软件和程序语言的特点，在许多方面别具一格，和 SAS、SPSS 一起被并称为新的三大权威统计软件[1]。Stata 的许多高级统计模块均是程序文件（ADO 文件），Stata 公司在这方面持开放的态度，允许用户自行修改、添加和发布 ADO 文件，用户可随时到 Stata 网站或者其他个人网址上寻找并下载所需的程序包安装后使用。这一特点使得全球的统计学家均乐于在 Stata 上首先实现所研究的最新算法,并对外免费提供下载,从而使得 Stata 始终处于统计分析方法发展的最前沿,用户几乎总是能很快找到最新统计算法的 Stata 程序版本。

　　Stata 的 Meta-analysis 功能更全面和强大,该软件除了可以完成二分类变量和连续性变量的 Meta 分析,也可进行 Meta 回归分析、累积 Meta 分析、单个研究影响分析、诊断试验的 Meta 分析、剂量反应关系 Meta 分析等几乎所有 Meta 分析方法;还可以对发表偏倚进行 Begg 检验和 Egger 检验。在 Stata 软件中,可以绘制 Meta 分析的相关图形,如森林图(Forest plot)、漏斗图(Funnel plot)和 L'Abbe 图。国外文献中大部分 Meta 分析文章通过 Stata 的 meta. ado 模块完成。本节拟通过 2 个实例介绍 Stata 用于 Meta 分析的方法。

二、Stata 界面功能简介

(一) Stata 的基本界面

　　单击 Stata 软件图标进入 Stata,图 4-20 为 Stata 9.2 启动后的界面。

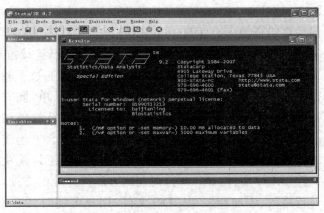

图 4-20　Stata 9.2 启动后的界面

除了 Windows 版本软件通用的菜单栏、工具栏,状态栏等外,Stata 的默认启动界面主要是由四个窗口构成,分述如下:

1. 结果窗口(Stata Results)　位于界面右上部,软件运行中的所有信息,如所执行的命令、执行结果和出错信息等均在该处体现。窗口中使用不同的颜色区分不同的文本,如默认情况下白色表示命令,红色表示错误信息,绿色和黄色为结果输出和注释。

2. 命令窗口(Stata Command)　位于结果窗口右下部,相当于 DOS 中的命令行,此处用于键入需要执行的命令,回车后即开始执行,相应的结果则会在结果窗口中显示。

3. 命令回顾窗口(Review)　位于界面左上部,所有执行过的命令会依次在该窗口中列出,单击后命令即被自动拷贝到命令窗口中;如果需要重复执行,用鼠标在 Review 窗口中双击相应的命令即可。

4. 变量名窗口(Variables)　位于界面左下部,列出当前数据集中的所有变量名称。

(二) Stata 命令的基本语法格式

[特殊选项]关键词　命令参数[,命令选项]

中括号表示其中的内容不一定总是出现,下面对语句中的各元素分别加以解释:

特殊选项:是一些在大部分命令中通用的选项,由于执行的功能比较特殊,因此将它们提前,并使用空格和命令分隔。特殊选项中最常用的有分组执行相同语句的"by"命令,按指定的条件重复执行的"for"命令等。

关键词:相当于一句话的主语,指明了所执行的是哪一条 Stata 命令,关键词在一条命令中必须出现。大多数命令的关键词都是采用相关的英文单词,简单易记,并且在 Stata 中还允许对关键词进行缩写(每个命令不同,无特殊规律),方便了使用。

命令参数:相当于一句话的谓语和宾语,用于指明相应的命令在执行时需要使用的变量、参数等是什么。大多数 Stata 命令都需要指定参数,但也有例外,此时系统会自动按照缺省方式执行,比如 describe 命令,如果不指定任何参数,则系统会默认对当前使用的数据集中的所有变量进行描述。

命令选项:相当于一句话中的定、状、补语等修饰成分,用于对相应的命令进行限制或更精确的指定,在命令中不一定出现。

三、Meta 分析中常用的命令

表 4-2 中列出了 Meta 分析中在 Stata 中进行数据操作时常用的命令关键词。

表 4-2 Stata 中进行 Meta 分析时常用的命令关键词

命令关键词	执行的操作
metan	固定效应和随机效应 Meta 分析
metacum	累积 Meta 分析
metainf	Meta 分析中单个研究的影响
metabias	Meta 分析中检验发表偏倚
metareg	Meta 回归

限于篇幅,仅详细介绍 Meta 分析中最常用的 metan,met-abias,metareg 和 metacum 命令。

(一) metan 命令

metan 是 Meta analysis 命令,可以合并二分类及连续数据;而且对效应量及相应标准误或可信区间进行 Meta analysis;并能得到 I^2 统计量进行异质性检验,同时给出森林图(forest plot)。其命令行格式为:

metan 变量名[,选择项]

1. 二分类资料 meta 命令后跟四个变量。依次为试验组发生事件数(如死亡)、未发生事件(如未死亡)数、对照组发生事件(如死亡)和未发生事件(如未死亡)数。

2. 连续性资料 meta 命令后跟六个变量,分别是试验组的样本量、均数、标准差,对照组的样本量、均数、标准差,如 metan n1 m1 sd1 n2 m2 sd2。

其中,用于二分类资料(四变量)的选项有:

rr   /* 合并相对危险度(risk ratios),为默认选项

or   /* 合并比值比(odds ratios)

rd   /* 合并率差(risk differences)

fixed   /* 指定固定效应模型(Mantel and Haenszel method),为默认选项

fixedi   /* 指定固定效应模型(inverse variance method)

peto   /* 指定 Peto 法合并比值比(odds ratios)

random   /* 指定随机效应模型(DerSimonian & Laird method),其异质性估计采用 Mantel-Haenszel model

randomi   /* 指定随机效应模型(DerSimonian & Laird method),其异质性估计采用 inverse variance fixed effect model

用于连续性资料(六变量)的选项有:

cohen   /* 合并 Cohen's d,为默认选项

hedges   /* 合并 Hedges' adjusted g

glass   /* 合并 Glass's D

nostandard   /* 合并均数之差(非标化),否则合并标化均数之差

fixed   /* 指定固定效应模型(inverse variance method),为默认选项

random   /* 指定随机效应模型(DerSimonian & Laird method)

共用选项有:

by(byvar)   /* 指定分组变量,亚组分析时常用

label([namevar＝namevar]　　/＊指定每个研究的标签
[,yearvar＝yearvar])

boxsca()　　　　　　　　　/＊指定森林图中方块的显
　　　　　　　　　　　　　　　示比例缺省为 1

(二) metabias 命令

metabias 命令用于 Begg 等提出的秩相关检验及 Egger 等
提出的线性回归法,来检测漏斗图的对称性。命令行格式为:
metabias 变量名[,选择项]

变量的形式:效应量及其标准误如 metabias logor selogor,
graph(begg)

选项有:

by(byvar)　　　　　　　　　/＊指定分组变量
graph(begg)　　　　　　　　/＊画 begg 漏斗图
graph(egger)　　　　　　　 /＊画 egger 不对称图

(三) metareg 命令

metareg 因变量自变量[,选择项]

因变量为效应量,自变量为需要调整的协变量。

其中,选项有:

wsse(varname)　　　　　　　/＊指定每一研究因变量的
　　　　　　　　　　　　　　　标准误

bsest({reml|ml|eb|mm})　　/＊指定研究间方差 τ^2 的估
　　　　　　　　　　　　　　　计方法,reml 此项为默认

reml:限制最大似然估计

ml:最大似然估计

eb:迭代的经验贝叶斯

mm:矩估计

(四) metacum 命令

metacum 变量名[,选择项]

变量的形式:

效应量及其标准误如 metacum logor selogor,eform

效应量及其可信区间如 metacum or ll ul,ci

其中,选项有:

effect(f|r)　　　/＊指定输出结果和图中使用固定或随机
　　　　　　　　　　效应

ci　　　　　　　/＊指定变量名中包含可信上限和可信下
　　　　　　　　　　限两个变量

eform　　　　　/＊指定输出结果为指数形式

graph　　　　　/＊产生累积 meta analysis 图

四、实 例 分 析

(一) 分类资料的 Meta 分析

实例 1[2]　　为了探讨用 Aspirin 预防心肌梗塞(MI)后死亡的发生,美国在 1976～1988 年间进行了 7 个关于 Aspirin 预防MI 后死亡的研究,其结果见表 4-3,其中 6 项研究的结果表明Aspirin 组与安慰剂组的 MI 后死亡率的差别无统计意义,只有1 项结果表明 Aspirin 在预防 MI 后死亡有效并且差别有统计意义。现根据表 4-3 所提供的资料作 Meta 分析。

表 4-3　Aspirin 预防心肌梗塞死亡的临床试验结果

研究	发表年份	Aspirin 组		安慰剂对照组	
		总数	死亡	总数	死亡
MRC-1	1974	615	49	624	67
CDP	1976	758	44	771	64
MRC-2	1979	832	102	850	126
GASP	1979	317	32	309	38
PARIS	1980	810	85	406	52
AMIS	1980	2267	246	2257	219
ISIS-2	1988	8587	1570	8600	1720

操作步骤：

第一步，在 Stata 中录入数据。Windows 版本的 Stata 提供了数据编辑工具 editor，为数据的输入提供了便利。在 Stata 命令窗口（Stata Command）中键入 edit 或在 Stata Data 菜单栏中单击 Data editor，即可进入 Stata 的数据编辑器，按列输入数据。其中变量 study 表示纳入的研究，year 表示年份，death1 表示 Aspirin 组的死亡人数，live1 表示 Aspirin 组的存活人数，death2 表示安慰剂组的死亡人数，live2 表示安慰剂组的存活人数（图 4-21）。

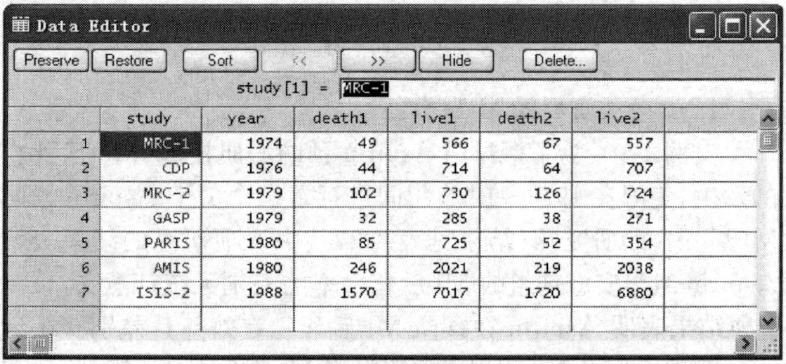

	study	year	death1	live1	death2	live2
1	MRC-1	1974	49	566	67	557
2	CDP	1976	44	714	64	707
3	MRC-2	1979	102	730	126	724
4	GASP	1979	32	285	38	271
5	PARIS	1980	85	725	52	354
6	AMIS	1980	246	2021	219	2038
7	ISIS-2	1988	1570	7017	1720	6880

图 4-21　Stata 9.2 数据编辑窗口的界面

第二步，进行 Meta 分析。Stata 命令如下：

metan death1 live1 death2 live2，or label（namevar＝study，yearvar＝year）

第三步，检验发表偏倚。

Stata 命令如下：

generate logor＝log(_ES)

generate selogor＝_selogES

metabias logor selogor，graph（begg）

Stata 产生的森林图和漏斗图如下（图 4-22、图 4-23）：

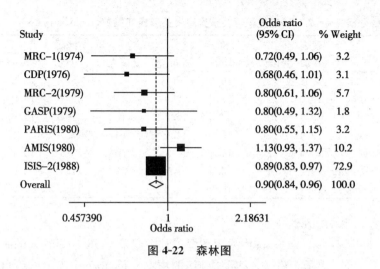

图 4-22　森林图

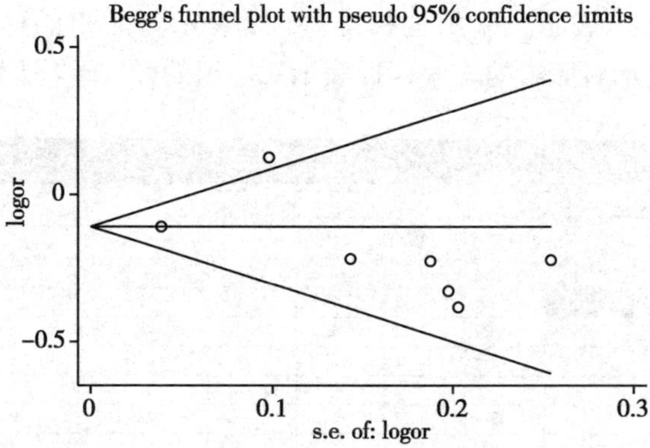

图 4-23　漏斗图

结果显示 Aspirin 有预防心肌梗死后死亡的作用。

（二）计量资料的 Meta 分析

实例 2[3]：Gøtzsche 收集了有关短程小剂量泼尼松 vs 安慰剂或非甾体抗炎药治疗类风湿关节炎的 7 个临床随机对照试验（RCTs），观察类风湿关节炎患者的关节压痛指数（rechie's index）。数据如下（表 4-4）：

表 4-4 7 个研究类风湿关节炎患者关节压痛指数（rechie's index）

试验	发表年份	干预组			对照组		
		受试人数	均数	标准差	受试人数	均数	标准差
Jasni	1968	9	16.2	8.7	9	38.1	12.8
Dick	1970	24	17.6	8.0	24	40.7	13.0
Lee	1973	21	30.5	16.5	21	41.4	19.8
Berry	1974	12	13.0	11.0	12	23.7	11.1
Lee	1974	18	14.6	12.4	18	26.4	15.1
Stenberg	1992	21	6.3	1.7	21	11.1	2.5
Geital	1995	20	10.8	4.7	20	16.3	7.7

操作步骤：

第一步，在 Stata 中录入数据。其中变量 study 表示纳入的研究，year 表示年份，n1 表示试验组的样本含量，mean1 表示试验组的均数，sd1 表示试验组的标准差，n2 表示对照组的样本含量，mean2 表示对照组的均数，sd2 表示对照组的标准差（图 4-24）。

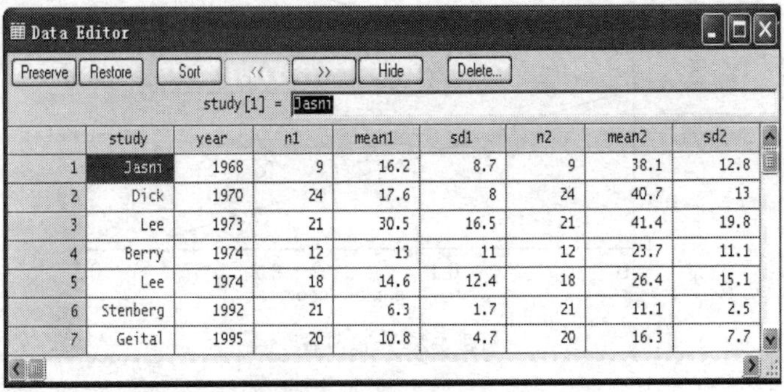

	study	year	n1	mean1	sd1	n2	mean2	sd2
1	Jasni	1968	9	16.2	8.7	9	38.1	12.8
2	Dick	1970	24	17.6	8	24	40.7	13
3	Lee	1973	21	30.5	16.5	21	41.4	19.8
4	Berry	1974	12	13	11	12	23.7	11.1
5	Lee	1974	18	14.6	12.4	18	26.4	15.1
6	Stenberg	1992	21	6.3	1.7	21	11.1	2.5
7	Geital	1995	20	10.8	4.7	20	16.3	7.7

图 4-24 Stata 9.2 数据编辑窗口的界面

第二步，进行 Meta 分析。Stata 命令如下：

metan n1 mean1 sd1 n2 mean2 sd2, label(namevar=study, yearvar=year) random boxsca(0.5) xlabel(-5,5)

Stata 中的森林图如下（图 4-25）：

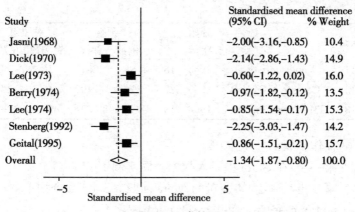

图 4-25 森林图

结果显示短程小剂量泼尼松有降低类风湿关节炎患者的关节压痛指数的作用。

(三) Meta 回归

实例 3[4]:Colditz 等收集了 13 个 BCG 疫苗干预结核病的试验。数据见表 4-5:

表 4-5　BCG 疫苗干预结核病的 13 个试验结果

试验	作者	开始年份	跨度	干预组		对照组	
				病例数	总数	病例数	总数
1	Ferguson & Simes	1933	55	6	306	29	303
2	Aronson	1935	52	4	123	11	139
3	Stein & Aronson	1935	52	180	1541	372	1451
4	Rosenthal et al	1937	42	17	1716	65	1665
5	Rosenthal et al	1941	42	3	231	11	220
6	Comstock & Webster	1947	33	5	2498	3	2341
7	Comstock et al	1949	18	186	50 634	141	27 338
8	Hart & Sutherland	1950	53	62	13 598	248	12 867
9	Frimont-Moller et al	1950	13	33	5069	47	5808
10	Comstock et al	1950	33	27	16 913	29	17 854

续表

试验	作者	开始年份	跨度	干预组		对照组	
				病例数	总数	病例数	总数
11	Vandeviere et al	1965	18	8	2545	10	629
12	Coetzee & Berjak	1965	27	29	7499	45	7277
13	TB Prevention Trial	1968	13	505	88 391	499	88 391

操作步骤：

第一步，在 Stata 中录入数据。同实例 1。

第二步，不放入协变量的 Meta 回归。Stata 命令如下：

metan case1 nocase1 case2 nocase2,or

generate logor＝log(_ES)

generate selogor＝_selogES

metareg logor,wsse(selogor)

结果显示研究间的方差：tau2＝0.3378。

第三步，不放入协变量的 Meta 回归，Stata 命令如下：

metareg logor latitude,wsse(selogor)

结果显示研究间的方差：tau2＝0.0504。

结果表明变量 latitude 可以解释 85.1% $\left(\dfrac{0.3377-0.0504}{0.3377} \right)$ 研究间的方差。

（四）累积 Meta 分析

实例 4：资料同实例 1。

操作步骤：

第一步，在 Stata 中录入数据。同实例 1。

第二步，进行累积 Meta 分析。Stata 命令如下：

metan death1 live1 death2 live2,or

generate logor＝log(_ES)

generate selogor＝_selogES

metacum logor selogor,effect(f) eform graph cline xline(1)

xlab id(study)

Stata 中出现的结果见图 4-26。

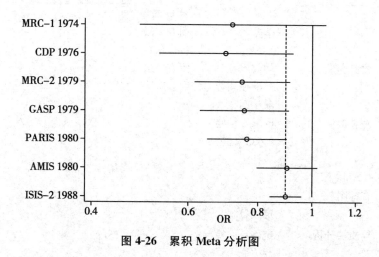

图 **4-26**　累积 **Meta** 分析图

（五）结语

很多人会问及 Meta 分析选择哪个软件是最好的。其实各个软件都有自己独特的风格，也难免有不足之处。表 4-6 对目前三种常用的 Meta 分析软件的功能进行了比较。目前，Stata软件是 Meta 分析备受推崇的软件，国外高质量杂志更倾向于接收 Stata Meta 分析图形界面。

表 **4-6**　**RevMan, CAM, Stata** 三种软件 **Meta** 分析功能比较

			RevMan	CAM	Stata
		M-H 法	√	√	√
	比值比	倒方差法	√	√	√
		Peto 法	√	√	√
		M-H 法	√	√	√
二分类变量	相对危险度	倒方差法	√	√	√
		Peto 法	√	√	√

续表

			RevMan	CAM	Stata
		M-H 法	√	√	√
	率差	倒方差法	√	√	√
		Peto 法	√	√	√
数值变量	均数差	倒方差法	√	√	√
	标准化均数差	倒方差法	√	√	√
	漏斗图		√	√	√
发表偏倚	Begg's 检验		×	√	√
	Egger's 检验		×	√	√
	剪补法		×	√	√
L'Abbe 图			√	√	√
森林图			√	√	√
异质性分析	定量(I^2)		√	√	√
	定性(χ^2 检验和 P 值)		√	√	√
Meta 回归分析			×	×	√
累积 Meta 分析			×	×	√
合并效应量模型	随机效应模型		√	√	√
	固定效应模型		√	√	√
	两种效应模型		×	√	√

（柏建岭 田金徽）

第三节 文献管理软件

∷∷∷∷∷∷∷∷∷∷∷∷∷∷∷∷∷∷∷∷∷∷∷∷∷∷∷

一、为什么需要文献管理软件

系统评价需要检索多个数据库来尽可能全面的检出相关研究。但多个数据库之间存在重复收录期刊，如 MEDLINE 和 EMBASE 数据库就同时收录了约 3000 多种期刊。这就造成各个数据库的检索结果存在重复文献，如何才能快速准确地把这些重复的文献找出来呢？还有，目前 Cochrane 协作网推荐的检索策略并不能保证检出的文献都是和研究目的相关，那如何才能从这些检索结果中快速、方便地筛选出相关文献呢？

如果检索结果不多，如每个数据库只检出几篇、十几篇，这两个问题其实不难解决，直接在 WORD 或记事本中一篇一篇看就可以了。但如果检出结果有数百篇，甚至上千篇，这种方式恐怕就不好用了。费时费力不说，还很容易出错，而文献管理软件就可以帮我们既快又准地查重和筛查相关文献。

二、什么是文献管理软件

文献管理软件（Reference Management Software，RMS），顾名思义就是记录、管理文献的一类软件。主要功能是记录和管理各种途径获得的引文格式文献，并在写文章时可以很方便地生成参考文献列表。

现在常用的文献管理软件有：美国 Thomson Reuters 公司的 EndNote®、ProCite® 和 Reference Manager®，北京金叶天翔科技有限公司的《医学文献王》，北京爱琴海软件中心的 Note-Express，JabRef（jabref. sourceforge. net）以及 Bibus（bibus-biblio. sourceforge. net）。以上软件的部分特点见表 4-7。

综合表中信息可知，英文软件中只有 EndNote、JabRef 和 Bibus 支持中文文献，但后两者输入、输出格式可制定性差，故推荐使用 EndNote。两个中文软件中，NoteExpress 功能稍强一些（可以用正则表达式来制定输入样式等），而且还提供了 25 个省市近 200 个院校以及近 50 个研究院/所专用版本供这些研究机构使用（http://www. reflib. org/download_chs. htm）。而医学文献王只提供 2.0 版本 1 个月的试用。因此本节文献管理软件的介绍主要以 EndNote 和 NoteExpress 为主。

表 4-7　常用文献管理软件一览表

文献管理软件	语言	价格	操作系统支持	过滤器			中文支持	中文数据库支持
				导入	输出	自定		
EndNote X2	英语	$ 299.95	Windows, Mac OS X	多	多	是	√	×
ProCite 5.0.3	英语	$ 299.95	Windows	多	多	是	×	×
Reference Manager 12.0.1	英语	$ 239.95	Windows	多	多	是	×	×
JabRef 2.4.2	英语	免费	Windows, Mac OS X, Linux, Unix, BSD	少	少	是*	√	×
Bibus 1.4.3	英语	免费	Windows, Mac OS X, Linux, Unix, BSD	少	少	否	√	×
医学文献王 3.0	中文	￥280	Windows	多	多	是	√	√
NoteExpress 2.2.0.674	中文	￥288	Windows	多	多	是	√	√

* JabRef 虽然可以自定输入、输出格式,但要用 JAVA 语言书写

三、如何把文献从数据库导出

我们要研究的文献是从哪来的呢？当然是各个数据库了。文献管理软件虽然很强大，但还没有聪明到把你看到的文献直接输入程序进行处理。这就涉及如何把数据库的检索结果转化成文献管理软件能识别的格式问题，下面介绍如何从众多的数据库中把检索结果导出，以便后期顺利地导入到文献管理软件中进一步筛查。

这里为了让读者能更好地了解系统评价中如何使用文献管理软件进行文献筛查，我们假设要筛查 2008 年发表的所有有关"循证医学"的文献。然后从文献导出开始，逐一介绍文献导入、查重和筛查各个步骤。

首先是对各个数据库进行检索。为了简化起见，英文数据库采用自由词"EBM"检索并限定在 2008 年，而中文数据库在标题中检索"循证医学"，同时限定检索结果在 2008 年。检索结果大多数情况下不能直接导入文献管理软件。因此，就必须先把结果从数据库中导出，再导入到文献管理软件中进一步处理。令人遗憾的是，文献管理软件只能识别部分特定格式的文件，而大部分数据库可以导出多种格式的文件。选择正确的导出格式关系到是否能够顺利导入文献管理软件。下面介绍国内外各大数据库检索结果的导出。

1. PubMed　PubMed 有个优点，那就是无论你检出多少文献都可以一次性导出来。PubMed 检索后的界面如图 4-27 所示。默认显示的方式为"Summary"格式（框 1 处），而文献管理软件仅识别 MEDLINE 格式。因此，需在"Display"下拉菜单中选择"MEDLINE"。（注意：在选择 MEDLINE 格式后页面会自动刷新，必须等完全刷新完后再进行下一步操作，否则无法保存为正确的 MEDLINE 格式。）

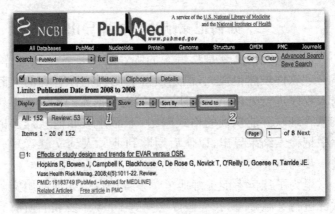

图 4-27 PubMed 检索结果界面

完全刷新后,检索结果全部转换为 MEDLINE 格式,然后在 "Send to"下拉菜单中选择"File",稍等片刻就会弹出一个对话框 让你保存(Mac OS X 下使用 Safari 浏览器时,点击"File"后会在默 认文件夹内自动保存成文件名为"pubmed_result. txt"的文件)。

"Send to"菜单中的"E-mail"选项允许检索者把检索结果发 送到指定的 E-mail 地址。如果检索 PubMed 时网速太慢,或者 导出文献太多,可先把检索结果发送到常用电子信箱中,然后从 信箱转存到自己的电脑上。需要注意的是,在选择"E-mail"选 项后,还需要选择格式(format),把"HTML"改成"Text"。

2. MEDLINE(OVID) OVID 不是一个数据库,而是一个 平台,在这个平台下可以检索很多数据库,如 MEDLINE、EM-BASE、Cochrane Systematic Review Database 等。但在 OVID 平台下导出文献与 PubMed 有点不同,OVID 对导出的文献条 数是有限制的。一次具体能导出的条数视不同单位而定,如笔 者所在单位每次最多能从 OVID 中导出 500 条检索结果。如果 检出的结果超过 500 条的话,就需要分次把结果导出。由于 OVID 平台各个数据库的导出系统一样,下面只介绍如何从 OVID(MEDLINE)导出检索结果。

在 OVID 检索完成后可看到下面的"Results Manager"的界面(图 4-28)。从左到右依次说明如下：

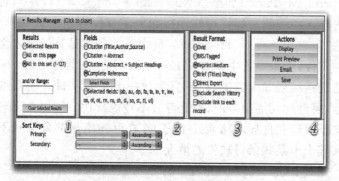

图 4-28　OVID 检索结果管理界面

框 1：选择导出的条数，这里检出 127 条，所以只要选择最下面的"All in this set(1-127)"。如果检出结果超过 500 条，就要在最下面的框中填"1-500"，导出后再填"501-1000"来导出下 500 条，如此反复操作一直到所有文献都导出为止。在这个过程中，需要注意每导出一次后，需要点击页面顶部的"Main Search Page"回到检索界面，这时会看到"Search History"里多了一条导出的记录。此时一定要点图 4-29 中最后一条检索式后的"Display"，这样才能再按上面的步骤导出后面的文献。

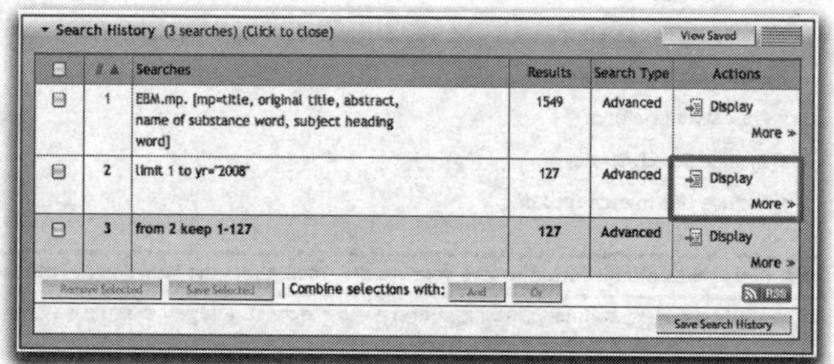

图 4-29　OVID 检索历史

框 2：导出条目的选择，一般选"Complete Reference"。

框 3：注意，如果使用的文献管理软件是 EndNote，请选择"Reprint/Medlars"；如果是 NoteExpress，请选择"OVID"，否则无法导入相应的文献管理软件！如果需要保存检索式，需同时勾选"Include Search History"。框中第 5 条就是直接导入文献管理软件，如果系统中装好了 EndNote，它会自动打开 EndNote 并把检索结果导入其中，而不会生成一个文本文件。需要说明的是，虽然此功能很方便，但笔者并不建议使用。原因在于现在的文献管理软件导入功能并不完美，有可能出现部分文献不能导入或出现某些条目缺失的情况。

完成上述操作后，点击框 4 的"Save"进入保存界面（图 4-30）。根据不同操作系统选择对应的保存格式。Windows 系统保持默认的第一个，Mac OS X 系统选择第二个，而 Unix 或 Linux 系统选择第三个。选定后，点击"Continue"保存检索结果。默认文件名为 cites. txt。

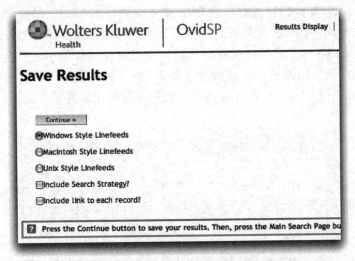

图 4-30 OVID 导出文本格式选择

3. EMBASE. com　EMBASE. com 最多容许导出 5000 条文献。那 5000 条以后怎么办呢？只能一页一页翻到 5000 条后，再逐个选择，然后再把它们导出来。

EMBASE. com 的检索结果界面见图 4-31。本例检出 314 篇文献，可全部导出。首先在 1 号箭头处选择"314"，然后点击 2 号箭头的"Export"进行导出，在弹出窗口中（图 4-32）的 "Export Format"选择"Plain Text"，在其下的"Plain Text Formats"中选择"Full Records"，最后点击"Export"保存检索结果。默认文件名为"records. txt"。

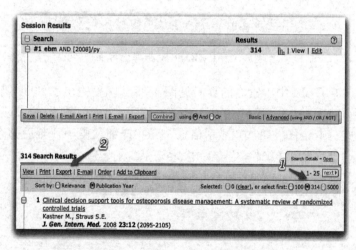

图 4-31　EMBASE 检索结果界面

4. 中国生物医学文献数据库（CBM）　下面仅介绍 CBM 网络版的文献导出。老版 CBM 网络版最多只能导出 500 条文献，而且不能选择导出哪 500 条。在 2009 年整个网站更新后，虽然一次仍只能导出 500 条文献，但是多了导出文献范围的选择。

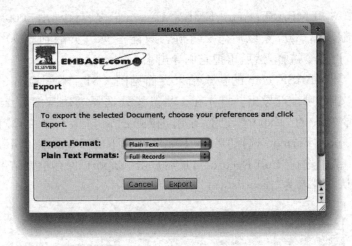

图 4-32　EMBASE 文献导出界面

在 CBM 中检索后的界面见图 4-33。这里检出了 8008 篇，必须分次导出。CBM 和 PubMed 一样，导出之前需要选择显示格式。点击图 4-33 中"显示格式"下的"详细"，稍等片刻后整个页面便会以"详细格式"显示检索结果（图 4-33 左侧即显示为

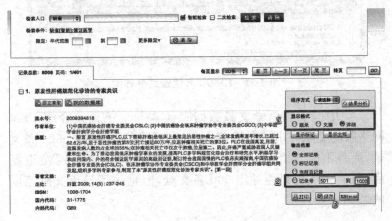

图 4-33　新版 CBM 检索结果界面

"详细格式")。选中"输出范围"下的"记录号",再在后面方框内输入要导出的文献范围,注意不要超过 500 条。最后点击"保存"即可导出检索结果。

5. 中国期刊全文数据库(CNKI)　CNKI 数据库主页 www. cnki. net 可以免费检索,并可导出 EndNote 和 NoteExpress 格式,故推荐直接在 CNKI 主页检索。需要说明的是,近期 CNKI 主页进行了改版,把多个数据库整合在一起进行检索,这样可能检出很多不需要的文献。因此,笔者推荐仍然使用旧版的单库检索较好。进入 CNKI 主页后,点击网页右上角的"旧版入口",在数据库列表中找到"中国期刊全文数据库",点击进入"中国期刊全文数据库"单库检索。

CNKI 数据库一次最多只能导出 50 条文献,如果超过 50 条,需多次导出。检索前应把每页显示数从"20"改为"50"。检索后的界面见图 4-34,本例检出了 261 条,也就是说需要导出 6 次才能导完。

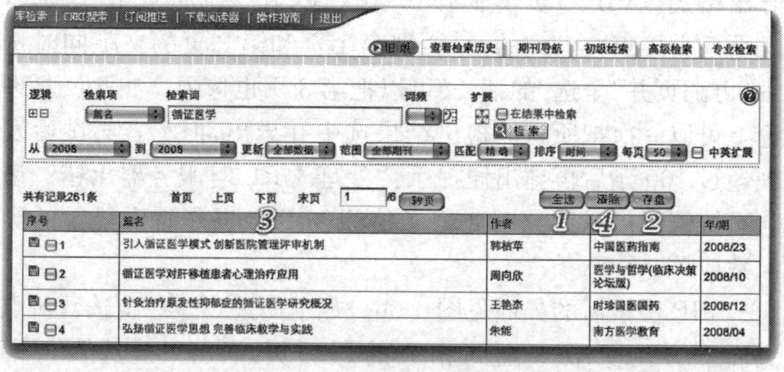

图 4-34　CNKI 检索结果界面

先点击"全选",再点击"存盘",之后弹出一个窗口(图 4-35)。在新窗口中根据你使用的文献管理软件选择对应的导出格式,再点击"保存"就可将检索结果保存下来。然后关闭新窗口,再按"下页"→"清除"→"全选"→"存盘"的操作顺序,导出剩余记录。注意在翻页后的"全选"之前一定要"清除"一下,不然无法选中后面 50 条。

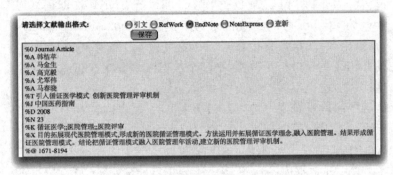

图 4-35 CNKI 输出格式选择界面

6. 中文科技期刊数据库(VIP) VIP 数据库(www. cqvip. com)提供免费检索及下载,具备 EndNote 和 NoteExpress 两种导出格式。VIP 每页仅显示 10 条文献,在当前页点击"全选",翻页后直接点"全选"的话,会把第 1 页和第 2 页的文献同时选中,再翻页并"全选"的话,又可以把第 3 页也选中。如此反复理论上可以一次把所有的检出结果选中并导出,但笔者尝试后发现超过 100 条后再导出便提示:"处理 URL 时服务器出错。请与系统管理员联系。"因此笔者猜测 VIP 数据库每次最大的导出数应该是 100 条。

VIP 检索后的界面见图 4-36。如上所述,先点"全选",再点页面下方的页数来翻到相应的那一页,再点"全选",再翻页,……直到选中了 100 条(即 10 页),最后点"下载"进入下载管理页面,根据使用的文献管理软件选择相应的导出格式,再点"确定"保存检索结果。

7. 一些建议 前面介绍了国内外主要数据库检索结果的导出,其他数据库大同小异。一般来说书目数据库的导出要比其他类型数据库简单,如 MEDLINE 数据库和 CNKI 数据库的比较。

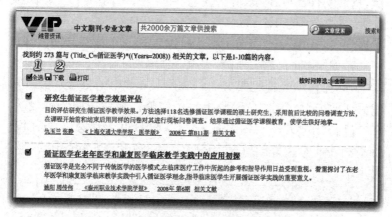

图 4-36　VIP 检索结果界面

　　由于系统评价需要检索多个数据库,而每个数据库都会导出一个或多个文件。为了方便管理,建议从每个数据库导出文件后,立即把文件名修改为数据库的名字,如从 CNKI 导出的文件就命名为 CNKI. txt。如果同一数据库需要导出多个文件,则在数据库名后加上数字以区别,如 CNKI 数据库导出的多个文件就可以命名为 CNKI 1. txt,CNKI 2. txt……

　　此外,大部分数据库的每次导出数都有限制,在检出文献较多时就会不可避免地从一个数据库导出多个文件。比如 CNKI 数据库每次最多只能导出 50 条,如果检出上千条的文献,就会导出几十个文件,可能出现重复导入或漏导的情况。因此,建议导入之前把同一个数据库导出的多个文件合并成一个文件。

　　(1) Windows 下合并文本文件:首先按 WIN＋R(WIN 键就是键盘左下角 CTRL 和 ALT 之间的那个键)打开运行窗口,或点 Windows 的开始菜单里的"运行"打开运行窗口(图 4-37)。

输入"cmd"后点确定就打开了"命令提示符"窗口。以拟合并前面从 CNKI 数据库导出的 6 个文件（文件名均以 CNKI 开头）为例，这些文件都放在"导出文献"文件夹中。打开"导出文献"文件夹，把文件"CNKI1. txt"拖入"命令提示符"窗口（图 4-38）。然后将"CNKI1. txt"再重复拖入一次。移动光标到最前面输入"copy"加空格，再移动到第一个"CNKI1. txt"处，把"1"改为"＊"，同样移动光标把第二个"CNKI1. txt"中的"1"改为"all"，然后在两个引号之间（""）加上一个空格。最后按回车键，就会在"导出文献"文件夹内生成一个"CNKIall. txt"文件，里面包含了刚才 6 个文件的所有内容。具体"命令提示符"中的显示见下框。

C：\Documents and Settings\Administrator＞copy "C：\Documents and Settings\Administrator\桌面\导出文献\CNKI＊. txt" "C：\Documents and Settings\Administrator\桌面\导出文献\CNKIall. txt"

C：\ Documents and Settings \ Administrator \ 桌面 \ 导出文献 \ CNKI1. txt

C：\ Documents and Settings \ Administrator \ 桌面 \ 导出文献 \ CNKI2. txt

C：\ Documents and Settings \ Administrator \ 桌面 \ 导出文献 \ CNKI3. txt

C：\ Documents and Settings \ Administrator \ 桌面 \ 导出文献 \ CNKI4. txt

C：\ Documents and Settings \ Administrator \ 桌面 \ 导出文献 \ CNKI5. txt

C：\ Documents and Settings \ Administrator \ 桌面 \ 导出文献 \ CNKI6. txt

已复制 1 个文件。

C：\Documents and Settings\Administrator＞

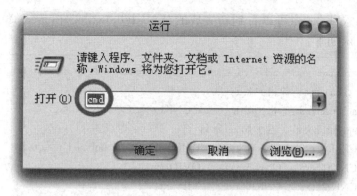

图 4-37　Windows 运行窗口

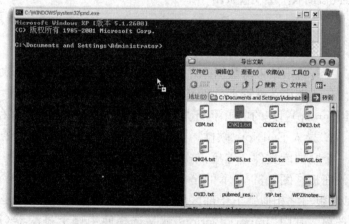

图 4-38　把要合并的文件拖入 CMD 窗口

（2）Mac OS X 等 ∗ nix 系统下合并文本文件：首先打开"终端"，同样把 CNKI1.txt 拖入终端。Mac OS X 的终端显示内容如下：

acl-macbook：～acl $ /Users/acl/Documents/book/导出文献/CNKI1.txt

移动光标把"CNKI1.txt"这几个字符删掉，再移动光标到最前面输入 cd 加空格，按回车键进入"导出文献"文件夹，然后输入"cat CNKI ∗ .txt＞CNKIall.txt"，按回车键就合并完成。

输入"ls"命令可以看到新生成的"CNKIall. txt"文件,最终终端显示如下:

```
acl-macbook:~acl$ cd/Users/acl/Documents/book/导出文献/
acl-macbook:导出文献 acl$
acl-macbook:导出文献 acl$ cat CNKI*.txt>CNKIall.txt
acl-macbook:导出文献 acl$ ls
CBM.txt         CNKI4.txt        EMBASE.txt        pubmed_result.txt
CNKI1.txt       CNKI5.txt        OVID.txt
CNKI2.txt       CNKI6.txt        VIP.txt
CNKI3.txt       CNKIall.txt      WPZXnoteexpress.txt
acl-macbook:导出文献 acl$
```

四、如何把文献导入文献管理软件

所有检索结果从数据库导出后,就可以导入到文献管理软件了。虽然现在文献管理软件基本上提供了在一个库(Library)中分组(group)管理的功能,但还是推荐每个数据库都单独建库保存。

1. 导入 EndNote 软件 首先通过 File 菜单中 New 命令新建一个空白库文件。然后点击 File 菜单中的 Import 命令打开导入面板。图 4-39 显示的是 Mac 版 EndNote 导入面板,Windows 版与之相似。上半部区域是文件选择区域,下半部分是导入选项。其中"Import Option"就是选择使用哪个过滤器(filter),不同数据库导出的文件必须选用对应的过滤器才能正确导入。第 2 个"Duplicates"选项是指对重复的文献如何处理,默认是全部导入"Import All",我们不需要改变它。第 3 个"Text Translation"选项是选择导入文件的文字编码,Windows 用户大部分情况下不用更改,直接使用"No Translation"就可以,但导入 CNKI 和新版 CBM 数据库文献时必须使用"Unicode (UTF-8)",不然会出现乱码;而 Mac 用户导入英文文献时不用更改,中文文献中除 CNKI 和新版 CBM 数据库必须使用"Uni-

code（UTF-8）"，其他数据库必须使用"Chinese Simplified（GB18030）"才能正确导入。

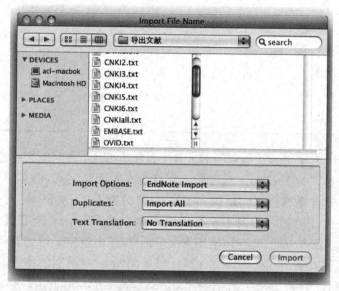

图 4-39　EndNote 软件"文献导入"界面（Mac 版）

如果以上数据库都是按本节介绍的方法导出，则它们对应的过滤器见表4-8。如果在"Import Options"选项没有表 4-8 中的过滤器，请选择"Other Filters ..."进入完整的过滤器列表中来选择正确的过滤器（图 4-40）。

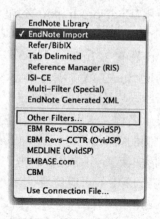

图 4-40　EndNote 过滤器选择面板

表 4-8　各数据库对应 Endnote 过滤器

数据库	过滤器
PubMed	PubMed(NLM)
OVID(MEDLINE)	MEDLINE(OvidSP)
EMBASE. com	EMBASE. com
CNKI	EndNote Import
VIP	EndNote Import
CBM	—

　　大家可能注意到了表 4-8 中并没有 CBM 数据库的过滤器，这是因为 EndNote 软件并不支持中文数据库格式，而 CNKI 和 VIP 数据库有对应过滤器是因为它们提供了 EndNote 支持的格式，但 CBM 数据库没有提供。为了使 EndNote 能够直接导入 CBM 文献，就必须使用 EndNote 软件中自定义过滤器功能。也可以使用 NoteExpress 转化成 EndNote 能识别的格式，步骤如下：先把文献导入 NoteExpress（导入方法见下节"NoteExpress 导入"），再导出成"EndNote Export"格式，导入 EndNote 时使用"EndNote Import"过滤器即可。

　　在 EndNote 中自定义 CBM 过滤器的步骤是，依次点击"Edit"菜单→"Import Filters"→"New Filter…"打开自定义过滤器窗口。在第一项"About This Filter"中的"Based On"和"Category"是指这个过滤器窗口的分类名称，就是导入时过滤器显示名称。这里两项都填为"CBM"（图 4-41）。然后点击窗口左侧的"Templates"，这里填入的项目就决定 EndNote 能否识别数据库导出的文件。把表 4-9 中 Tag 和 Field(s) 的内容填入图 4-42 中的对应位置。注意表中的"【出处】"那一行，Journal 与 Year 之间有两个空格，而后面没有任何空格；并且每个 tag 后面都有一个英文的"；"符号。

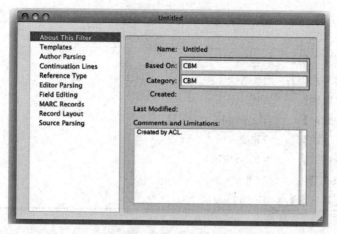

图 4-41 **EndNote** 自定义过滤器面板

表 4-9 新版 **CBM** 数据库 **Templates** 内容一览

Tag	Field(s)
【流水号】:	Accession Number
【分类号】:	{IGNORE}
【标题】:	Title
【英文标题】:	Translated Title
【文献类型】:	{IGNORE}
【作者】:	Author
【作者单位】:	Author Address
【国省市名】:	{IGNORE}
【摘要】:	Abstract
【著者文摘】:	{IGNORE}
【参文数】:	{IGNORE}
【基金】:	{IGNORE}
【基金编号】:	{IGNORE}
【出处】:	Journal Year;Volume(Issue);Pages
【ISSN】:	ISSN

续表

Tag	Field(s)
【国内代码】：	{IGNORE}
【内部代码】：	{IGNORE}
【出版地】：	{IGNORE}
【关键词】：	Keywords
【主题词】：	Label
【特征词】：	{IGNORE}
【CSICI】：	DOI
【更新日期】：	Epub Date

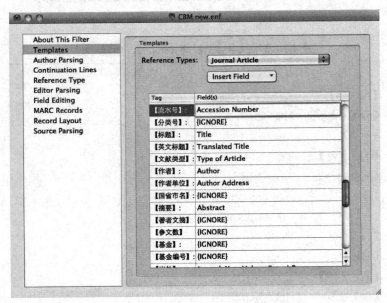

图 4-42　EndNote 自定义过滤器模板界面

接下来设置"Author Parsing"，就是在多个作者的情况下如何识别。在"Between Authors"中选择"Other"，再在后面的框中输入";"，注意是一个英文分号（图 4-43）。

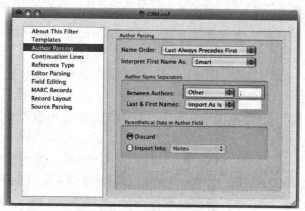

图 4-43　作者分隔符的选择

　　最后点击"File"菜单中的"Save as..."命令保存这个过滤器，Windows 用户必须把这个文件保存在 EndNote 安装目录下的"Filters"中，Mac 用户可以保存在"~/Documents/EndNote/Filters"目录下。保存好后，再次打开导入窗口，点击"Other Filters..."就可以找到刚才我们自定义的 CBM 过滤器了（图 4-44）。

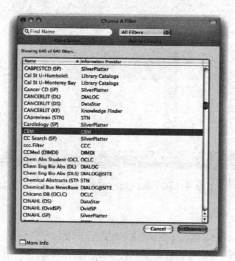

图 4-44　选择导入过滤器的面板

2. 导入 NoteExpress 软件　在导入之前先介绍一下 Note-Express 软件的文献管理方式。在 NoteExpress 软件中每一个文献库都像是一个文件夹，初始状态下只有 Sample 一个库，显示在主界面的左侧，当新建一个叫"OVID"的库后，左侧下面就多出来一个"OVID"文件夹（图 4-45）。而所有的文献就放在这些分门别类的文件夹中。导入文献时只需要在相应的文件夹上点右键，然后选择"导入题录"就打开了导入面板（图 4-46）。点图中的框 2 处就可以选择需要导入的文件，框 1 为选择合适的文件编码，一般情况下 NoteExpress 能自动识别文件编码，故不需要更改。下方的"当前过滤器"就是选择不同的过滤器，不同数据库对应的过滤器见表 4-10。再下面的"字段默认值"是导入时统一设定某一字段的值。这个功能可以用在 NoteExpress 的多语言格式化①。最下面的存放位置就是指导入文献放在哪个目录，通过在 NoteExpress 的文件夹上点右键导入就不需要更改。

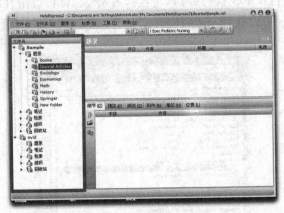

图 4-45　NoteExpress 软件界面一览

---

①多语言格式化是指在生成参考文献时，中文和英文略有不同。英文在多个作者时后面要加"et al"，而中文应加"等"。NoteExpress 可以根据"语言"字段的值自动决定使用"et al"或"等"。Endnote 就无法做到这一点，只能是全用"et al"或全用"等"。

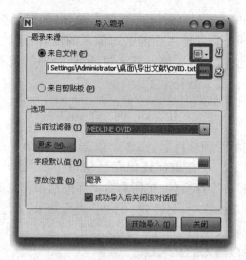

图 4-46　NoteExpress 文献导入界面

表 4-10　各数据库对应 NoteExpress 过滤器

数据库	过滤器
PubMed	PubMed
OVID(MEDLINE)	MEDLINE OVID
EMBASE. com	—
CNKI	NoteExpress*
VIP	NoteExpress*

＊如果导出是 EndNote 格式,请选用 EndNote Import 过滤器

表 4-10 中没有 EMBASE. com 的过滤器,同样需要自定义过滤器。需要说明的是,NoteExpress 使用了正则表达式来导入文献,功能更强大,但也更复杂,这里不做介绍。下面介绍另外一种使用 EndNote 转换的方法:先把 EMBASE 数据库导出的文献导入 EndNote 中,再导出成"EndNote Export"格式,最后使用"EndNote Import"过滤器导入 NoteExpress。

3. 注意事项　EndNote 和 NoteExpress 的导入功能虽然强大,但还并不完美。因此,导入检索结果后一定要核实导入的条数是否正确，导入的条目是否存在漏导（如漏导文献的年代等）。对这两个软件导入功能了解深入的读者可以根据数据库导出的原始文本文件来修改导入过滤器，普通的读者只有手动把漏导的条目或文献补上了。

五、如何查重

有了文献管理软件后，在多个数据库检索结果中查重就变得异常简单了。在查重前请保存好从每个数据库导入的库文件，然后新建一个库文件，把所有数据库的结果都复制到这个库文件中。查重操作后，另新建一个叫"查重结果"的库文件，把刚才查出的重复文献剪切到这个库文件中。这样有利于后期统计检索各个阶段纳入的文献数。

1. 在 EndNote 软件中查重　　前面我们分别在 PubMed 和 EMBASE 数据库检出 2008 年有关 EBM 的文献 152 篇和 314 篇，下面我们在这 466 篇文献中查找出重复的文献。先把这两个数据库检索结果都汇集至一个库文件中，然后选择"References"菜单中的"Find Duplicates"命令，结果如图 4-47 所示：

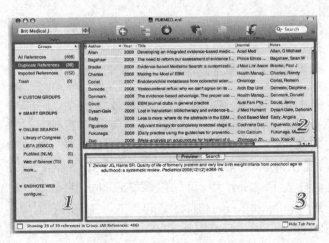

图 4-47　EndNote 查重后的界面

其中框 2 中显示的就是查重的结果。有人也许会问，这里面显示的文献都不一样啊，怎么会是重复的呢？这是因为 EndNote 只把多个重复文献中的一个显示出来，但在 X2 以前版本是把所有重复的文献都显示出来的。那显示的重复文献是哪个数据库的呢？答案是最后导入或复制的文献是哪个数据库的，显示的就是哪个数据库的。在图 4-47 中，最后导入的是 PubMed 数据库的检索结果（从框 1 中显示的导入文献是 152 条也可以看出 PubMed 是最后导入的），因此，显示的 39 篇重复文献是 PubMed 数据库检出的。了解这个原则在某些情况下很有用，如 CNKI 数据库导出的文献是没有页码的，而 CBM 数据库导出的有，为了更好地管理这些导出结果，我们希望查重时显示的是 CNKI 数据库中的文献，这样在移除重复文献后剩下的就是有页码的 CBM 数据库文献。此时只需要在查重前最后导入或从其他库复制 CNKI 文献就可以了。

框 1 中显示的就是 EndNote 软件中文献管理的组别，默认组别中从上至下分别是"所有文献"（All References）、"重复文献"（Duplicate References，查重后出现）、"导入的文献"（Imported References，导入后出现）和"垃圾筒"（Trash，删除的文献会先放在这，清空它就会真正删除文献，注意：真正删除后无法还原的！）。CUSTOM GROUPS 就是用户的自定义组别，比如读者可以在这里建个"纳入"组别和"排除"组别，用来放筛查中相应的文献。

> 注：同一篇文献可以同时放在不同的自定义组别中，而且直接在自定义组别中删除文献并不会真正把它删掉，只有把它移至"垃圾筒"才能删除它。因此，为了避免管理多个数据库文献时出现混乱，建议通过建多个库文件的方式来管理。

框 3 中显示的是指定导出格式的"预览"（Preview）和"搜索"（Search）。最下方是状态栏，显示当前库文件中的总文献数和当前选中的组中文献数，图 4-47 显示的就是当前库中总共有 466 篇文献，在"重复文献"组中有 39 篇文献并显示了 39 篇文献(当前选中的组是"重复文献"组)。

在 EndNote 软件中查重默认是通过比较"Author"、"Title"、"Journal"和"Label"是否一致来判断的。如果读者想要比较其他字段是否有重复的,可以通过菜单"Edit"—"Preferences"中的"Duplicates"项来设置(Mac 系统在 EndNote X2 菜单下,或同时按 COMMAND 与,)。

2. 在 NoteExpress 软件中查重 同样,在导入或复制多个数据库文献后,点击"工具"菜单中的"查找重复题录…"后可以看到图 4-48 的界面。下方的"待查重字段"中就是当前查重所需检查的字段,如需更改点击后面的"…"框就可以设置。点击"查找"执行查找后的结果如图 4-49 所示。在图中,我们可以看到与 EndNote 不同的是,NoteExpress 把所有的重复文献都显示出来,但自动选中重复文献中的一组。这里选中的一组文献和

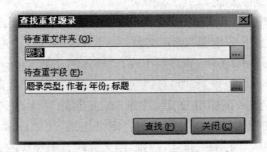

图 4-48 NoteExpress 查重面板

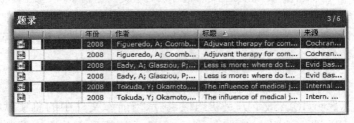

图 4-49 NoteExpress 查重结果一览

EndNote 软件正好相反,是最新导入软件的一组文献,但在重复文献上点右键通过"反向选择"就可以选中另一组文献。在这里 NoteExpress 显得要比 EndNote 灵活些。

3. 注意事项　EndNote 和 NoteExpress 在查重时还是会漏查重复文献。这倒不是这两个软件功能不够强大,而是数据库的缘故。各个数据库为了彰显自己的特色,在记录同一篇文献时使用了不同的方法。还是以刚才查找 PubMed 和 EM-BASE 数据库之间的重复文献为例,刚才通过 EndNote 的查复功能已经找到了 39 篇重复文献。现在让我们把这 39 篇文献都删除,点击图 4-47 框 1 中的"All References"查看剩下的文献,结果一眼就能看到第 2 条和第 3 条是重复的文献(图 4-50)。不同之处只在于第 2 条的"Journal"一栏是期刊全称"Journal of Evaluation in Clinical Practice",而第 3 条是期刊简称"J Eval Clin Pract",但 EndNote 判断是否重复的原则是每个字母都相同。此外还有很多造成无法正确找出重复的原因,如使用 NoteExpress 导入 CBM 网络版检索结果时会把作者中表示第几作者的数字也导入(EndNote 不会出现这个问题,因为 End-Note 在导入作者名时会自动把数字和符号忽略),而其他数据库并没有这些标记,因此在查重时也会漏掉。文献管理软件的这个缺陷部分可以通过修改导入过滤器来改正,如刚才所说的 CBM 数据库中作者序号问题就可以通过 NoteExpress 过滤器中的正则表达式来修正。但大多数情况下文献管理软件还是无能为力,因此在软件自动查重后还必须人工再检索一遍,甚至在后面的筛查文献过程中还会发现重复的文献。发现重复文献后请不要忘记剪切至专门的"查重结果"库文件中备份。

Author	Year	Title	Journal
Aboyans	2008	Subclavian stenosis was associated with an increase...	Evidence-Based Medicine
Ahmadi-Abhari	2008	Knowledge and attitudes of trainee physicians regard...	Journal of Evaluation in Clinical...
Ahmadi-Abhari	2008	Knowledge and attitudes of trainee physicians regard...	J Eval Clin Pract

图 4-50　EndNote 查重后仍发现重复文献

六、如何筛查文献

查重后就要根据系统评价的纳入、排除标准对文献进行筛查。具体流程是先根据文献标题、摘要来判断是否符合纳入标准，如果不能判断则需获取全文来判定。筛查结束后，为了方便管理和统计相关数据，建议把纳入和排除的文献保存在不同的库文件中。下面介绍如何利用文献管理软件来筛查文献。

1. 在 EndNote 中筛查文献　在筛查文献时，EndNote 本身没有通过添加特殊标记的方式来对标记筛过的文献，但 EndNote 用来记录文献的字段足够多，我们可以把文献筛查结果写入一个不常用的字段来做标记。笔者推荐使用"Notes"字段来储存筛查结果，基于以下考虑：①大部分数据库结果导入 EndNote 软件后 Notes 字段为空；②Notes 字段在文献"完整显示"状态下正好在"Abstract"字段下面，方便根据文摘来筛查文献。

在筛查前要做一下小的处理，而以下操作目的是把所有文献中 Notes 字段替换为一个空格""，原因后面还会解释：①确保选中的组是所有文献"All References"，再选择"Tools"菜单下的"Chang and Move Fields"命令；②选择"Chang Fields"；③把 In 后面框中的字段改为 Notes；④把 Change 方式改为第三项"Replace whole field with："；⑤在右面的大文本框中输入一个空格""。设置完的界面见图 4-51（为 Mac 系统下截图，Windows 版与之类似）。注意：一定要确定 In 后面框中的字段是"Notes"！因为这里使用了替换方式，而且 EndNote 在修改后是无法还原的！笔者就有操作过快忘记将 Author 改为 Notes，结果所有的作者名都被替换为空格的惨痛教训。

替换完后，就可以从第一篇文献开始进行筛查。双击第一篇文献"Aboyans,2008"进入完整的文献显示和编辑界面（图 4-52）。图中可以看出，不仅仅是有内容的字段，像没内容的"Start Page"等字段都显示出来了。这对于我们的文献筛查是没有用的，因

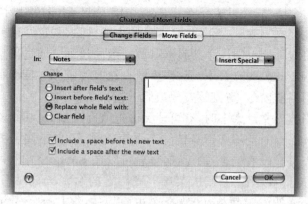

图 4-51　EndNote 更改 fields 面板

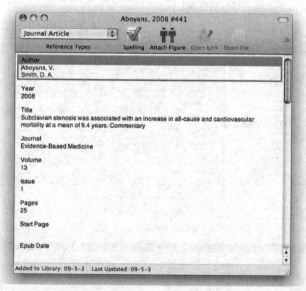

图 4-52　EndNote 文献详细内容面板

此我们需要把这些没内容的字段隐藏起来。点击上方工具栏中的"Toggle Empty Fields"中的"Hide Fields"按钮,此时可以看到所有的空字段都隐藏起来了,但我们刚才在 Notes 字段中添加了一个空格,因此它不会被隐藏。接下来就是仔细阅读文献标题和文摘,判断这篇文献是否该纳入或排除,判定结果就可以直接写入 Notes 字段了。判断一篇文献后还可以通过工具栏上的"Previous/Next Reference"按钮来选择下一篇文献,而不需要关闭当前窗口,直到筛查至最后一篇。

当检出文献太多时,有可能无法把所有文献一次筛查完,下次继续筛查时会不知道具体筛到哪篇文献了,也不知道哪些文献筛查过或没有筛查过。这时候就可以在 Endnote 中利用我们刚才进行的操作:①点击菜单"Edit"下的"Preferences",打开 EndNote 的设置面板;②选择左边面板中的"Display Fields",右边显示的字段就是在主界面显示的内容;③我们把第 6 个改为"Notes"。最终结果见图 4-53。

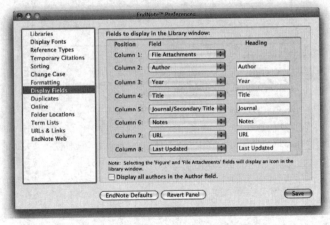

图 4-53   EndNote 显示设置面板

更改后主界面显示如图 4-54。这里可以一目了然地看出哪些文献已经筛查过,哪些还没有筛查。直接点击"Notes"就按 Notes 内容对所有文献进行排序,这样可以很容易把已经筛查过的文献排在一起,而未筛查过的文献紧随其后。

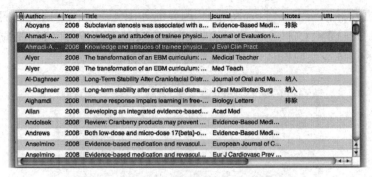

图 4-54　EndNote 更改显示 fields 后的结果

2. 在 NoteExpress 中筛查文献　在 NoteExpress 中筛查文献比较简单,因为 NoteExpress 提供直接对文献进行标记的功能。对文献阅读判断后,在文献上点右键或通过菜单选择"题录"→"标记"(图 4-55)。图中可以看出,默认已经可以标记上①－⑤ 的圆圈数字,还提供了 5 个快捷键来快速标记。为了能一目了然地对文献进行标记,我们可以通过"自定义(C)…"来

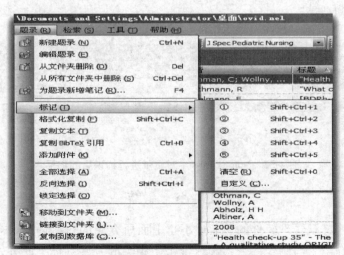

图 4-55　NoteExpress 文献标记面板

更改标记文字。"自定义标识"的界面如图 4-56 所示，这里我们把默认的①、②、③改为"纳入"、"排除"和"不确定"。通过相应的菜单或快捷键就可以对文献进行快速标记了。

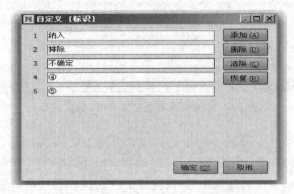

图 4-56　NoteExpress 自定义"标识"面板

在 NoteExpress 中，"标记"那个栏默认是显示的，在对文献进行标记后就如图 4-57 所示，可以很清楚地看到现在的筛查进度和结果。

题录			年份	作者	标题 △	来源	1 / 461
🔲	纳入		2008	Othman, C; Wollny, ...	"Health check-up 35" - Th...	Zeitschrift fur All...	
🔲	排除		2008	Pothmann, R	"What can be achieved b...	Deutsche Zeitsc...	
🔲	排除		2008	Edelmann, E	[BDRh-committee electio...	Z Rheumatol	
🔲	不确定		2008	Ishikawa, E; Ibayash...	[Blood pressure lowering ...	Nippon Rinsho	
🔲			2008	Tong, Z; Gu, Y; Zhan...	[Changes of endothelial p...	Zhongguo Xiu F...	
🔲			2008	Delessert, D; Pomini,...	[Comparative evaluation ...	Encephale	
🔲			2008	Fukunaga, M; Sone, T	[Daily practice using the ...	Clin Calcium	

图 4-57　NoteExpress 中对文献进行标识后的结果

七、小　　结

文献管理软件的功能远不止上面所介绍的这些内容，本节只介绍了与制作一个系统评价密切相关的一些功能。此外，文献管理软件最重要的一个功能就是在论文写作中插入参考文献,并对它们进行自动化管理。还有就是对库文件的文献进行各字段的分类统计分析,如了解这些文献是发表在几个期刊上,发表相关文献最多的期刊是哪个,文献年代分布如何等等。感兴趣的读者可以根据软件提供的帮助文件自行尝试。

从本节对两种文献管理软件 EndNote 和 NoteExpress 的介绍来看,两者功能相当,各有优缺点,而且都存在一定的缺陷。因此,如果只是用来查重和筛查文献,读者可以根据自己对文献管理软件的了解和个人习惯进行选择。但考虑到参考文献的管理,如果读者需要同时引用中英文参考文献,NoteExpress 应该是更好的选择。

推荐阅读材料 ●●●●●●●●●●

1. http://www.cc-ims.net/revman
2. http://www.endnote.com/
3. 陈峰.现代医学统计方法与 Stata 应用.第 2 版.北京:中国统计出版社,2003.

(艾昌林　李　琳)

参考文献 ●●●●●●●●●●●●

1. 陈峰.现代医学统计方法与 Stata 应用.第 2 版.北京:中国统计出版社,2003.
2. Fleiss JL, Gross AJ. Meta-analysis in epidemiology, with special reference to studies of the association between exposure to environmental tobacco smoke and lung cancer: a critique. J Clin Epidemiol,1991,44:127-139.
3. Gotzsche PC,Johansen HK. Meta-analysis of short term low dose prednisolone versus placebo and non-steroidal anti-inflammatory drugs in rheumatoid arthritis. BMJ,1998,316:811-818.

第五章
干预性试验的系统评价

第一节 概 述

一、基 本 概 念

一种干预通常指一个治疗的过程,例如药物、手术、食品添加剂、饮食变化或心理疗法等,而疾病早期筛查、患者教育等也属于较少使用的干预方式,其特点是有益于目标人群[1]。干预性试验的系统评价旨在评价医疗保健服务中干预措施(药物、手术、教育等)的预防、治疗和康复的效果[2]。它是在病因、治疗、诊断和预后性系统评价中发展最早、发表数量最多、方法学最为成熟的一类系统评价。

Cochrane Library (2009,Issue4) 收录 Cochrane reviews 4027 篇,protocals 1906 篇,other reviews 11 447 篇,其中绝大部分是基于随机对照试验的系统评价[3]。干预性系统评价的方法学在不断发展中完善。Cochrane 协作网于 2008 年 9 月发布、2009 年 9 月更新的 Cochrane handbook 5.0.2 版本,是目前最新的系统评价撰写指导手册[4]。系统评价的方法和步骤正确与否,对其结果和结论的真实性、可靠性起着决定性作用。如果进行系统评价和 Meta 分析的方法不恰当,就可能提供不正确的信息,对读者造成误导。

虽然随机对照试验在原始研究中证据级别最高,是干预性研究的设计金方案,但在临床某些领域,随机对照试验很少甚至尚未开展,或者由于社会伦理等一些原因无法开展。因此,在这种情况下,为了获得一些可能有参考价值的信息,仍需选择纳入非随机的试验性研究。但其尚存在资料查询困难、质量评价标准选择和评价结果差异性大、数据处理和解释较为困难等诸多因素[5-8],方法学上也还存在不少问题。本章将重点介绍基于随机对照试验的干预性系统评价撰写方法。

二、常用临床研究设计

临床研究要获得正确的结果和结论,最有效的方法是要有严格的研究设计,尽可能控制和减少偏倚和机遇的影响。临床研究的设计方案可分为两大类:试验性研究(experimental studies)和观察性研究(observational studies)。试验性研究设计可人为控制试验条件,随机分组,根据研究目的设置合理的对照,盲法观测试验结果,以探讨某因素与疾病的联系。常用的设计类型包括随机对照试验、交叉试验、前后对照试验等。而观察性研究不能人为控制试验条件,分组系自然形成,只能尽可能控制非研究因素的影响,来提高结论的真实性与可靠性。因此,观察性研究的论证强度常不及试验性研究。常用的观察性研究设计类型包括描述性研究、横断面研究、病例-对照研究和队列研究[9]。原始研究常用的设计方案比较见表 5-1[9,10]。

(一)随机对照试验

随机对照试验(randomized controlled trial,RCT)是采用随机分配的方法,将合格的研究对象分配到试验组和对照组,然后接受相应的试验措施,在一致的条件下或环境中,同步的进行研究和观测试验的效应,并用客观的效应指标对试验结果进行科学的测量和评价[9]。随机对照试验能真实、客观地评价干预措施的疗效,被公认为评价预防、治疗和康复措施疗效的"金标准或金方案"。

表 5-1　常用设计方案比较[10]

常用设计方案	特点	优点	缺点
随机对照试验	为前瞻性研究。研究对象被随机分配于试验组和对照组	两组除干预措施外其他基线因素均可比。如果实施隐蔽分组,可更好的避免选择性偏倚;论证强度最高	对试验设计、实施要求较高
群随机对照试验	以社会群体为单位(如家庭、社区)随机分配到试验组和对照组	相比个体更具合理性	相比个体需要更大的样本量
随机交叉试验	随机分配,且每位研究对象均接受了试验组和对照组干预措施,配对分析	减少了使用配对资料引起的差异	不适于远期疗效的观察或条件不断变化者
前后对照研究	收集研究对象采用干预措施前-后的资料,进行配对分析	减少了使用配对资料引起的差异	整个过程除干预措施外可能存在其他变化因素
队列研究	可分为前瞻性或回顾性	可行性较随机对照试验好	除干预措施外可能存在其他混杂因素
病例-对照研究	属于回顾性研究,收集采用某干预措施的病例组与未采用干预措施的对照组数据进行分析	收集所计算的最小样本量即可	病例组和对照组除实施干预措施不同外,可能存在其他混杂因素

续表

常用设计方案	特点	优点	缺点
横断面研究（诊断性试验）	将评价的试验与"金标准"独立进行比较	—	—
叙述性研究（含临床系列病例分析等）	多为回顾性研究，对已有的临床资料进行归纳、分析	资料容易收集、处理	缺乏对照

（二）群随机试验

群随机试验（cluster randomization trial）是指将一些完整的社会群体，而非单个观察个体随机分配到不同干预组的研究方法。群随机试验也被称为成组随机试验（group randomization trial）[11]，它是检验群水平干预措施的金标准。

（三）交叉试验

交叉试验（cross-over design）是指试验中的试验组和对照组，在整个试验过程中通过前后两个阶段相交叉的方式，分别先后接受两种不同试验措施的处理，最后评价试验结果的一种临床试验性研究的设计方案。在两种治疗措施交换期间，需要一间歇期（洗脱期），洗脱期的长短要恰当，通常为第一阶段所用药物半衰期的 5~7 倍时间，以消除第一阶段治疗措施的疗效，并等候症状再现。随机交叉试验的研究对象也是采用随机分配的方法进入试验组和对照组。它适用于评价治疗措施，特别适合于症状或体征反复出现的慢性疾病，如支气管哮喘、溃疡病、高血压病等，对于急性重症疾病、洗脱期后病情不能恢复到第一阶段治疗前的情况和不允许中止治疗的疾病（如急性胰腺炎、心肌梗死等）则不能采用交叉试验。

（四）前后对照研究

前后对照研究（before-after study）是指同一组受试对象在

前后两阶段接受两种不同的治疗措施,比较两种治疗措施的疗效和安全性。在两种治疗措施交换期间,需要一间歇期(洗脱期),务必使受试对象的情况在第二阶段开始时与第一阶段开始前基本相似。其适用范围和特点与交叉试验相似。

(五) 队列研究

队列研究(cohort study)是将一群研究对象按是否暴露于某种可能的致病或有害因素分为暴露组和非暴露组,对两个队列随访适当长时间,比较两组之间所研究疾病(事件)的发生率(发病率,治愈率)或死亡率差异,以研究此疾病与暴露因素之间的关系的一种研究方法。按照研究的时间可分为两种:前瞻性队列研究(prospective cohort study)和回顾性(历史性)队列研究(retrospective cohort study)。

队列研究产生的证据和论证强度逊于 RCT,但可行性好,是病因和危险因素以及预后研究证据较科学的研究方案,也是非随机对照治疗试验证据的常用方案之一。

(六) 非随机同期对照试验

非随机同期对照试验(non-randomized concurrent controlled trial)是临床常见的一种研究设计。系指试验组和对照组的受试对象不是采用随机的方法分组,而是由患者或医师根据病情及有关因素人为地纳入试验组或对照组,并进行同期、对照试验。

非随机对照试验常用于比较临床不同干预措施的效果。该研究由于研究对象的分组分配中存在人为因素影响,往往会造成试验和对照两组之间在试验前即处于不同的基线状态,缺乏可比性,试验过程中可能会产生许多已知和未知的偏倚影响观测结果的真实性,其研究结果的论证强度远不及随机对照试验。但在尚无随机对照试验结果或不能获得随机对照试验结果的情况下,非随机同期对照试验的结果仍需予以重视,但需谨慎对待其结果的价值和意义。

在干预性系统评价筛选纳入研究时,一定要认真鉴别随机对照试验和非随机对照试验,尤其当原始研究没有详细报告研究对象随机分配方法时。切不要将非随机对照试验当作随机对照试验纳入分析,以免过高或过低评估疗效,产生误导临床的不良后果。

(七) 病例-对照研究

病例-对照研究(case-control study)是回顾性总结分析疾病因果关系的重要设计方案。通过比较患有某病的病例组和不患有该病的对照组,或具有某项特征与不具有某项特征的病例,发现过去或最近某种因素和疾病是否存在关系及强度。如果病例组某因素或措施的暴露率或暴露水平明显高于对照组,则认为该因素或措施与所研究的疾病或事件有联系。

病例-对照研究属于回顾性研究,具有一定的临床价值。但由于这类证据受较多偏倚因素的影响,因而论证强度不高。

(八) 横断面研究

横断面研究设计(cross-sectional study)是在某一时点或相当短的时间内对某一人群疾病(或事件)的患病(或发生)状况及其影响因素所进行的调查分析。横断面研究设计通常归于描述性研究范畴,但其研究设计,研究对象的选择,影响因素调查及其结果分析较其他描述性研究严密、规范。此外,还可对患者(或事件发生者)与非患者的特征及其影响因素进行比较性研究分析。

(九) 叙述性研究

叙述性研究(descriptive study)是对现成的临床资料进行归纳、分析并得出结论,或对某些临床新出现的疾病病因或表现特征进行描述、总结或报告的一类研究。包括个案报告、系列病例分析、专家述评、杂志评论、专家经验和编者的话等。

第二节　提出问题,制订研究计划

"准确地提出一个科学问题,问题就解决了一半。"这是许多著名科学家的至理名言，生动地说明了提出问题在科学研究中的重要性。

撰写干预性系统评价大多是为了解决临床防治问题，首先应提出一个恰当、具体的临床问题。更多的时候，我们不是不会解决问题，而是不会提出问题。那么是否所有的临床问题都需要进行系统评价？回答是否定的，因为有很多临床问题已经有了肯定答案或者尚不具备制作系统评价的条件。这就需要我们在立题之前对所提问题有一个全面的掌握。

一、提出临床问题

（一）制作系统评价从何入手

系统评价是一种创证的研究过程，目的是为临床实践提供证据。提出一个很好的问题是制作系统评价的重要的第一步。

好的问题不会凭空产生，需要临床专业等相关知识作为基础。临床实践是临床科研选题的丰富源泉，我们需要具备基础扎实的临床专业知识和技能，勤于思考，跟踪本专业研究进展，经常与同行或其他医师讨论交流，关注临床需要，关注患者所关心的问题，为临床科研提出问题。

问题提出后，应全面了解该课题背景知识，掌握国内外研究现状，考虑适合做哪种类型的研究并确定其是否必要且可行。鉴于 RCT 论证强度最高，应优先考虑制作基于 RCT 的系统评价，初检是否有相关 RCT 等设计类型的原始研究。同时应检索、查重是否有类似系统评价发表，以避免不必要的重复工作。当然，与相关临床专家和方法学专家的交流讨论，也会帮助我们对所提问题深入理解，对问题的构建和进一步实施会大有裨益[12]。

对疾病病种的选择原则上没有特殊限制，因为所有的健康问题都是需要关注的。系统评价选题来源于临床实践、又服务于临床实践。在众多可选择的问题中，应首先选择那些不肯定、有矛盾、需要优先回答的关键临床问题或医疗实践中经常遇到、有争议的问题。

系统评价范围大小的确定需要根据很多因素来考虑，各有优缺点[13]。范围小的系统评价优点是关注点集中，工作量相应较小，但临床适用范围也窄；范围大的系统评价优点是适用性较好，但工作量大，短期内很难完成。

（二）如何使临床问题更加清晰

提出的问题是否恰当、清晰、明确，关系到系统评价是否具有重要的临床意义，是否具有可行性，并影响着整个研究方案的设计和制订[14]。欲使系统评价问题清晰，需结构化问题，也就是问题的构建，应包括 PICO（Participants，Intervention，Comparisons，Outcomes）4 个要素，并应体现在系统评价的纳入标准中。其中疾病和干预措施是问题的两个重要方面。例如：机器人辅助腹腔镜相比手助腹腔镜行胆囊切除术孰优孰劣？针对这一临床问题，按照 PICO 原则进行结构化问题如下：

P(Participants)：腹腔镜胆囊切除术患者；

I(Intervention)：机器人辅助腹腔镜；

C(Comparisons)：手助腹腔镜；

O(Outcomes)：并发症、机器人辅助过程中需要手助率、手术时间、安装仪器时间、住院时间、医师舒适度和满意度、准确性、差错发生率和转为开腹手术率。

如此，我们所提的临床问题即变得更为清晰，针对此问题的系统评价的制作也将就此展开。

（三）如何确定题目

干预性试验的 Cochrane 系统评价的题目有 2 种格式：①某干预措施治疗某疾病（[intervention]for[health problem]），如 Antibiotics for acute bronchitis，这种格式只规定干预组药物，而不规定对照措施的药物；②干预措施 A 与干预措施 B 治疗某疾病（[intervention A]versus[intervention B]for[health problem]），如 Immediate versus delayed treatment for cervical in-traepithelial neoplasia，这种格式对干预措施和对照措施都进行了规定。例如将上述问题确定为系统评价的题目，应为"Robot assistant for laparoscopic cholecystectomy"，正体现了题目的第一种格式[15]。

对于非 Cochrane 系统评价的题目，可依据投稿期刊加以变化，但应注明该题目是基于 RCT 的系统评价/Meta 分析。

二、制订研究计划

问题提出后，应进行科研设计并制订一个详细周密的研究计划，包括研究目的、研究现状与意义、制订纳入/排除标准、检索相关文献、筛选文献和提取资料、方法学质量评价以及数据处理等方法与标准等。

其中，研究背景的阐述通常包括四个部分：①疾病概述：疾病的定义，病因，疾病负担（包括流行病学、疾病的自然病史、费用）等；②治疗现状概述；③被评价干预措施概述，包括药理学、用法、当前临床研究及其疗效、副作用；④本系统评价的必要性简述。

研究目的通常可用一句话来描述，阐明系统评价涉及的干预措施、疾病和（或）对象与研究目的。如："本系统评价的目的是评估碘盐预防碘缺乏病的效果和安全性"，也可以为："本系统评价的目的是评估碘盐预防儿童碘缺乏病的效果和安全性"。有些系统评价除了主要目的，还包括 1~2 个研究假设。如上例，"我们还希望确定：①碘盐的最高安全浓度；②碘盐的最低有效浓度"。

纳入和排除标准的制订可根据所构建的 PICO 要素进行细化，并充分考虑到研究的可行性。纳入标准和排除标准的关系为：用纳入标准确定研究的主体，用排除标准排除研究主体中具有影响结果的因素的个体，进一步对研究主体进行准确定义。

系统评价从 4 个方面描述和规定纳入和排除标准。

1. 研究类型　医学研究中的情况极为复杂,结果很容易受多种偏倚的影响。虽然各种设计类型的研究都有控制偏倚的措施,但随机对照试验的控制措施更为严谨、科学,因此,基于随机对照试验的系统评价才可能获得更为可靠的结果和结论。

在疗效评价中纳入非随机对照试验必须谨慎,因其往往夸大治疗效果,需要花大量工夫去甄别其质量和偏倚对真实性所造成的影响,以免可能造成的误导。非随机对照试验的偏倚程度很难预测,所以宁可只纳入有限的随机对照试验,或半随机对照试验(quasi-randomization controlled trial),交叉试验,而不应纳入可能造成误导的其他类型的研究。有些系统评价随机对照试验太少或缺乏,为了获得一些可能有参考价值的信息,或者由于伦理或其他原因,不可能实施随机对照试验的情况下,也纳入非随机对照试验。

如果研究类型的主体为随机对照试验,需排除随机对照试验中存在难以控制的偏倚的试验,如未采用盲法测量结果的随机对照试验等。

常见错误:"纳入 RCT,排除 non-RCT",这属于互补性错误。

2. 研究对象　首先应对研究的疾病或病情加以定义,写出明确的诊断标准并标注引文。诊断标准最好是当前公认的"金标准"。其次,确定研究的人群和场所。比如,关注某一特殊群体,可以是特定性别、年龄、种族及受教育程度的人群,也可以是患心绞痛或气促等特殊症状的人群。评价员也可以针对特定场所的人群进行研究,比如社区住户、住院患者、疗养院老人、慢性病研究所患者或门诊患者。对特定人群特征或特定场所的界定应以事实为依据。

研究对象主体是患有某种疾病的特定人群,排除标准应是具有对研究结果造成影响的某些因素的患者,如:①存在可能影响研究结果的混杂因素的患者,如同时服用了其他药物;②除了目标疾病,还有合并症的患者;③危重病例,可能因病情恶化导致死亡不能完成治疗等,则排除患有这种疾病且具有这些影响因素的患者(个体)。

常见错误:在研究对象的界定时仍需避免出现"互补性"错误。例如:纳入男性、排除女性;纳入儿童、排除老年人等。

3. 干预措施 包括规定试验组和对照组的干预措施,也可对两组干预措施的各种比较组合进行规定。干预措施应详细描述其具体用法,包括剂量、用药方式、用药时间等信息。对比措施可以是安慰剂、不治疗、标准治疗方案,也可以是改进的同一种干预措施,不同的药物,不同类型的治疗措施等。如果在采用规定的干预药物和对照药物之外,患者采用了其他药物或干预措施,则可因混杂因素影响研究结果,研究者需注意这一问题。

4. 结果测量指标 测量指标的制订需要全面深入的相关专业知识做后盾,可以查阅、参照相关资料,如法规、专业委员会规定的标准等。

测量指标可包括生存率(病死率),临床事件(如:卒中、心肌梗死),患者报告的指标(如:症状、生活质量),副作用,负担(如:生活方式受限,检查频率)以及经济学指标(如:费用和资源利用)。测量指标应包括有潜在危害的不良反应,副作用的评价与有利指标一样具有临床意义,也可纳入经济学指标等。

一般情况下,系统评价制订的测量指标应涵盖相关所有指标,即使纳入研究未报告。如生存质量是判断进展期肿瘤疗效的重要指标之一,虽然纳入的原始研究未涉及,也必须将其列入系统评价的主要测量指标之中。

结果测量指标分为主要测量指标和次要测量指标。主要测量指标包括终点指标和特异性指标,但需根据研究目的选择,如尽管生存质量中的很多项目为主观指标,但对于评估晚期癌症患者治疗效果时，也是一个最重要指标，故仍应将其设为主要测量指标。次要测量指标指没有被列入主要指标的一些重要指标。对解释疗效有益的额外指标也可归此类，如实验室检查等中间指标可作为次要指标或更低一级指标。

系统评价既要分析评价干预措施的有效性，又要分析评价其不良事件发生率，权衡利弊关系，以利于对干预措施做出抉择。所以，不良事件发生率可列在主要测量指标中，也可单独列出。

判效指标和判效时间也是研究者应关注的问题。测量指标分为客观性测量指标（如：血压、卒中发生人数）和主观性测量指标（如：残疾等级量表），后者可以由临床医师、患者或第三者来评价。判效指标（如量表）是否为公开发表或被公认很重要。判效时间也会影响结果的测量，有些研究会将其分为短期、中期和长期结局指标。

常见错误：单纯从纳入研究中挑选测量指标作为系统评价的测量指标，这样很容易犯以偏概全的错误。

第三节　资料检索

确定系统评价研究的题目后，需要系统而全面地通过多途径（多个电子数据库相结合，机检与手检相结合）、多语种（避免语言偏倚）、多渠道（发表与未发表的文献，避免发表偏倚）收集相关文献。因此，制订合理的检索策略，是提高文献的检全率和检准率、确保系统评价质量的首要前提。

（一）电子检索

检索策略应依据纳入、排除标准，系统而全面的个性化制订：首先，分析、整理信息需求，选择合适的数据库、恰当的检索词，制订检索策略并实施检索；然后，评估检索结果是否满足研究需求（详见第二章）。若检索结果不能满足需要，应分析原因，重新调整检索策略再次检索或另行检索其他数据库。

1. 选择和确定数据库

（1）主要信息资源数据库：主要的中外文数据库包括 Cochrane 临床对照试验中心注册库（The Cochrane Central Register of Controlled Trials，CENTRAL），PUBMED，EMBASE，SCI，中国生物医学文献数据库（Chinese Biomedical Database，CBM），中国期刊全文数据库（China Journal Full-text Database，CJFD），中文科技期刊数据库（Chinese Scientific Journals Database，CSJD）和万方数据库资源系统等。

（2）其他信息资源数据库：其他国家文献数据库资源可根据情况作为补充检索，其网址如下[4]：

• 非洲：African Index Medicus（indexmedicus. afro. who. int/）

• 澳大利亚：Australasian Medical Index（fee-based）（www. nla. gov. au/ami/）

• 地中海东部：Index Medicus for the Eastern Mediterranean Region（www. emro. who. int/his/vhsl/）

• 欧洲：PASCAL（fee-based）（international. inist. fr/article21. html）

• 印度：IndMED（indmed. nic. in/）

• 韩国：KoreaMed（www. koreamed. org/SearchBasic. php）

• 拉丁美洲和加勒比海：LILACS（bases. bireme. br/cgi-bin/wxislind. exe/iah/online/？IsisScript＝iah/iah. xis&base＝LILACS&lang＝i）

• 东南亚：Index Medicus for the South-East Asia Region（IMSEAR）（Library. searo. who. int/modules. php？op＝modload&name＝websis&file＝imsear）

• 乌克兰和俄罗斯联邦：Ukraine and the Russian Federation：Panteleimon（www. panteleimon. org/maine. php3）

• 西太平洋：Western Pacific Region Index Medicus（WPRIM）（wprim. wpro. who. int/SearchBasic. php）

2. 制订检索式　检索式通常由描述疾病（locate the health condition）、干预措施（locate the intervention）和随机对照试验（locate the RCT）的检索词三部分组成。选择检索词时，需在 MEDLINE 的 Mesh 表中查找关于疾病和干预措施的规范化检索词以及其同义词，别名，商品名；还要考虑到不同化合物或不同语言可能有不同的后缀或前缀。对于多个同义词，以逻辑或（OR）连接，如此可扩大检索范围。制订检索式时，需将主题词和自由词相结合以提高查全率。描述疾病、干预措施及随机对照试验的三部分检索词之间用逻辑符"AND"连接，而各部分的同义词（包括主题词）间用逻辑符"OR"连接。其中，检索随机对照试验的检索式可依据不同数据库的特点进行调整。以下是 Cochrane 协作网推荐的 PubMed 数据库检索随机对照试验和临床对照试验的检索策略。

检索策略一：高敏感度

#1 randomized controlled trial[pt]

#2 controlled clinical trial[pt]

#3 randomized[tiab]

#4 placebo[tiab]

#5 drug therapy[sh]

#6 randomly[tiab]

#7 trial[tiab]

#8 groups[tiab]

#9 #1 or #2 or #3 or #4 or #5 or #6 or #7 or #8

#10 humans[mh]

#11 #9 and #10

检索策略二：兼顾敏感度和特异度

#1 randomized controlled trial[pt]

#2 controlled clinical trial[pt]

#3 randomized[tiab]

#4 placebo[tiab]

#5 clinical trials as topic[mesh:noexp]

#6 randomly[tiab]

#7 trial[ti]

#8 #1 or #2 or #3 or #4 or #5 or #6 or #7

#9 humans[mh]

#10 #8 and #9

(二)其他检索

1. 手工检索　手检是对电子检索的补充,参见第二章。

2. 检索在研研究　系统评价还要跟踪在研随机对照试验,并将其记录于"在研研究"中。在研随机对照试验可通过世界卫生组织临床试验注册平台的检索入口(WHO ICTRP search portal),也可直接检索一些临床试验注册机构,如 National Research Register;Meta-register of Controlled Trials;Medical Research Council Clinical Trials Directory;中国临床试验注册中心(ChiCTR);美国国立卫生研究所临床试验注册库(clinicaltrial. gov);澳大利亚-新西兰临床试验注册库(ACTR);英国临床试验注册库(ISRCTN)。

3. 检索所获取文献的参考文献　文章所附参考文献常是手检的对象,因这些资料通常不全被收录入电子数据库。

4. 检索未发表文献　可通过会议论文汇编、专业会议论文集的检索查找未发表文献。

5. 检索有关副作用的证据　英国药物控制机构的《当前存在的问题》(http://www. open. gov. uk/mca),美国 FDA 和澳大利亚药物副作用反应公告合编的《医学监测报告》(http://www. health. gov. au)都是药物副作用检索的主要资料来源。

第四节　筛选文献和提取资料

一、筛选文献

系统评价检索要求系统、全面,常选用敏感性较高的检索策略,因此需要将各数据库检索所得的初检文献依据纳入、排除标准进行选择,确定最终纳入的文献。为了保证文献筛选的准确性,应对评价员培训并进行预试验,即对样本文献(10~20篇,其中包括肯定合格的、肯定不合格的和不确定的)预筛选,目的是保证文献筛选过程的标准化。文献筛选过程需要至少两名评价员独立进行,最好是本专业和非本专业评价员同时评价,如此可大大减少相关文献的误排率,有意见分歧可讨论解决,必要时需与第三位评价员讨论协商确定。文献筛选过程应在系统评价计划书及全文中详细报告。选择步骤如下:①用文献管理软件将初检文献归类、整理,排除重复文献;②阅读每篇研究的题目和摘要,排除明显不符合纳入标准的不相关研究;③对于任何一篇潜在的相关研究都要求调阅全文分析;④分析、判定重复发表文献;⑤根据纳入、排除标准复核纳入研究,排除文献原因应详细记录;⑥对于信息报告不全者,尽量联系原作者补充相关资料;⑦最终确定纳入研究,进入数据提取阶段。

注意:鉴别重复发表文献和多中心研究很有意义。

重复发表会引起内容偏倚(substantial biases),它是由于将同一研究重复进行了合并分析(Meta 分析)。由于目前很多研究都是多中心临床试验,对于同一研究以不同中心为单位发表的现象较为普遍,对于这一部分重复发表的鉴别工作尤为困难和关键。

以下信息可以帮助评价者鉴别:著者姓名(大多数重复发表

研究的著者姓名相同);研究地点(参与机构,例如医院名称);干预措施细节(如干预措施、对比措施的用法,剂量、给药次数等);研究人数和基线情况;研究时间和持续时间等。

二、提 取 资 料

提取资料是指按照纳入标准,将纳入研究的结果和所有有价值的信息正确地收集并记录下来。数据提取表既可作为原始资料得以保存,又可作为数据分析的来源,其过程也是对研究资料的核实过程。提取资料是系统评价结果分析中的一个关键步骤,直接影响结果的准确性,它是连接原始研究报告(如杂志文章、项目报告、个人交流)和系统评价员最终报告的一座桥梁。系统评价者应结合本研究具体情况设计资料提取表,将原始资料数据用表格较为直观地表示出来。为了保证资料提取的准确性,要求至少两位评价人员各自独立地提取资料(double-abstraction process),并互相复核,准确无误和意见统一后才能进行统计分析。如果原始研究数据描述不清晰或缺失,可考虑与原作者联系加以补充。

提取资料主要包括以下信息:

1. 研究基本信息　包括论文基本信息和评价者对研究信息的编号。如研究题目、发表杂志(年/卷/期/页码)、作者、研究ID号、作者ID号和作者联系方式。

2. 研究方法　应包括质量评价的关键因素。如研究设计:简单随机/区组随机/平行对照/交叉设计;随机单位:个人还是组群;随机方法:随机数字表/计算机随机/其他/不清楚;随机隐蔽分组;盲法:包括盲受试者、施治者、测量者还是资料分析者;研究持续时间;其他偏倚来源。

3. 受试者或观察对象　不同研究中的研究对象之间可能存在很大的差异。评价者应根据各自系统评价的实际情况确定应提取哪些资料。一般来说,影响研究结果或能帮助读者评价此研究临床适用性的一些特征应该被收集起来。例如,如果评价员怀疑所研究的治疗措施在不同种族的患者之间,其治疗效果会有很大的不同,研究对象的种族学特征就应该被收集起来。反之,就可不收集。内容可包括:总人数、观察地点、诊断标准、年龄、性别、国籍等。

4. 干预措施 应描述试验组和对照组的干预措施及其方法。对于药物试验,提取给药途径(如口服、静脉)、剂量、给药时间(如诊断后的 24 小时之内)和疗程等信息。对于复杂的干预措施,如评价心理疗法、行为和教育方式,或提供医疗保健策略,应注重收集有助于解答潜在关系的信息,包括谁提供干预及干预的内容、方式、时间等方面。可包括以下内容:试验组人数、对照组人数、特殊的干预措施、干预措施的具体方法(治疗方法、剂量、疗效、对照措施等)。同时,应注意有无混杂因素以及依从性情况。

5. 测量指标 资料提取表关于测量指标及结果部分的设计可能涉及问题较多,例如系统评价设定的测量指标在纳入研究中未评价,或纳入研究设定的测量指标不在系统评价的测量指标之列,甚至出现采用多种测量方法报告同一结局,也可能包括亚组结局以及不同时间点测得的结局。因此,评价员应将这些研究报告中的结局类型全部统一为解决评价问题所需的结局类型。为了避免潜在的错误,应先按研究报告的格式收集数据,然后再进行转换。对于不符合系统评价纳入标准的指标应列出,并解释排除原因和供读者参考。可包括以下内容:测量指标及判效时间点、判效指标、测量单位、判断是有利指标还是有害指标。

6. 结果 表示形式有分类变量:发生事件数(events)/某组的总人数(N);连续性变量:某组总人数(N)/均数(mean)±标准差(s)。应注明各组样本量及每个研究的样本含量、失访人数、两组数据、可信区间精确度及亚组分析情况。同时,还应考虑判效指标、测量单位的一致性,并判断其为有利指标还是有害指标。对于报告数据与欲提取数据形式不符合者,需要描述注明。

7. 混杂因素 包括基金来源、作者得出的关键性结论、作者对混杂因素的评价、其他研究的参考、联系方式和评价员对混杂因素的评价。

第五节 纳入研究的方法学质量评价

纳入研究方法学质量评价是系统评价最重要的组成部分,其严谨性和客观性直接影响系统评价的分析、解释和结论。评价纳入研究的方法学质量,是为了判断研究的真实性,包括内部真实性(即研究结果的准确性)和外部真实性(即研究结果的外推应用价值和实用性)。

系统评价中纳入研究结果的变异会影响真实性,越严格的研究其结果越趋近于"真实"。如果纳入研究普遍对疗效存在过度估计,则系统评价合并结果就会出现"假阳性";如果纳入研究对疗效估计过低,则系统评价的合并结果就会出现"假阴性"。因此,分析和判断纳入研究的真实性,对于系统评价结果的真实性至关重要,是系统评价中最重要的工作之一。

要评价纳入研究的方法学质量,分析其结果的真实性,必须了解影响真实性的各种偏倚的来源和特点[14]。

一、随机对照试验中偏倚的来源

按照偏倚的来源将其分为:选择性偏倚、实施偏倚、减员偏倚和测量性偏倚。选择性偏倚产生于将观察对象分配到各组时;实施偏倚产生于提供干预的过程;减员偏倚产生于随访过程;测量性偏倚产生于结果测量分析时。各类偏倚产生的来源见图 5-1[14]:

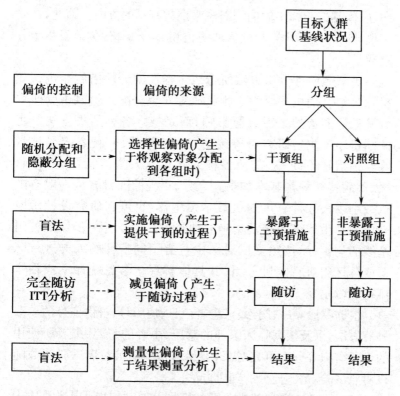

图 5-1　各类偏倚产生的来源及预防措施

以上偏倚均属于系统误差,可通过一定措施予以防止、消除或将其发生的可能性和影响减到最小。

二、各种偏倚及其预防措施

1. 选择性偏倚　随机对照试验产生选择性偏倚的环节有两个,一是将受试对象分配入组时方法不当,二是分配方案未加隐藏。

分组方法不当所造成的选择性偏倚对结果的影响极大,可使结果发生偏差甚至歪曲和误导。不当的分组方法往往带有倾向性,使其试验结果倾向于对主观期望有利的方向。因此,在研究设计时预先采用适当的方法防止和消除选择性偏倚发生十分重要。

预防倾向性分组方法所造成选择性偏倚的措施是进行随机化分组。随机化分组是指将研究对象分配入组时不受研究者和被研究者的主观意愿影响,而是根据各种随机方法产生的随机序列决定研究对象接受何种干预措施,使各组受试者除干预措施不同外,其他各种因素包括人类学特征、身体状况、疾病特征等都基本均衡。充分、正确的随机方法一般有随机数字表法和计算机随机数字发生器,也可在研究设计阶段采用抛硬币或掷骰子及正确的抽签法。为了进一步保证各组基线的均衡性,按照受试对象中具有不同特征的人群进行分层或分区组进行随机分组,其具体解释请参见统计学或临床流行病学书籍。

根据就诊顺序、门诊号、患者生日、病历号、身份证号的单双号等方法,以及根据临床医师的意愿、患者的意愿、患者所使用的干预措施等分配研究对象,被认为是半随机对照试验或假随机对照试验,是不充分的随机方法。

(1)随机抽样和随机分配的区别:随机抽样是指从总体中随机抽取部分样本,总体中所有对象都有相同的机会进入研究,被抽取样本的研究结果可以代表总体的特性。而随机分配是指将有限总体的全部受试对象或经随机抽样抽取的所有样本全部随机分配入组,每个受试对象或样本都有同样的机会(概率)被分配到试验组或对照组,使各种因素在组间达到基本相似。

(2)隐蔽分组:隐蔽分组是指专人产生随机分组序列,此人不参与纳入观察对象,并将分组方案对所有参与研究的人员保密,包括研究人员和受试者。

在避免选择性偏倚方面,隐蔽分组相比随机序列的产生更重要。是否充分正确地实施隐蔽分组是随机对照试验质量高低的最重要因素之一。充分的隐蔽分组方法通常有以下几种：①中心（如不知道受试者特点的中心办公室）或药房控制的随机分组；②采用外形完全一样的容器，内置试验药物或对照药物，对其编号或编码，与受试者号码对应；③采用计算机产生的随机序列号，计算机应加密上锁，勿使泄漏；④采用密封不透光的信封，将随机号放入其中，信封外按顺序编码。

2. 实施偏倚 实施偏倚是指除外研究干预措施的差异，提供给各组的干预措施中存在的系统误差，如沾染，即向对照组提供试验的干预措施，或协同干预，即向其中一组提供额外的关照。为了防止实施偏倚，有效的做法是标化治疗方案，对受试者和提供治疗的人员都实施盲法，即受试者和治疗人员都不知道受试者接受的是哪种干预措施。研究发现，如果不采用盲法，实施偏倚可高估疗效达17%左右[14]。

受试者、实施干预者、结果测量者三个环节都可施盲，其中两个环节施盲者为双盲，三个环节均施盲则为三盲；在三盲的基础上再加上对统计分析人员施盲为四盲。

在什么环节施盲应根据研究特点决定，如观察环孢菌素（Cyclosporine）与他克莫司（Tacrolimus）两种免疫抑制剂对肾移植术后抗排斥反应效果的研究，受试者、干预措施实施者、结果观察者知道受试者用何种药后产生的主观意识并不影响排斥反应的发生和观察。因此，这类研究就不应将是否实施盲法作为质量评价标准。另外，如测量指标为病死率或生存率，实施盲法亦无必要。

3. 不完整资料的偏倚 资料缺失的原因：受试者退出试验；受试者未能参加预定的结果测量；受试者虽然参加了预定的结果测量，但未提供相关资料；研究者决定（通常是不恰当的）终止随访；资料或记录丢失，或由于其他原因不能使用。

对不完整资料的分析，通常采用三种方法估计其对结果的影响:①意向性分析;②最佳结果演示;③最差结果演示。

4. 测量性偏倚　测量性偏倚发生于测量和分析结果时,如果测量人员知道受试者接受的试验措施,特别对"主观性"测量指标,可能不自觉地做出倾向性的结论。测量性偏倚可夸大疗效达 17% ~ 35%[14],盲法是防止测量性偏倚的有效措施。

三、盲法和隐蔽分组的区别

盲法和隐蔽分组是两个不同的概念,实践中很容易被混淆。它们在试验设计中产生的作用和实施阶段都不同,其区别点见表 5-2。

表 5-2　盲法和隐蔽分组的区别

区别	盲法	隐蔽分组
实施阶段	研究对象入组后	研究对象入组前
可行性	有些情况下无法实施	任何情况下都可实施
目的	防止实施/测量偏倚	防止选择性偏倚

四、方法学质量评价标准

现已发表的随机对照试验的质量评价工具有很多种,包括"质量评分、质量评价清单",如 Jadad 记分法。我们通常利用 Cochrane Handbook 5.0 推荐的"偏倚风险评估"工具对纳入研究进行方法学质量评价。包括以下 6 个方面:①随机分配方法;②隐蔽分组;③对研究对象、治疗方案实施者、研究结果测量者或统计人员采用盲法;④结果数据的完整性;⑤选择性报告研究结果;⑥其他偏倚来源。针对每个纳入研究,对上述 6 条做出"是"(低度偏倚)、"否"(高度偏倚)和"不清楚"(缺乏相关信息或偏倚情况不确定)的评价。此评估工具对每一条的判断均有明确标准,减少了评估者主观因素的影响,保证评估结果有更好的可靠性[16]。评价者也可根据具体系统评价特点对评价条目进行加减。

1. **随机分配方法** 查随机数字表法、计算机产生随机序列、抛硬币或掷骰子及抽签等方法,均可判断为"是";而根据就诊顺序、门诊号、患者生日、病历号、身份证号的单双号等方法则为"否";如没有充分的信息判断"随机序列"为"是"或"否",则为"不清楚"。目前很多研究中仅报告为"随机"分组,而未详细报告具体的随机方法,均应判断为"不清楚"。

2. **隐蔽分组** 患者和研究者都无法预先估计每一位研究对象可能被分配到哪个组,即隐藏了"随机序列号"。隐蔽分组的方法如采用中心隐藏(包括电话、网络或药房控制随机)、外表相似的药物器皿、密闭、不透光的信封,则判断为"是";反之,使用公开的随机分配序列、分配的信封未经安全性保护(如:信封未密闭、透光或没有连续的编号)或依据序列号交替入组、依据出生日期入组等方法,均判断为"否";若没有充分的信息判断是否进行了隐蔽分组,则为"不清楚"。

3. **盲法** 根据研究性质,对患者、医师、结局测量者或统计人员都实施了盲法,或未实施盲法但不会对结局指标的测量产生偏倚,可评价为"是";若未实施盲法会对结局指标的测定产生偏倚影响或盲法实施极易被破坏而导致盲法失败,则判断为"否";若以上两者情况尚无充分的信息判断,则评价为"不清楚"。

4. **结果数据的完整性** 若没有数据缺失或数据缺失的原因不会影响结局指标测量(如生存率),判断为"是";若数据缺失太多或其影响结局测量指标的真实性,判断为"否";若没有足够的信息判断为"是"或"否",则为"不清楚"。

5. **选择性报告研究结果** 若研究报告了预先设计的全部测量指标,评价为"是";反之则评价为"否";没有充分的信息判断为"是"或"否",则为"不清楚"。

6. **其他偏倚来源** 若没有其他偏倚来源,评价为"是";反之则评价为"否";无法判断则为"不清楚"。

第六节　分析资料和解释结果

一、分析资料

(一) 定性分析

并非所有的系统评价都需进行统计学合并(Meta 分析)。是否做 Meta 分析需视纳入研究是否有足够相似性而定。如果纳入研究的同质性差可进行描述性的分析评价,即定性系统评价。

定性系统评价的立题、检索、筛选文献、提取资料、方法学质量评价和数据处理原则与定量系统评价没有差别,唯其结果部分因纳入研究组间存在异质性或各亚组仅纳入 1 个研究而不宜进行 Meta 分析。其结果部分撰写包括文献筛选结果、纳入研究特征、纳入研究的偏倚风险评估和效应量的描述。后者可以依据不同干预措施和测量指标分别进行描述,对于单独 1 个研究的效应量,依然可以采用 RevMan 软件的处理结果进行报告。

(二) 定量分析

如果系统评价纳入研究具有足够相似性,则进行合并分析,此类系统评价称为定量的系统评价。常采用 RevMan 软件对多个纳入研究的资料进行合并分析(Meta 分析)得到定量结果[14]。

1. Meta 分析的目的　Meta 分析是指对两个或两个以上独立研究结果的统计学合并。其目的可体现在以下四个方面。

(1) 提高检验效能(power):检验效能是当各组效应指标之间存在统计学差异的时候,能检测出这一微小差异的机会。许多单个研究太小以致不能测量出其疗效,但合并数个小型研究,就可能提高测出疗效的概率。

(2) 改进精确性(precision):由于 Meta 分析纳入多个试

验,可提供较多的信息,从而提高疗效评价的精确性。

(3) 原始研究常常纳入的是有特定的观察对象和明确定义的干预措施的研究,不能解决具有普遍性的问题,经过对原始研究的选择,使系统评价可以获得对某一类问题从不同角度进行研究的结果,并进行全面汇总和分析。

(4) 找出有明显矛盾的研究之间所存在的差异或产生新的假设,分析矛盾的程度,探讨和定量分析造成不同结果的原因。

2. Meta 分析的应用条件　必须注意,并非所有的资料都适合做 Meta 分析,Meta 分析的条件是纳入研究必须有足够相似性。在 Meta 分析之前,研究人员首先需要认真严格地分析纳入的资料,只有当这些资料符合合并条件时,才能进行 Meta 分析。

Meta 分析并不能提高原始研究的证据强度,如果原始研究存在设计和实施方面的缺陷,还可能给 Meta 分析带来错误的信息而影响结果。

适合做 Meta 分析的研究有以下 4 个特点:

(1) 如果只评价一种治疗方案的疗效,将该治疗方案与另一方案进行比较,如果各研究的测量指标一致,无论这些研究是否存在疗效的证据,均可采用 Meta 分析和相关技术。

(2) 如果涉及范围比较宽,如目的是鉴别和比较特定领域里所有治疗措施的疗效,或有附加目的,确定一种最好的干预措施,就需要在各种可能的治疗措施间进行多种比较和 Meta 分析,因此,需要仔细地计划分析方法,确定干预措施之间的比较方案,弄清各干预措施之间的相互关系,才能获得准确的结果。

(3) 如果涉及范围特别宽,如评价针刺疗法对于背痛疗效的系统评价,不同的针灸师会选取不同的穴位,可能包括多达逾十种穴位组配方案,手法也不同,施治过程还可能有很大差异;如果将针刺疗法作为一个整体和一种独立的治疗方法来评价,则可采用 Meta 分析获得总的疗效趋势;但如果要评价某种特定针刺穴位组配方案或某种手法的疗效,则 Meta 分析就可能没有意义。由于针刺选穴和手法的运用不同,其疗效与施治者技术有很大关系。

(4)如果涉及研究疗效大小和干预措施某些特点的关系,如要研究针刺是否"得气"与疗效的关系,就应将其作为次要指标,并仔细地做异质性分析,只有具有临床同质性的研究才能做 Meta 分析。

3. 哪些情况不能做 Meta 分析 Meta 分析如果运用得当,是一种很好的从资料获得有意义的结论的工具,可以帮助防止错误的解释。但如果将完全不同的资料合并,就会产生错误的结果而不是提供帮助。Meta 分析常见错误就是欲得到"苹果"的结果,却将"苹果和橙子合并在一起"。如果各研究存在临床异质性,则 Meta 分析就没有意义,可能混淆疗效真正的差异。

对低质量研究进行 Meta 分析有可能造成严重误导。如果单个研究存在偏倚,则 Meta 分析将这些偏倚累加起来就会得到错误的结果,导致被错误地解释成"通过 Meta 分析提高了结果的可信度"。如果纳入研究存在发表偏倚和(或)报告偏倚,将产生不恰当的合并结果。

4. Meta 分析统计过程 Meta 分析统计过程需要依据不同的系统评价特点具体分析。首先根据不同资料类型确定效应量,通常二分类变量选用相对危险度(RR)/比值比(OR)、率差(RD);连续性变量选用均数差(MD)/标准均数差(SMD)。然后进行异质性分析,常见的异质性可分为临床异质性、方法学异质性和统计学异质性。用卡方检验估计是否存在统计学异质性,I^2 检验估计异质性大小。出现异质性首先分析其可能的原因,考虑以亚组分析、敏感性分析或选用随机效应模型来解决(详见第三章)。当纳入研究多于 9 个时,应用漏斗图以判断是否存在发表偏倚。

二、解 释 结 果

可选用 RevMan 5.0 软件对数据进行处理分析,通常用森林图来展示每个纳入研究以及 Meta 分析结果。"表"和"图"可帮助显示纳入研究特征、方法学质量评价及其结果,简洁明了地显示证据质量的关键信息,干预性试验疗效的强度以及相关所有重要数据。一般可包括"纳入研究特征表"、"森林图"、"风险偏倚评估图"、"研究发现概要表"及其他相关图表。

1. 文献筛选结果的描述　应报告文献筛选的过程和结果,可用"文献筛选流程图"来表示。可参见第一章图 1-2,评价者可以根据各自研究加以调整。

2. 列出纳入研究特征表　研究者必须描述每个纳入研究的特征,包括方法(研究设计、研究持续时间等)、研究对象(病情程度相关信息、年龄、性别、国籍等)、干预措施(详细方法,如药物的名称、剂量、使用频率、给药方式、持续时间等)和测量指标(系统评价所列指标或原始研究所列指标)。评价者应重视纳入研究特征表,尽可能详细列出每个纳入研究重要的相关信息,这对数据处理时判断纳入研究的同质性具有重要意义。

应注意的是,风险偏倚评价结果不应列入此表,应列入风险偏倚表中。此外,纳入研究特征表中最好能加入是否有基金支持的信息。

3. 纳入研究的偏倚风险评估　以 Handbook 5.0.2 推荐的"偏倚风险评估"工具中的 6 条标准对纳入研究逐一进行全面、客观评估,并报告其结果。同时利用 RevMan 软件可自行产生"偏倚图",一个是"偏倚风险图"('Risk of bias graph' figure),显示每条标准对所有纳入研究判断结果的百分比('Yes','No','Unclear'),另一个是"偏倚风险汇总图"('Risk of bias summary' figure),清楚地表示了各研究每个风险判断结果。

4. 干预措施效应量的描述　系统评价结果部分包括统计

学结果、统计学意义和临床意义，即对统计学结果的解释。结果资料按照主要测量指标、次要测量指标的顺序列出。

统计学结果的表达包括统计量，如 RR、OR 等及其可信区间；如果是合并分析，则报告异质性分析结果。临床意义的表达则是明确说明相比较的两种干预措施在某种测量指标何者更优或是否相当。为了方便读者，有的系统评价还指出其结论的证据强度大小。Meta 分析统计分析过程及 RevMan 软件使用详见第三、四章。统计学结果常用森林图展示并解释。

5. 森林图的解释　森林图是以统计指标和统计分析方法为基础，用数值运算结果绘制出的图形。它在平面直角坐标系中，以一条垂直的等效线（横坐标刻度为 1 或 0）为中心，用平行于横轴的多条线段描述了每个被纳入研究的效应量和可信区间（confidence interval，CI），用一个菱形描述了多个研究合并的效应量及可信区间。森林图简洁、直观地展示了 Meta 分析的统计结果，是 Meta 分析中最常用的结果表达形式。

结果部分可对 Meta 分析森林图的统计学意义和临床意义做客观解释。统计指标可选用相对危险度（RR）、比值比（OR）、均数差（MD）和标准均数差（SMD）的 95% 可信区间。当横线与森林图的等效线相交时，试验组的效应量等于对照组，试验因素无效；当其 95% 可信区间横线不与森林图的等效线相交且落在等效线右侧时，试验组的效应量大于对照组；当其 95% 可信区间横线不与森林图的等效线相交且落在等效线左侧时，试验组的效应量小于对照组[17]（详见第四章）。

图 5-2[18] 显示 6 个抗高血压药物治疗老年心血管疾病的 RCT 的 Meta 分析结果。其中有 4 个的 95%CI 横线与等效竖线相交，表明该 4 个研究结果提示抗高血压药物组和安慰剂组的死亡率没有差别，另有 2 个研究的 95%CI 横线落在等效竖线左侧，其结果提示抗高血压药物可减少老年心血管疾病的死亡率。

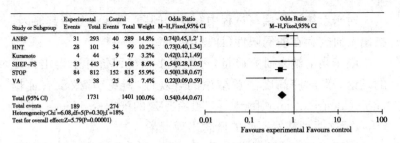

图 5-2　6 个抗高血压药物治疗老年心血管疾病的结果

纳入 6 个研究间无统计学异质性(异质性检验 $\chi^2 = 6.08$，$I^2 = 18\%$)，采用固定效应模型，其合并效应量 $OR = 0.54$，95% CI$(0.44, 0.67)$。故可认为抗高血压药物组病死率与安慰剂组比较差异有统计学意义，即抗高血压药物可减少老年心血管疾病的病死率，该抗高血压药物对老年心血管疾病有效。

三、讨论和结论

讨论和结论必须基于研究的结果，细致分析在撰写系统评价过程中遇到问题的可能原因和解决方案，以及对临床实践和科研的指导意义。

在讨论中可概述结果部分中干预措施疗效的临床意义，注意不要大篇幅地与结果重复。此外需要注意的是，不要仅关注有效性而忽略对安全性指标的总结。

由于目前大多干预性系统评价纳入的随机对照试验等原始研究均存在不同程度的方法学质量问题，因此，应细致讨论纳入研究具体存在哪些方法学不足以及对研究结果所产生的具体影响。例如对患者未采用盲法可能会对评价疼痛等主观测量指标产生测量偏倚，但对于病死率这样的客观测量指标将不会产生影响。因此讨论中应分别论述，避免"本系统评价纳入研究方法学质量低，因此本研究论证强度不高"这样非常笼统的概述性表达。

对于系统评价撰写过程中存在的问题,需客观分析其原因,指出本研究存在的局限性(详见第八章)。

限于当前纳入研究质量,可能很多系统评价并未得出肯定的结论。此时应高度注意结论的客观性,避免"疗效没有证据(no evidence of an effect)"和"没有疗效的证据(evidence of no effect)"这两种截然不同的概念出现混淆。

讨论部分还应个性化地分析、评价本系统评价的结果对临床医师和卫生决策者的使用价值以及对今后研究的指导意义,目的在于帮助医务工作者和决策者进行正确选择和应用,为进一步的研究提供导向。此部分常见描述是"本结论需更多设计更为严谨的高质量、大样本、多中心的随机对照试验加以验证",这样的描述过于概括。事实上,每个系统评价针对不同的临床问题都有其特殊性,对于未来相关科研的指导意义应围绕本系统评价撰写过程中遇到的实际问题、结合本系统评价局限性来细致分析、描述。例如,对于外科手术对比保守治疗某疾病,对于患者和医师实施盲法的可行性很小,同时应具体分析对哪个对象未实施盲法可能对哪些结局测量指标会产生影响,提出具体的可行性建议,要比笼统的"口号"更具指导意义。

第七节　应用举例

例一

引用文献:Colman I,Friedman BW,Brown MD,et al. Parenteral dexamethasone for acute severe migraine headache:meta-analysis of randomised controlled trials for preventing recurrence. BMJ,2008,14;336(7657):1359-1361.

1. 背景　偏头痛为成人常见疾患,全球大约有 6% 的男性和 15%～17% 的女性曾患偏头痛。临床指南推荐舒马普坦、麦角胺、氯丙嗪等药物止痛效果较为温和(60%～70%),且易复发。许多病理生理因素包括过度兴奋、炎症性过程等作用于偏头痛。各类抗炎性药物可减轻炎性反应从而缓解头痛程度并延缓复发。皮质类固醇和非甾体抗炎药物很可能是作用于偏头痛的有效、经济的药物,且前者在偏头痛急诊中应用较为普遍,但对其有效性和安全性尚无系统评价。本研究旨在客观评价胃肠外使用地塞米松是否可以缓解急性重度偏头痛并预防其复发。

2. 临床问题　胃肠外使用地塞米松是否可以缓解急性重度偏头痛并预防其复发? 首先按照 PICO 原则进行结构化问题:

P:急性重度偏头痛患者;

I:胃肠外使用地塞米松;

C:安慰剂;

O:头痛复发率,疼痛缓解程度,副作用。

3. 纳入排除标准

研究类型:随机对照试验。

研究对象:急性重度偏头痛患者,年龄大于 18 岁(患者来自于急诊科或临床头痛科)。

干预措施:①胃肠外使用地塞米松(静脉给药或肌内注射) vs 安慰剂;②胃肠外使用地塞米松(静脉给药或肌内注射)+其他药物 vs 安慰剂+其他药物。

测量指标:主要测量指标:用药后 24~48 小时头痛复发率(头痛明显缓解后再次发作)。次要测量指标:疼痛缓解程度,用视觉模拟表(VAS 评分)判断疼痛缓解程度以及副作用。

4. 检索策略　依据事先已制订、发表的检索策略检索了 Cochrane 临床对照试验中心注册库、Medline、EMBASE、LI-LACS 和 CINAHL 数据库(表 5-3),无语种和出版类型的限定。同时手工检索了与偏头痛相关的神经病学、头痛、药物急诊近 10 年的会议论文,阅读了与偏头痛相关的临床实践指南,利用网络查询相关信息,尽可能与作者、药厂取得联系,最后查找相关研究的参考文献。

表 5-3 检索策略

检索资源		主要检索词
数据库 检索	Medline EMBASE Cochrane Central Register of Controlled Trials LILACS CINAHL	"headache"or"migraine"(与偏头痛相关的检索词);"prednisone OR methylprednisolone OR hydrocortisone OR dexamethasone OR decadron OR triamcinolone OR betamethasone OR prednisolone OR solucortef OR solucortef"(与 BCT 和 MT 相关的检索词);' randomized controlled trials ',' randomized controlled trial ' and 'random allocation'(与随机对照试验相关的检索词,仅应用于 EMBASE 数据库)

5. 资料提取与质量评价 由两位评价者(IC 和 BHR)首先浏览文献题名和摘要,对可能符合标准的文献由两名评价员(IC 和 MDB)获取原文。至少两位评价员(IC,MDB 和 BHR)按照预先设计的资料提取表收集每个纳入研究相关信息,内容包括患者信息、研究方法、干预措施、测量指标和副作用。以上过程如遇不同意见经讨论解决。

依据 Jadad's 量表对纳入研究真实性进行评价,内容包括是否报告随机、盲法、临床试验和退出或失访,分值为 0～5 分,分值越高质量越高。

6. 统计分析 利用 RevMan 4.2 软件进行数据处理。对各研究的测量指标用相对危险度 RR(二分类变量)和加权均数差 WMD(连续变量)及其 95%CI 表示。χ^2 检验判断是否存在统计学异质性,用 I^2 评估异质性大小(I^2 为 25%、50% 和 75% 分别代表存在低、中、高等程度异质性)。

根据不同给药途径(静脉和肌内注射)分亚组用固定或随机效应模型对数据进行合并分析,未进行敏感性分析。

7. 结果与结论 初检 666 篇文献,最终纳入 7 个随机对照试验。其中 6 篇为对标准治疗无效的患者加用地塞米松(静脉给药)vs 安慰剂；1 篇为甲氧氯普胺＋苯海拉明＋地塞米松(肌内注射)vs 甲氧氯普胺＋苯海拉明＋安慰剂(肌内注射)。文献筛选流程见图 5-3。纳入研究质量普遍较高,大多做到了隐蔽分组,研究 Jadad's 质量评分均在 4 或 5 分。

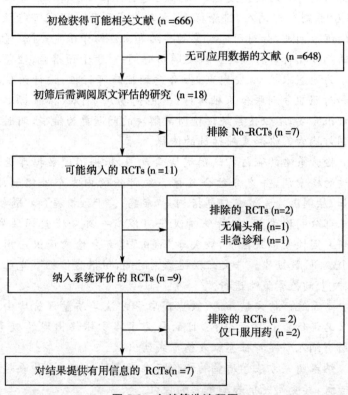

图 5-3 文献筛选流程图

Meta 分析结果提示,标准治疗无效后胃肠外使用地塞米松与标准治疗无效后加用安慰剂相比,72 小时的头痛缓解率相似(WMD 0.37,95％ CI －0.20 to 0.94),而地塞米松组有效地减少了头痛复发(RR 0.74,95％ CI 0.60 to 0.90)。两组比较副作用发生率相似。因此胃肠外使用地塞米松在 72 小时相比对照组的偏头痛复发的风险低 26%。进一步研究需更为关注是否其他特殊亚组群体也会从此治疗中获益。

解析

本系统评价针对胃肠外使用地塞米松是否可以缓解急性重度偏头痛并预防其复发这一临床问题进行客观评价。研究按照 PICO 原则制订纳入、排除标准,尤其考虑到原始研究可行性方面的细节问题,如对研究对象的年龄和来源给予限定;对测量指标的判效指标进行描述并确定随访时间;对于干预措施,理想状态下为地塞米松 vs 安慰剂,但考虑到临床可行性,设计为试验组和对照组分别联合基础治疗(其他药物)。纳入、排除标准的制订很重要,不仅使系统评价所欲解决的问题更为清晰,同时又是制订检索策略和文献筛选的依据。

检索策略的制订首先确定检索范围,根据不同数据库选取合适的检索词,并充分结合具体系统评价的内容个性化制订。例如,原则上检索策略应包括相关"疾病"、"干预措施"和"随机"这三部分的检索词,但特殊情况下可以有一部分检索词缺失。本研究因检索结果很少,故关于"随机"这部分检索词仅应用于 EMBASE 数据库。本文未描述检索时间,但报告依据事先已制订、发表的检索策略进行。

本系统评价文献筛选、数据提取和方法学质量评价均由至少 2 名评价员背靠背进行,目的是为了减少错误出现的概率。对所有纳入研究特征亦以表格形式列出。

纳入研究方法学质量的评价标准有多种,Jadad's 量表是其中一种,其受研究报告质量影响较大。

利用 RevMan 4.2 软件进行数据处理。同时评价者充分考虑到了临床异质性和统计学异质性并进行了恰当的处理。

综上所述,本系统评价设计、实施合理,结论较为可靠,可为临床提供参考依据。

例二

引用文献：Gurusamy KS，Samraj K，Fusai G，et al. Robot assistant for laparoscopic cholecystectomy. The Cochrane Library，2009，Issue 1.

1. 背景及目的　机器人辅助腹腔镜胆囊切除术的作用一直存有争议。而有研究提示机器人辅助腹腔镜胆囊切除术相比手助腹腔镜胆囊切除术具有不同优势，其优势是否确定尚不清楚。本研究旨在客观评价机器人辅助相比手助腹腔镜胆囊切除术的安全性，评价机器人辅助是否可代替手助行腹腔镜胆囊切除术。

2. 临床问题　机器人辅助腹腔镜相比手助腹腔镜行胆囊切除术孰优孰劣？按照 PICO 原则进行结构化问题：

P：腹腔镜胆囊切除术患者；

I：机器人辅助腹腔镜；

C：手助腹腔镜；

O：并发症、机器人辅助过程中需要手助率、手术时间、安装仪器时间、住院时间、医师舒适度和满意度、准确性、差错发生率和转为开腹手术率。

3. 纳入排除标准

研究类型：随机对照试验。

研究对象：需要以任何原因（胆结石、无结石胆囊炎等）行腹腔镜胆囊切除术患者（平诊或急诊）。

干预措施：①机器人辅助 vs 手助；②一种类型机器人 vs 另一种类型机器人。

测量指标：

主要测量指标：①并发症发生率（死亡、出血、胆管损伤、感染等）；②机器人辅助过程中需要手助率（短期、长期）。次要测量指标：①手术时间；②安装仪器时间；③住院时间；④医师舒适度和满意度；⑤准确性；⑥差错发生率；⑦转为开腹手术率。

4. 检索策略　本研究检索了 Cochrane 协作网肝胆组和 Cochrane Library（2008 年第 2 期），MEDLINE，EMBASE，和 SCI（Science Citation Index Expanded）等外文主要数据库（表 5-4），检索时间为 1987 年～2008 年 5 月，并结合查找纳入研究参考文献等其他方式。

表 5-4　检索策略

	检索资源	检索时间	检索策略
数据库检索	Cochrane Hepato-Biliary Group Controlled Trials Register	May 2008	(laparoscop * OR coelioscop * OR celioscop * OR peritoneoscop *) AND (cholecystectom *) AND ("remote operations" OR telerobotics OR "robot-assisted" OR "robot assisted" OR robotics)
	the Cochrane Central Register of Controlled Trials (CENTRAL)	2008, Issue2	♯1 MeSH descriptor Cholecystectomy, Laparoscopic explode all trees ♯2 (laparoscop * OR coelioscop * OR celioscop * OR peritoneoscop *) AND cholecystectom * ♯3(♯1 OR ♯2) ♯4 MeSH descriptor Robotics explode all trees ♯5 "remote operations" OR telerobotics OR "robot-assisted" OR "robot assisted" OR robotics ♯6(♯4 OR ♯5) ♯7(♯3 AND ♯6)
	MEDLINE	1987 to May 2008	(((laparoscop * OR coelioscop * OR celioscop * OR peritoneoscop *) AND (cholecystectom *))OR cholecystectomy, laparoscopic[MeSH]) AND ("Robotics"[MeSH] OR "remote operations" OR telerobotics OR "robot-assisted"

续表

检索资源	检索时间	检索策略
数据库检索 MEDLINE	1987 to May 2008	OR"robot assisted"OR robotics）AND（（（（randomized controlled trial［pt］OR controlled clinical trial［pt］OR randomized controlled trials［mh］OR random allocation［mh］OR double-blind method［mh］OR single-blind method［mh］OR clinical trial［pt］OR clinical trials［mh］OR（"clinical trial"［tw］）OR（（singl∗［tw］OR doubl∗［tw］OR trebl∗［tw］OR tripl∗［tw］）AND（mask∗［tw］OR blind∗［tw］））OR（placebos［mh］OR placebo∗［tw］OR random∗［tw］OR research design［mh：noexp］）NOT（animals［mh］NOT human［mh］））））
EMBASE	1987 to May 2008	1 LAPAROSCOP$ OR COELIOSCOP$ OR CELIOSCOP OR PERITONEOSCOP$ 2 CHOLECYSTECTOM$ 3 1 AND 2 4 CHOLECYSTECTOMY♯.W..DE. AND LAPAROSCOPIC SURGERY♯.DE. 5 3 OR 4 6 ROBOTICS♯.W..DE. 7 REMOTE ADJ OPERATIONS OR TELEROBOTICS OR ROBOTICS OR ROBOT-ASSISTED OR ROBOT ADJ ASSISTED 8 6 OR 7 9 5 AND 8

续表

检索资源	检索时间	检索策略
数 据 库 检 索	EMBASE	1987 to May 2008	10 RANDOMIZED-CONTROLLED-TRIAL#.DE. ORRAN DOMIZATI-ON#.W.. DE. ORCONTROLLED-STUDY#.DE OR MULTICENTER-STUDY#.DE. OR PHASE-3-CLIN I-CAL-TRIAL#.DE. OR HASE-4-CLINICAL-TRIAL#.DE OR DOUB-LE-BLIND-PROCEDURE#. DE. OR SINGLE BLIND-PROCEDURE#.DE. 11 RANDOM$ OR CROSSOVER$ OR CROSS-OVER OR CROSS ADJ OVER OR FACTORIAL$ OR PLA-CEBO$ OR VOLUNTEER$ 12(SINGLE OR DOUBLE OR TRE-BLE OR TRIPLE) NEAR (BLIND OR MASK) 13 10 OR 11 OR 12 14 13 AND HUMAN=YES 15 9 AND 14
	Science Cita-tion Index Expanded	1987 to May 2008	#1 TS=(laparoscop * OR coelioscop * OR celioscop * OR peritoneoscop *) #2 TS=(cholecystectom *) #3 TS = ("remote operations" OR telerobotics OR "robot-assisted" OR "robot assisted"OR robotics) #4 TS=(random * OR blind * OR placebo * OR meta-analysis) #5 #4 AND #3 AND #2 AND #1
其 他 检 索	检索了纳入研究参考文献和辅助机器人制造商进一步查询相关研究		

5. 资料提取与质量评价　KSG 和 KS 两位评价员根据纳入标准独立筛选文献,并记录排除研究原因。

从以下几个方面提取数据,内容包括:①出版时间和语种;②国家;③研究时间;④纳入、排除标准;⑤样本量;⑥研究人群特征,包括年龄、性别等;⑦抗生素预防;⑧气腹压力;⑨机器人描述;⑩外科医师经验;⑪使用机器人辅助外科医师经验;⑫辅助人员经验;⑬测量指标;⑭方法学质量。

依据 Cochrane Handbook 5.0.1 对纳入研究进行偏倚风险评估,从随机分配方法、隐蔽分组、盲法、结果数据的完整性、选择性报告研究结果和其他偏倚来源(后者细化为基线是否可比、是否提前终止试验和是否有基金支持三个方面)8 个方面进行评估,分别以"Yes"、"No"或"Unclear"加以评价。

6. 统计分析　利用 RevMan 5 软件对数据进行 Meta 分析。对于二分类变量选用 RR 及其 95%CI,对于连续性变量,选用 MD 或 SMD 及其 95%CI。采用 χ^2 检验进行异质性分析,P 值定为 0.10,并用 I^2 判断异质性大小。用固定效应模型或随机效应模型对数据进行 Meta 分析。

亚组分析:根据机器人辅助的不同类型进行亚组分析。

漏斗图:绘制漏斗图判断发表偏倚。

7. 结果与结论　初检相关研究 56 个,其中 Cochrane 肝胆组注册随机对照试验和 Cochrane Library 注册临床试验(n=7),MEDLINE(n=18),EMBASE(n=16),and SCI(n=15)。通过阅读题目和摘要排除了 22 篇重复文献和 25 篇明显不相关文献,其余 9 个研究进一步查阅全文分析。本研究最终纳入 5 个研究,包括 453 名患者,机器人辅助组 159 人,手助 165 人(1 个会议摘要包括 129 人)。

偏倚风险评估结果:仅 1 个研究采用了正确的随机分配和隐蔽分组方法,其余研究均未描述具体随机和隐蔽分组方法。尽管在这个研究中,对患者和结果测量者实施盲法是可以实现的,但仅 1 个研究对结果测量者实施盲法,其他研究对患者和结果测量者均未实施盲法。1 个研究报告有失访/退出,但未进入最后的数据处理,该研究存在不完整数据偏倚的高度可能性,其余 4 个研究因未报告受试者流程图,因此无法判断是否存在不完整数据偏倚。所有研究均存在选择性报告偏倚的高度可能性。6 个研究均未报告样本量的计算过程及结果,因此无法判断是否早期停止试验;1 个研究未报告试验组和对照组两组的基线情况,其余 4 个研究均报告基线可比;1 个研究有基金支持,其余 4 个研究未报告是否有基金支持(图 5-4、图 5-5)。

机器人辅助组相比手助组,并发症发生率、转为开腹胆囊切除术率(RR 0.90,95% CI 0.25 to 3.20)、手术时间(MD 5minutes,95% CI-0.55 to 10.54)、住院时间(MD 0.00 days,95% CI -0.47 to 0.47)比较差异无统计学意义。而手助腹腔镜组的设备安装时间低于机器人辅助组(MD 12.92 minutes,95% CI 1.92 to 23.92)。一个试验提示,计算机辅助组有 1/6 患者需短时间手助,其他 3 个研究很少发生需要手助者。3 个研

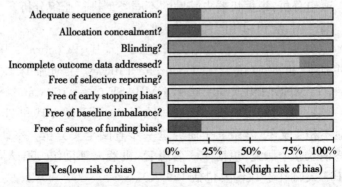

注:图中纵轴为风险评估条目,横轴为该评价条目中"是"、"否"和"不清楚"占的百分比

图 5-4　偏倚风险比例图

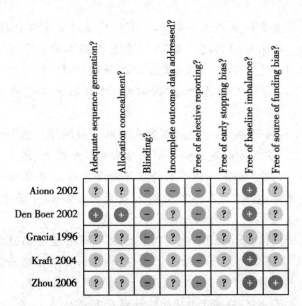

注:图中横轴为质量评价条目; ⊕:为满足此条目标准; ⊖:为不满足或未提及此条目标准; ?:部分满足或者从文献中无法得到足够信息

图 5-5　方法学质量评价汇总图

研究中有 2 个报告了外科医师更喜欢采用机器人辅助。两组在外科医师满意度、差错发生率上没有差异。

结论:虽然研究结果提示机器人辅助胆囊切除术较为安全,然而相比手助并没有明显优势。我们未能对比不同类型机器人辅助的安全性,该结论有待于进行相应低风险偏倚的高质量研究进一步验证。

解析

本系统评价旨在客观评价机器人辅助相比手助腹腔镜胆囊切除术的安全性。本研究关注的是干预措施安全性评价,研究者将并发症发生率列入主要测量指标。由此可见主要测量指标和次要测量指标的界定,亦需根据不同临床问题加以调整。

文献检索资源的选择和检索策略的制订将直接影响到系统

评价是否具有较高的查全率,本研究检索了外文主要数据库,比较全面。检索时间的起点为 1987 年是根据本研究干预措施出现的时间而定。不足之处:未检索在研数据库,未检索会议文献。当然,作为国外作者,中国的 CBM 数据库本文也未包括在内。

"外科医师经验"、"使用机器人辅助外科医师经验"和"辅助人员经验"这三方面是影响该研究结果的三个因素,通常不受研究者关注,但非常有必要。本研究评价者充分注意到该系统评价的特殊性,将以上三个因素纳入到资料提取的范畴中,很有意义。

本研究依据 handbook 5.0.1 对纳入研究进行偏倚风险评估,原文中将偏倚风险评估的标准详细列出,并给出偏倚风险比例图和方法学质量评价汇总图,使评估结果一目了然。数据处理部分亦给出了各测量指标的统计结果和森林图。

本系统评价严格按照 Cochrane handbook 5.0 的要求进行,方法得当,报告完整,可成为读者学习制作系统评价的范本。

推荐阅读资料 ··········

1. Higgins JPT, Green S. Cochrane Handbook for Systematic Reviews of Interventions Version 5.0.1 〔updated September 2008〕. The Cochrane Collaboration, 2008. http://www.cochrane-handbook.org.

2. Glasziou P, Irwig L, Bain C. Systematic Reviews in Health Care:A Practical Guide. Cambridge University Press, 2001.

3. 刘关键,吴泰相. Meta 分析的森林图及临床意义. 中国循证医学杂志,2004,4(3):198-201.

4. 李静,李幼平. 不断完善与发展的 Cochrane 系统评价. 中国循证医学杂志,2008,8(9):742-743.

(刘雅莉)

参考文献 ●●●●●●●●●●●

1. Glasziou P，Irwig L，Bain C. Systematic Reviews in Health Care：A Practical Guide. Cambridge University Press，2001.

2. What is a Cochrane review. The Cochrane Collaboration. http：//www. cochrane. org/reviews/revstruc. htm.

3. The Cochrane Library，2009 Issue 3. 2009. 09. 09. http：//www. mrw. interscience. wiley. com/cochrane/cochrane_search_fs. html? mode＝startsearch&products＝all&unitstatus＝none&opt1＝OR&Query2＝&zones2＝article-title&opt2＝AND&Query3＝&zones3＝author&opt3＝AND&Query4＝&zones4＝abstract&opt4＝AND&Query5＝&zones5＝tables&. From Year＝&.ToYear＝&.Query1＝&zones1＝％28article-title％2Cabstract％2Ckeywords％29&submit_go. x＝16&submit_go. y＝12.

4. Higgins JPT，Green S. Cochrane Handbook for Systematic Reviews of Interventions Version 5. 0. 1 ［updated September 2008］. The Cochrane Collaboration，2008. http：//www. cochrane-handbook. org.

5. 万朝敏. 临床医学研究常用设计方案实施方法——非随机对照研究. 中国实用儿科杂志，2008，23(5)：398-400.

6. 刘建平. 非随机研究的系统评价方法(一). 中国循证医学杂志，2001，1(4)：239-243.

7. 刘建平. 非随机研究的系统评价方法(二). 中国循证医学杂志，2002，2(1)：44-48.

8. Clarke M. 非随机对照试验和诊断性试验准确度系统评价的新挑战. 中国循证医学杂志，2006，6(4)：240-242.

9. 王家良. 临床流行病学. 上海：上海科学技术出版社，2001.

10. Bowling A，Ebrahim S. Handbook of Research Methods in

Health：Investigation，Measurement and Analysis. Open University Press，2005.

11. 唐纳．公共卫生研究中群随机试验设计与分析方法．刘沛，译．北京：科学出版社，2006.

12. Critical Reviews Advisory Group(CRAG). Introduction To Systematic Reviews. http：//www. shef. ac. uk/scharr/ir/intro. doc.

13. 王家良．循证医学．北京：人民卫生出版社，2001.

14. 杨克虎．循证医学．北京：人民卫生出版社，2007.

15. Gurusamy KS，Samraj K，Fusai G，et al. Robot assistant for laparoscopic cholecystectomy. The Cochrane Library，2009，Issue 1.

16. 李静，李幼平．不断完善与发展的 Cochrane 系统评价．中国循证医学杂志，2008，8(9)：742-743.

17. 刘关键，吴泰相．Meta 分析的森林图及临床意义．中国循证医学杂志，2004，4(3)：198-201.

18. 李幼平．循证医学．北京：高等教育出版社，2003.

第六章
诊断性试验的系统评价

第一节 概 述

  诊断性试验系统评价是一种全面评价诊断试验证据准确性和重要性的研究方法。其目的是评价诊断试验对目标疾病诊断的准确性。诊断性试验系统评价的结果是建立在广泛搜集证据、按照严格的纳入标准纳入研究、严格评价纳入研究质量、用合成受试者工作特性曲线进行定量 Meta 分析的基础之上，因此，是诊断试验最高级别的证据。主要包括两方面内容：①诊断试验的技术质量评价，主要从研究设计、方法的精确性、准确性、重复性、敏感性、特异性等方面进行评价；②诊断试验的准确性评价，主要采用 Meta 分析，对目标疾病的敏感性、特异性进行评价，报告似然比、诊断比值比等[1]。

  在临床实践过程中，疾病的正确诊断是临床医师进行有效治疗的前提和必备的技能，也关系到患者的预后。在选择和采用诊断性试验时，不但要了解诊断性试验的特征、属性和适用范围，还应该对相关的诊断性试验进行全面、系统的评价研究。这将有助于临床医师合理选择可靠、准确、实用的诊断试验，科学地解释诊断试验的各种结果，为提高疾病诊断的准确性提供科学依据。

一、诊断性试验的研究设计

　　研究诊断性试验的诊断价值或评价其诊断的准确性,最基本的方法是和诊断该疾病的金标准进行盲法和同步比较。因此进行研究设计时,首先必须确立金标准,其次是选择研究对象,用金标准来划分"有病"和"无病",最后用被评价的诊断性试验同步测试这些研究对象,将获得的结果与金标准比较,应用相关指标评价该试验的诊断价值。

　　1. 确立金标准　金标准(Gold standard)指当前为医学界公认的诊断疾病最可靠的诊断方法,或者一种被广泛接受或认可的具有高灵敏度和特异度的诊断方法。对大多数疾病而言,活体病理组织检查、手术探查、尸体解剖等是具有普遍意义的金标准,也可用专家制定并得到的临床诊断标准和长期临床随访所获得的肯定诊断作金标准。

　　金标准的选择应结合临床具体情况,如肿瘤诊断应选用病理诊断,而胆石症以手术发现为标准。如果采用的金标准选择不妥,就会造成对研究对象"有病"和"无病"划分上的错误,从而影响对诊断性试验的正确评价。

　　2. 选择研究对象　诊断性试验的研究对象应能代表试验检查对象的总体,应选择怀疑患有某种疾病的所有疑似患者。一部分是经金标准确诊"有病"的病例组,另一部分是经金标准证实为"无病"的患者,称为对照组。病例组应包括各型病例:如典型和不典型病例、早、中与晚期病例、轻、中、重型病例,有和无并发症病例,治疗过和未治疗过的病例等,以便使诊断性试验的结果更具有临床实用价值。而对照组,应选择有相似临床表现而又被金标准证实没有目标疾病的其他病例,特别是与该病容易混淆的病例,这样的对照才具有临床鉴别诊断价值。

　　3. 同步盲法比较测量结果　受检对象在检测前不分组,为了减少诊断倾向性,应尽可能让所有受试患者同时接受诊断性试验和金标准检查。此外,如果先做诊断性试验或金标准,然后由了解前一试验结果的研究者判断后一试验结果,则会做出倾向性判断,使两种方法一致性增高。当结果评价的研究者了解受试者是患者,就会潜意识地寻找可能存在的阳性结果;相反,受试者不是患者,则可能放弃仔细寻找阳性信息的机会,使可能存在的阳性信息遗漏,从而导致敏感性和特异性高于真实值。克服的方法是盲法判断试验结果,由不知另一试验结果的研究者独立、客观地对诊断性试验或金标准结果作出判断。

二、诊断性试验的评价指标

对诊断性试验进行严格、科学评价时,通常应用的评价指标在临床流行病学相关的教材和参考资料已有详细的介绍,下面仅介绍诊断性试验系统评价的常用指标。诊断性试验的四格表见表 6-1。

表 6-1 评价诊断性试验的四格表

		金诊断		
		有病	无病	合计
诊断性试验	阳性	a(真阳性)	b(假阳性)	a+b(阳性人数)
	阴性	c(假阴性)	d(真阴性)	c+d(阴性人数)
	合计	a+c (患病人数)	b+d (非患病人数)	a+b+c+d (受检总人数)

1. 敏感度(sensitivity,SEN) 敏感度指经金标准诊断为"有病"的病例中,诊断试验检测为阳性例数所占的比例。真阳性例数愈多,则敏感度愈高,漏诊病例(漏诊率)愈少。

敏感度是诊断试验区别目标疾病患者的能力。敏感性诊断试验指能够诊断出尚处于初期或早期的目标疾病或能够反映出目标疾病微小变化的诊断性试验。高敏感度试验用于评估疾病漏诊可能造成严重后果和筛查无症状且发病率又比较低的疾病。

$$SEN = \frac{a}{a+c} \times 100\%$$

2. 特异度（specificity，SPE）　特异度指经金标准诊断为"无病"的病例中，诊断试验检测为阴性例数所占的比例。真阴性例数愈多，则特异度愈高，误诊病例（误诊率）愈少。

特异度是诊断试验区别非目标疾病者的能力。特异性诊断试验指能够独特地作为目标疾病标识的诊断性试验。真正具有目标疾病唯一性的特异性诊断试验极少，如果用于鉴别诊断的诊断试验特异度达到85%以上者可称为高特异度的诊断性试验。高特异性试验用于肯定诊断、确诊疾病。

$$SPE = \frac{d}{b+d} \times 100\%$$

3. 阳性似然比（positive likelihood ratio，+LR）　阳性似然比为出现在金标准确定有病的受试者阳性试验结果与出现在无病受试者阳性试验结果的比值大小或倍数，即真阳性率与假阳性率之比，因此，+LR越大，表明该诊断性试验误诊率越小，也表示患目标疾病的可能性越大。

$$+LR = \frac{真阳性率}{假阳性率} = \frac{SEN}{1-SPE}$$

4. 阴性似然比（negative likelihood ratio，-LR）　阴性似然比为出现在金标准确定有病的受试者阴性试验结果与出现在无病受试者阴性试验结果的比值大小或倍数，即假阴性率与真阴性率之比，因此，-LR越小，表明该诊断性试验漏诊率越低，也表示患目标疾病的可能性越小。

$$-LR = \frac{假阴性率}{真阴性率} = \frac{1-SPE}{SEN}$$

5. 阳性预测值（positive predictive value，+PV）　阳性预测值指诊断试验检出的全部阳性例数中，真正"有病"的例数（真阳性）所占的比例。

$$+PV = \frac{a}{a+b} \times 100\%$$

6. 阴性预测值（negative predictive value，−PV）　阴性预测值指诊断试验检出的全部阴性例数中，真正"无病"的例数（真阴性）所占的比例。

$$-PV = \frac{d}{c+d} \times 100\%$$

7. 准确度（accuracy，AC）　准确度指诊断试验的全部真阳性者和真阴性者占受检总人数的比例。准确度又称符合率，反映了诊断性试验结果与金标准试验结果符合或一致程度。

$$AC = \frac{a+d}{a+b+c+d} \times 100\%$$

8. 患病率（prevalence，P）　患病率是指金标准诊断的阳性病例占检测某诊断性试验时纳入样本人群的比例，不是自然人群中的患病率。

$$P = \frac{a+c}{a+b+c+d} \times 100\%$$

9. 验前概率（Pre-test probability）和验后概率（Post-test probability）　验前概率和验后概率也常被用来评价诊断试验。临床医师根据患者的临床表现及个人经验，对该患者患目标疾病可能性的估计值，称为验前概率；临床医师希望了解当诊断性试验为阳性时，患目标疾病的可能性有多大，阴性时排除某病的可能性有多大，这就需要用验后概率来进行估计。当诊断试验为阳性或阴性时，对患者患目标疾病可能性的估计称为验后概率。如果验后概率相对验前概率改变越大，则该诊断性试验被认为越重要。

$$\text{验前比（Pre-test odds）} = \frac{\text{患病率}}{1 - \text{患病率}}$$

$$\text{验后比（Post-test odds）} = \text{验前比} \times \text{LR}$$

$$\text{验后概率（Post-test probability）} = \frac{\text{验后比}}{1 + \text{验后比}}$$

10. 诊断比值比(diagnostic odds ratio, DOR)　诊断比值比指病例组中试验阳性的比值(真阳性率与假阴性率之比)与对照组中试验阳性的比值(假阳性率与真阴性率之比)。

$$DOR = \frac{a/c}{b/d}$$

11. ROC 曲线　ROC 曲线是"受试者工作特性曲线"(receiver operating characteristic curve)的简称。由于 ROC 曲线由多个临界值相应的敏感度和假阴性(1−特异度)构成,曲线上的各个点表示相应临界值的敏感度和特异度,所以 ROC 曲线综合反映了诊断性试验的特性,即诊断性试验对目标疾病的诊断价值,也可根据诊断性试验的使用目的,用它来确定最佳临界值。

以敏感度为纵坐标、(1−特异度)为横坐标,取若干个临界值及其相应的敏感度和特异度,就可做出 ROC 曲线。由于 ROC 曲线值是各临界值相对应敏感度和(1−特异度)的平均值,因此,其精确度取决于临界值点的数量,临界值点数量越多,则越趋近真实均值,5 个以上临界值点可获得较为精确的 ROC 曲线值。

一般而言,特异度和敏感度越高的诊断试验越好。由于多数诊断试验要么特异度较高、敏感度较低,要么特异度较低、敏感度较高,所以,主要应根据诊断试验的应用目的来评价其价值。如筛查选敏感度高的诊断试验,而确诊则选特异度高的诊断试验。如果兼顾特异度和敏感度,则可用 ROC 曲线对多个诊断试验的重要性进行综合比较。比较的方法是比较各诊断性试验 ROC 曲线下面积,面积越大则重要性越大。

第二节　提出问题,制订研究计划

一、题　目

与所有研究一样,撰写诊断性试验系统评价时,首先应确定研究题目。如果选题缺乏针对性,将给后面的工作带来困难,特别是影响资料的收集和数据分析,最终影响整个研究的质量。诊断性试验系统评价题目涉及两个方面,一是诊断方法,二是特定人群,有 4 种格式,分别为[2]:

1. 诊断试验 1 和诊断试验 2 诊断特定人群的某疾病[(Index test 1)versus(index test 2)for(target condition)in(patient description)]　如衣原体抗体滴度检测与子宫输卵管造影诊断低生育力妇女的输卵管病理改变(Chlamydia antibody titre testing versus hysterosalpingography for diagnosing tubal pathology in subfertile women)。

2. 诊断试验 1 和诊断试验 2 诊断某疾病[(Index test 1)versus(index test 2)for(target condition)]　如磁共振成像与超声诊断缺血性卒中(MRI versus ultrasound for diagnosing ischaemic stroke)。

3. 诊断试验诊断特定人群的某疾病[(Index test)for(target condition)in(patient description)]　如硝酸盐还原法诊断耐乙胺丁醇的结核患者(Nitrate reductase assay for the diagnosis of ethambutol resistance in Mycobacterium tuberculosis)。

4. 诊断试验诊断某疾病[(Index test)for(target condition)]　如抗环瓜氨酸肽抗体诊断类风湿关节炎(Anti-cyclic citrullonated peptide antibody for rheumatoid arthritis)。

格式 1 和 2 规定了具体的诊断方法,格式 1 和 3 规定了特定人群,格式 3 和 4 只规定了一种具体诊断方法,未规定对照的诊断方法。

二、研究背景

背景的阐述通常包括四个部分:①被诊断的目标疾病概述:包括发病率,严重性,预后和可能的治疗方法;②待评价试验:描述待评价试验基本情况,无论其是目前临床实践中使用的还是正在评价中的试验；③参考试验：描述参考试验基本情况；④简述本系统评价的必要性[2]。

三、研　究　目　的

应明确说明研究目的。主要包括目标疾病、待评价试验、参考试验（金标准）和研究对象，如评价某诊断试验检测特定人群的某疾病准确性（To determine the diagnostic accuracy of［index test］for detecting［target condition］in［patient description[2]］）。

有些诊断性系统评价除了主要目的，还包括次要目的。如主要目的可能是比较待评价试验和参考试验的准确性，次要目的可能在预先指定的阈值下估计每个试验的准确性。

四、纳入和排除标准

1. 研究类型　符合条件的研究设计（以前瞻性的观察人群为基础的，对所有观察对象和结果评价使用相同参考试验）都应纳入，如"所有连续-系列患者"或"所有的研究设计"。排除特定类型研究（病例对照研究、回顾性研究）应予以说明。

2. 研究对象　定义患者人群和地点是关键。而年龄和性别分布，有无附加其他症状，患者是否居住在社区、参加初级保健、住院，家庭护理或长期护理都是重要的变量，它们比诊断方法的操作更容易对研究结果产生影响。研究对象可以是待评价试验诊断的特定疾病，也可是疾病某阶段[3]。

3. 待评价试验　待评价试验应该与当前临床实际的应用相关。应对其清楚地定义，包括详细的技术信息，同时应考虑到这些信息在欠发达国家中的潜在适用性及诊断方法是否高度符合需要。

4. 参考试验　即金标准，理想金标准的选择常常受其实用性限制，这意味着研究可能会产生检测偏倚。同时应对其清楚地定义,包括详细的技术信息。

5. 目标疾病 可以是待评价试验诊断的特定疾病,也可以是疾病某阶段。

第三节 检索资料

检索资料应确定检索词及其之间的搭配关系,制定检索策略和确定检索范围。检索策略的制定可参考《The Bayes Library of Diagnostic Studies and Reviews》,制定原则是敏感度要高,通过提高敏感度,达到提高检出率、降低漏检率的目的。所有检索词应采用主题词[MEDLINE(MeSH),EMBASE(EMTREE)]与自由词相结合的方式,且检索策略通过多次预检索后方可确定[2-5]。

详细列述检索的资料库或其他信息来源,如各种电子资料库、临床试验注册库、个人文件、专家信息、机构组织的资料库、手检资料,以及对检索的任何限制(如时间、发表状况、发表语言等);应对列出但实际检索时未予检索的部分说明原因。

1. 主要数据库 PubMed、EMBASE、The Cochrane Library、中国生物医学文献数据库等均为检索诊断性试验最重要的数据库。另外,以下数据库也是获取诊断性试验相关内容的重要信息源。

(1) Medion 数据库(http://www.mediondatabase.nl):由荷兰和比利时研究人员组成的小组对其进行维护和更新,由诊断性研究系统评价的方法学研究数据库、诊断性研究的系统评价、遗传检测研究的系统评价构成。

(2) IFCC 数据库(http://www.ifcc.org):IFCC(International Federation of Clinical Chemistry and Laboratory Medicine)为国际临床化学和实验医学联合会数据库,收集了 80 多个与临床有关的实验室诊断方面的系统评价。

（3）BIOSIS Previews（BP）数据库：由 Thomson Scientific 编辑出版，是世界上规模较大、影响较深的著名生物学信息检索工具之一。收集了 1969 年以来世界上 100 多个国家和地区的 5500 多种生命科学方面的期刊和 1650 多个国际会议、综述文章、书籍、专利信息，以及来自生物文摘和生物文摘评论的独特的参考文献。主要包括传统领域（分子生物学、植物学、生态与环境科学、医学、药理学、兽医学、动物学），跨学科领域（农业、生物化学、生物医学、生物技术、试验临床兽医药学、遗传学、营养学、公共卫生学）和相关领域（仪器、试验方法等）。

（4）SciFinder Scholar：是美国《化学文摘》的网络版，整合了 Medline、欧洲和美国等 30 多家专利机构的全文专利资料以及化学文摘 1907 年至今的所有内容。涵盖了化学家和生物学家感兴趣的所有领域，包括两个主要数据库（CAplus 和 CAS REGISTRY）和四个独特数据库（CASREACT、MEDLINE、CHEMLIST 和 CHEMCATS）。

（5）其他数据库：①African Index Medicus（http://index-medicus. afro. who. int）；②Australasian Medical Index（http://www. nla. gov. au/ami）；③KoreaMed（http://www. korea-med. org/SearchBasic. php）；④INASP（http://www. inasp. info/file/68/about-inasp. html）；⑤IndMED（http://indmed. nic. in）；⑥HINARI（http://www. who. int/hinari/en）；⑦Clinical Chemistry（http://www. clinchem. org）；⑧Bandolier（www. jr2. ox. ac. uk/bandolier）。

2. 诊断试验的检索策略　PubMed 中诊断试验的检索策略如下，其他数据库的检索策略可根据具体数据库调整（表 6-2）。

表 6-2　**PubMed** 中诊断试验的检索策略

#1 diagnosis[mh]	#3 diagnosis,differential[mh]
#2 diagnostic errors[mh]	#4 mass screening[mh]

续表

#5 diagnostic tests,routine[mh]	#25 pre-test probability * [tw]
#6 reference values[mh]	#26 pretest probability * [tw]
#7 false positive reactions[mh]	#27 post-test odds[tw]
#8 false negative reactions[mh]	#28 posttest odds[tw]
#9 observer variation[mh]	#29 post test probabilit * [tw]
#10 diagnosis,computer-assisted[mh]	#30 posttest probabilit * [tw]
#11 diagnosis[tw]	#31 likelihood ratio * [tw]
#12 diagnoses[tw]	#32 positive predictive value * [tw]
#13 sensitivity and specificity[mh]	#33 negative predictive value * [tw]
#14 predictive value of tests[mh]	#34 false negative[tw]
#15 predictive value * [tw]	#35 false positive[tw]
#16 sensitivity[tw]	#36 true negative * [tw]
#17 specificity[tw]	#37 true positive * [tw]
#18 roc curve[mh]	#38 misdiagnosis[tw]
#19 receiver operating characteristic[tw]	#39 misdiagnoses[tw]
#20 receiver operator characteristic[tw]	#40 accuracy[tw]
#21 roc. tw.	#41 screening[tw]
#22 reproducibility of results[mh]	#42 reference value * [tw]
#23 pre-test odds[tw]	#43 OR/1-42
#24 pretest odds[tw]	

手工检索、在研研究和灰色文献等检索参考第二章。

第四节　文献筛选和资料提取

一、文　献　筛　选

文献筛选可参考第五章第四节。

二、资料提取

资料提取指按照纳入标准,将纳入研究的结果和所有有价值的信息正确地收集并记录下来,是系统评价结果分析中的一个关键步骤,直接影响结果的准确性。为了保证资料提取的准确性,要求至少两位评价人员各自独立提取资料,然后互相复核,准确无误和意见统一后输入统计软件。

资料提取表栏目的设置不要过于繁杂,过于繁杂的提取表令人乏味厌烦,且浪费时间。若过于简单,就有可能忽略有用的信息,在录入资料进行分析时不得不重新提取原始资料,同样浪费时间。资料提取表的基本项目包括:

1. 纳入研究基本情况 题目、作者、刊名、国家、发表日期等。

2. 研究对象 例数、种族、性别、年龄、疾病、患病率、疾病谱(疾病的轻、中、重比例)、研究对象的选择(连续或按比例抽样)、研究对象来源(住院或门诊)、诊断标准、纳入标准、排除标准、有无症状、并发症或合并症等。

3. 待评价试验 例数、所使用仪器、试剂、检测方法、是否盲法、是否有详细的操作过程的报道等。

4. 参考试验 例数、所使用仪器、试剂、检测方法、是否盲法、是否有详细的操作过程的报道等。

5. 评价指标 用参考试验诊断为"有病"的病例总数$(a+c)$中,用待评价试验检测,结果阳性的病例数为 a,结果阴性者为 c;参考试验诊断为"无病"的病例总数$(b+d)$中,用待评价试验检测,结果阳性的病例数为 b,结果阴性者为 d,资料列成四格表形式。

若评价某待评价试验的研究用了一个以上的临界值描述试验结果,则分别提取各临界值对应的数据。

第五节 纳入研究的方法学质量评价

对纳入研究的质量是否进行准确而严格的评价直接影响着诊断性试验系统评价的质量。如果单个研究的结果存在偏倚，在不完全考虑其质量的情况下进行合并，则诊断性试验系统评价结果也会存在偏倚。因此，有必要对诊断性试验系统评价所纳入的研究进行质量评价。与干预性研究相比，诊断试验在设计上有其独特之处，这意味着用于评价诊断试验研究质量的标准也不同于干预性研究质量评价。

通过评价原始诊断试验的质量，即研究中潜在的偏倚和异质性来源对结果可能造成的影响来评价诊断试验的真实性。目前，已有许多评价标准被推荐用于评价诊断试验准确性研究的质量，以评估诊断试验证据的真实性。其中，QUADAS(Quality Assessment for Diagnostic Accuracy Studies)标准是目前唯一一个经过严格评价和验证的诊断试验质量评价标准。纳入条目从最初的 28 个减少至 14 个，涵盖了疾病谱、金标准、疾病进展偏倚、评价偏倚、临床评价偏倚、合并偏倚、试验的实施、病例退出以及不确定结果等。该评价标准不仅对诊断试验的诊断准确性进行评价，而且还涉及对诊断试验检测方法检测准确性的评价。每一个条目以"是"、"否"、"不清楚"评价，"是"为满足此条标准，"否"为不满足，部分满足或者从文献中无法得到足够信息的为"不清楚"(表 6-3)。2008 年，Cochrane 协作网推荐 QUADAS 作为 Cochrane 诊断性试验准确性系统评价中质量评价的标准，并根据 Cochrane 协作网的筛检和诊断性试验方法学组的意见，将 QUADAS 的 3、8、9 条列入非必须评价条目。因此，Cochrane 诊断性试验系统评价中的质量评价标准最终确定为 11 条[2,6,7]。

表 6-3　QUADAS 评价诊断试验的标准

条目	评价结果		
	是	否	不清楚
1 病例谱是否包含了各种病例及易混淆的疾病病例？(疾病谱组成)	研究纳入的病例谱能够代表临床实践中接受该检查的患者群	研究招募的是健康对照组或已知有目标疾病的患者组，或研究人群不符合事先界定的种病例谱，严重程度的因素（考虑重程度、年龄、性别）可接受标准	信息不足无法作出判断
2 研究对象的选择标准是否明确？(选择标准)	研究提供如何选择受试者的所有相关信息	研究的选择标准没有有明确报告	研究仅报告了部分选择标准，且现有信息不足
3 金标准是否能准确区分目标病，无病状态？(金标准)	金标准能够准确区分目标疾病是现有的最佳方法	金标准不太可能准确区分疾病	判断依据不足
4 金标准和诊断性试验检测的时间间隔是否足够短，以避免出现疾病病情的变化？(疾病进展偏倚)	进展迅速的疾病，金标准和诊断性试验检测时间间隔约数小时或数日；慢性病、疾病状态可能不会在 1 周，1 个月甚至更长时间内发生变化。此时虽然金标准和待评价试验的检测间隔间较长，也可评价为"是"	金标准和诊断性试验的检测间隔时间足够长，其间疾病状态可能已经发生变化	提供信息不足

续表

条目	评价结果		
	是	否	不清楚
5 是否所有的样本或随机选择的样本均接受了金标准试验？(部分参照偏倚)	所有接受了诊断性试验的患者或随机选择的患者均通过金标准准确证实了其疾病状态	部分接受了诊断性试验的患者没有通过金标准证实其真实的疾病状态，且接受金标准检测的患者不是随机选择的	研究没有报告该信息
6 是否所有病例无论诊断性试验的结果如何，都接受了相同的金标准？(多重参照偏倚)	患者通过相同的金标准证实了其真实的疾病状态	部分患者通过另一种不同的金标准证实	研究没有报告该信息
7 金标准是否独立于诊断性试验即诊断性试验不包含在金标准中？(混合偏倚)	诊断性试验不是金标准的组成部分	诊断性试验是金标准的组成部分	研究没有报告该信息
8 诊断性试验的操作是否描述的足够清楚可进行重复？(待评价试验的实施)	研究报告或引用了足够详细的信息保证了诊断性试验的可重复性	研究未报告或引用了足够详细的信息保证了诊断性试验的可重复性	仅描述了待评价试验实施过程的部分细节，没有足够的证据将该条目评价为"是"

续表

条　目	评价结果		
	是	否	不清楚
9 金标准试验的操作是否描述的足够清楚可以进行重复？（金标准的实施）	研究报告或引用了足够详细的信息，保证了金标准的可重复性	研究未报告或引用了足够详细的信息保证了金标准的可重复性	仅描述了金标准实施过程的部分细节，没有足够的证据将该条目评价为"是"
10 诊断性试验的结果解释是否足够清楚？（试验解读偏倚）	研究明确指出诊断性试验结果的判读是在不知道金标准试验结果的结果下进行的	情况并非"是"	研究未报告该信息
11 金标准试验的结果解释是否足够清楚？（金标准解读偏倚）	研究明确指出金标准试验结果的判读是在不知道诊断性试验结果的结果下进行的	情况并非"是"	研究未报告该信息

续表

条目	评价结果		
	是	否	不清楚
12	当解释试验结果时可获得的临床资料是否与实际判读试验时也能够获得的临床资料一致?(临床解读偏倚) 临床实际判读试验时通常都能够获得的临床资料且判读时能获得类似的资料;临床实际应用中可获得的临床资料解读结果时也不能获得这些资料	情况并非"是"	研究未报告该信息
13	是否报道了难以解释、中间试验结果?(难以解释的结果) 从研究报告中可清楚地判断包括难以解释的/不确定的/中间试验结果在所有试验结果均已报告	若事实上已经出现了这样的结果,但研究没有报告	若无法确定是否所有的试验结果均已报告
14	对退出研究的病例是否进行解释?(退出病例) 从研究报告中可清楚地判断进入研究的所有患者的情况,如受试者的流程图	若发现进入研究的部分受试者并未完成研究,即试验和金标准的检测,且研究报告没有对这些患者作出说明	无法确定是否对进入研究的所有患者都作出了说明

第六节　分析资料和解释结果

一、分析资料

资料分析主要涉及两点，一是对各研究结果进行异质性检验，二是根据检验结果选用模型（固定效应模型和随机效应模型）对各研究的统计量进行加权合并。

按不同的诊断方法分组，采用 χ^2 检验对各研究 DOR 结果进行异质性分析，用 I^2 评估异质性大小，$I^2 < 25\%$ 则异质性较小，$25\% < I^2 < 50\%$ 则为中等度异质性，$I^2 > 50\%$ 则研究结果间存在高度异质性。若存在异质性，则进行敏感性分析和亚组分析。

1. 亚组分析　如研究间结果存在异质性时，需对异质性产生的原因进行分析。按异质性来源不同进行分层处理，若由方法学质量导致，则按质量高低进行分层分析；若由设计方案不同导致者，则按设计方案进行分层分析。

2. 敏感性分析　指通过改变某些可能影响合成结果的重要因素，如采取不同的纳入标准（研究质量、随访情况等）或统计方法（固定效应模型或随机效应模型）等，观察不同研究的异质性和合成结果是否发生变化，从而判断结果的稳定性和强度。若采用不同方法分析后，结果未发生大的变化，说明敏感性低，结果较为稳定可信，若分析后得到差别较大甚至相反结论，说明敏感性高，结果的稳定性低，在解释结果和下结论时需非常慎重，提示存在与干预措施效果相关的、重要的、潜在的因素，需进一步明确争议的来源。

利用 Metadisc 软件或 RevMan 软件进行分析，计算各组合并诊断比值比、敏感度、特异度、准确度、阳性预测值、阴性预测值、阳性似然比、阴性似然比和 SROC 曲线下面积，所有结果均用 95％CI 可信区间表示。

1. SROC 曲线　对同一检测指标的多个不同试验进行 Meta 分析,可根据它们效应量的权重,用 SROC 曲线表示。通过 SROC 曲线下面积的大小来分析、评价和比较两种或两种以上诊断性试验的价值,曲线越接近坐标轴左上角,曲线下面积(Area Under the Curve,AUC)越接近于 100％,说明该试验的确诊或排除价值越高。

AUC 是诊断性试验的总体表现,用来评判诊断准确性,可解释为:一种诊断性试验能将患者与非患者正确识别的概率。AUC 可反映诊断性试验的准确性大小,其取值范围在 0.5～1 之间,全无价值的试验 AUC 为 0.5,完全理想的试验 AUC 为 1,一般认为 AUC 为 0.5～0.7 时,表示诊断准确性较低;0.7～0.9 时,表示诊断准确性中等;0.9 以上时,表示诊断准确性较高[8-9]。

2. 合并诊断比值比　诊断比值比表示诊断试验的结果与疾病的联系强度,其大小与选择的诊断界点有关,诊断比值比的数值越大表示该诊断性试验的判别效果越好;诊断比值比等于 1,表示该试验无法判别患者与非患者;诊断比值比小于 1,则意味着对照组比病例组更有可能得到阳性的试验结果。

3. 合并似然比　似然比指诊断性试验的结果在患者中出现的概率与非患者中出现的概率之比,+LR 愈大愈好,它表明阳性结果的正确率高,受检对象的患病率高;−LR 比愈小愈好,提示患病可能性小,阴性结果正确率高。

LR＝1,表示验前和验后概率相同,对诊断无价值。+LR＞1,表示试验后,患该病的可能性增大。值越大,患该病的可能性越大;−LR＜1,表示试验后,患该病的可能性变小。值越大,患该病的可能性越小。

+LR＞10 或−LR＜0.1:验前概率到验后概率发生决定性变化,基本可以确定或排除诊断;+LR 在 5～10 或−LR 在

0.1～0.2 之间:验前概率到验后概率发生中等度变化;＋*LR* 在
2～5 或－*LR* 在 0.2～0.5 之间:验前概率到验后概率发生较小
程度变化;＋*LR* 在 1～2 或－*LR* 在－0.5～1 之间:验前概率到
验后概率基本上不发生变化。

4. 合并预测值　预测值指诊断性试验结果与实际(参考试
验结果)符合的概率,当确诊试验＋*PV*＞85％时,认为试验结果
阳性可确诊该病,当筛检试验的－*PV*＞95％时,认为试验结果
阴性可排除该病而不需要进一步的检查。

关于异质性检验、发表性偏倚分析和统计模型选用见第
三章。

二、解　释　结　果

系统评价结果部分包括文献检索和筛选、资料提取和质量
评价、统计分析结果、统计学意义和临床意义。

1. 文献检索和筛选　首先列述根据材料与方法所拟订的
检索策略进行检索获得的检索结果,明确描述有多少研究被初
检命中,有多少研究符合纳入标准,在符合纳入标准的研究中有
多少研究被排除,以及排除的原因,最后有多少研究被纳入,可
借鉴图 1-2。

2. 资料提取和质量评价　将纳入研究按基本情况、研究对
象、待评价试验、参考试验和评价指标等内容提取到纳入研究的
特征表中。

质量评价应按照质量评价标准一一进行,具体见图 6-1、
图 6-2。

3. 统计分析结果　提取真阳性、真阴性、假阳性、假阴性的
病例数,在统计软件中输入并进行数据分析,可生成合并敏感度
和特异度森林图、诊断比值比森林图、似然比森林图和 ROC
曲线[2]。

(1) 敏感度和特异度森林图:图 6-3 为纳入研究的敏感度

和特异度森林图,小方块表示每个研究的敏感度或特异度值,穿过小方块的横线表示可信区间,横线长度表示可信区间宽度,横线左端为可信区间最低值,右端为最高值。括号内的值为敏感性或特异性 95％的可信区间。

	Representative spectrum?	Acceptable reference standard?	Acceptable delay between tests?	Partial verification avoided?	Differential verification avoided?	Incorporation avoided?	Reference standard results blinded?	Index test results blinded?	Uninterpretable results reported?	Withdrawals explained?	Sponsoring precluded?
Adam 2004	+	+	?	+	+	?	?	?	−	+	?
Allan 2005	+	+	?	+	+	+	+	+	−	−	−
Becker 2003	+	+	?	+	+	+	+	+	+	−	+
Bialek 2002	?	+	?	+	+	+	+	+	+	−	+
Bretagne 1997	+	+	?	+	+	+	?	+	+	−	+
Bretagne 1998	?	+	?	+	+	+	?	+	−	+	?
Buchheidt 2004	?	+	?	+	+	−	?	+	−	+	+
Verweij 1995	?	?	?	+	+	+	?	+	−	−	+
Weisser 2005	?	+	+	+	+	+	?	+	−	+	+
White 2005	?	+	?	+	+	+	−	+	−	+	?
Wlliamson 2000	+	?	?	+	+	+	?	+	+	−	?
Yoo 2005	+	+	?	+	+	−	?	+	?	+	+

图中列出了每一个纳入研究各评价条目满足情况, ⊕:为满足此条目标准; ⊖:为不满足此条目标准; ?:部分满足或者从文献中无法得到足够信息

图 6-1　纳入研究质量评价①

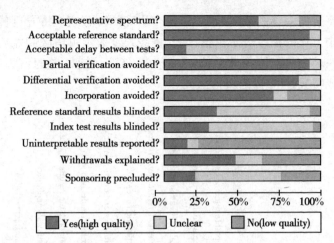

图中纵轴为质量评价条目,横轴为该评价条目中"是"、"否"和"不清楚"占的百分比

图 6-2　纳入研究质量评价②

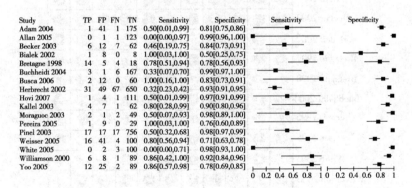

图中 TP 为真阳性病例数;FP 为假阳性病例数;FN 为假阴性病例数;TN 为真阴性病例数

图 6-3　纳入研究的敏感度和特异度

　　(2) 诊断比值比和似然比森林图:图 6-4～图 6-6 为纳入研究的诊断比值比和似然比的森林图,小方块表示每个研究比值比或似然比的值,横线长度表示可信区间宽度,横线左

端为可信区间最低值,右端为最高值,括号内的值为诊断比值比 95％的可信区间,菱形为诊断比值比和似然比的合并效应量。

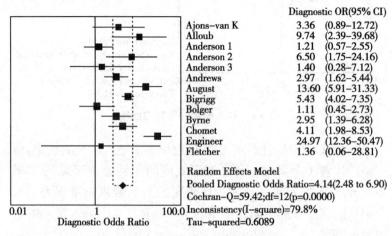

	Diagnostic OR(95% CI)
Ajons-van K	3.36　(0.89–12.72)
Alloub	9.74　(2.39–39.68)
Anderson 1	1.21　(0.57–2.55)
Anderson 2	6.50　(1.75–24.16)
Anderson 3	1.40　(0.28–7.12)
Andrews	2.97　(1.62–5.44)
August	13.60　(5.91–31.33)
Bigrigg	5.43　(4.02–7.35)
Bolger	1.11　(0.45–2.73)
Byrne	2.95　(1.39–6.28)
Chomet	4.11　(1.98–8.53)
Engineer	24.97　(12.36–50.47)
Fletcher	1.36　(0.06–28.81)

Random Effects Model
Pooled Diagnostic Odds Ratio=4.14(2.48 to 6.90)
Cochran-Q=59.42;df=12(p=0.0000)
Inconsistency(I-square)=79.8%
Tau-squared=0.6089

图 6-4　纳入研究的诊断比值比

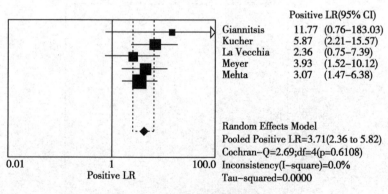

	Positive LR(95% CI)
Giannitsis	11.77　(0.76–183.03)
Kucher	5.87　(2.21–15.57)
La Vecchia	2.36　(0.75–7.39)
Meyer	3.93　(1.52–10.12)
Mehta	3.07　(1.47–6.38)

Random Effects Model
Pooled Positive LR=3.71(2.36 to 5.82)
Cochran-Q=2.69;df=4(p=0.6108)
Inconsistency(I-square)=0.0%
Tau-squared=0.0000

图 6-5　纳入研究的阳性似然比

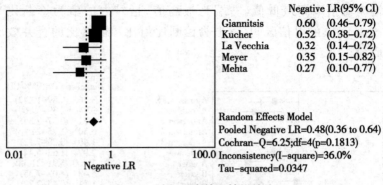

	Negative LR(95% CI)	
Giannitsis	0.60	(0.46–0.79)
Kucher	0.52	(0.38–0.72)
La Vecchia	0.32	(0.14–0.72)
Meyer	0.35	(0.15–0.82)
Mehta	0.27	(0.10–0.77)

Random Effects Model
Pooled Negative LR=0.48(0.36 to 0.64)
Cochran-Q=6.25;df=4(p=0.1813)
Inconsistency(I-square)=36.0%
Tau-squared=0.0347

图 6-6　纳入研究的阴性似然比

（3）ROC 曲线：图 6-7 中矩形数量表示纳入研究的数量，每个矩形代表 1 个研究。每个矩形宽度的比例为该研究的 1/敏感度标准误差，高度的比例为该研究的 1/特异度标准误差。每个矩形的宽度和高度与样本量的大小成正比。x 轴为特异度，y 轴为敏感度。

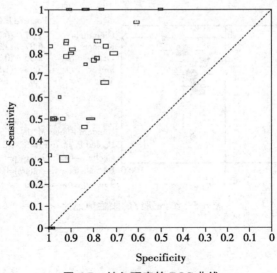

图 6-7　纳入研究的 ROC 曲线

图 6-8 中矩形数量表示纳入研究的数量,每个矩形代表 1 个研究;黑色实心圆点为点估计,黑色实心圆点周围虚线的椭圆形为 95% 的可信区间;弯曲的实线为合并的 ROC 曲线。

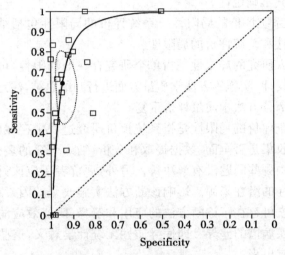

图 6-8　纳入研究的 ROC 曲线

结果列述应讲究技巧,如果列述的方法得当,则读者容易阅读,容易抓住系统评价的要点。列述结果时,需从统计学意义和临床意义两方面进行解释。

三、讨论和结论

在撰写讨论和结论时,应尽可能站在国际的视角,而不是局限于某一个特定的国家和地区。系统评价作者应牢固地树立这一观念:不同的人面对同样的证据可能做出完全不同的决策,系统评价的主要目的是列述信息,而不是劝导人们;讨论和结论应该帮助人们充分理解证据对于决策的价值和含义,应避免在假设的措施和价值的基础上向读者推荐,一般应包括以下内容：

1. 概要　对整个系统评价纳入研究和结果的一个高度概括，给读者一个关于该系统评价结果的轮廓。同时应该总结纳入研究的异质性、质量和完整性，待评价试验是否可以解决预期目的及其不确定性。

2. 系统评价的局限性　系统评价的局限性包括纳入研究的局限性和系统评价的局限性。

纳入研究的局限性是指单个研究存在的局限性，可从各个研究的设计、实施等方法学质量方面进行归纳总结，注意不要与"结果"部分方法学质量评价重复。

系统评价的局限性是指系统评价研究过程中存在的问题，如资料收集是否全面、数据提取和分析、纳入研究的多少、在研究过程中哪些问题没有解决等。另外，评价者还应该讨论结果中异质性的潜在来源。影响诊断方法实施改变的因素有哪些，这些因素可存在于诊断方法的应用和解释、阈值效应的其他原因以及疾病谱的差异。即使异质性无统计学意义，这些特征也应被检查出来。

3. 实用性　在不同人群地点结果实用性的讨论，要依据重要事实。在确定系统评价结果的应用性时，评价者应该留意不能采用他们自己的条件，或者在纳入研究中所反映的条件，必须与其他人群地点的条件相同。

同时应通过对哪些环境条件下的疾病谱实用、哪些环境下的条件不适用以及预测在不同环境条件下效果的改变的分析，帮助人们做出关于实用性的决策。但是，系统评价的初衷是提供信息，而不是指南。

4. 作者结论　作者结论的主要目的是提供与决策相关信息，而不是提供与决策相关意见和建议，要求从两方面进行总结：一是对临床实践的提示，二是对未来研究的提示。

第七节　应用举例

引用文献：Leeflang MM，Debets-Ossenkopp YJ，Visser CE，et al. Galactomannan detection for invasive aspergillosis in immunocompromized patients. Cochrane Database of Systematic Reviews 2008，Issue 4. Art. No.：CD007394. DOI：10.1002/14651858. CD007394.

1. 背景　侵袭性曲霉病（invasive aspergillosis，IA）是免疫抑制患者感染条件致病真菌引起的深部真菌感染。病情凶险，病死率很高，确诊后一年病死率为 70%～90%。近些年来，由于接受化疗的肿瘤患者，器官移植和长期类固醇治疗的人越来越多，IA 的发病率明显增高。IA 通常从肺部进入邻近器官导致感染，而对虚弱患者，诊断试验应为非侵入性和低成本的方法，因此早期诊断及恰当治疗是临床解决 IA 感染的关键。组织培养及病理检查虽为 IA 诊断的金标准，但需有创操作才能获得检测所需组织。而对于全血细胞减少、病情危重的患者而言创伤性操作可能性不大，组织培养耗时长且敏感性低，同时可能导致假阴性或假阳性结果，故对 IA 这种进展迅速的疾病有明显的滞后性，贻误了治疗时机。目前，半乳甘露聚糖（galactomannan，GM）的血清酶联免疫吸附试验具有很好的敏感性和特异性，被欧美联合制定的癌症或造血干细胞移植免疫抑制患者侵袭性曲霉病诊断标准列为诊断 IA 的一条微生物学标准。本研究评价血清半乳甘露聚糖诊断侵袭性曲霉病的准确性，以期为 IA 及早诊断和临床治疗提供依据。

2. 临床问题　半乳甘露聚糖的血清酶联免疫吸附试验与金标准相比，能否准确诊断 IA？

患者（P）：IA 患者

待评价试验（I）：半乳甘露聚糖的血清酶联免疫吸附试验

参考试验（C）：金标准

结果(O):IA 的最终正确诊断

3. 纳入排除标准 ①研究类型:评价半乳甘露聚糖的血清酶联免疫吸附试验诊断 IA 的回顾性或前瞻性研究;②研究对象:中性粒细胞减少症或中性粒细胞的功能损害的患者,包括:接受造血干细胞移植、化疗或免疫抑制剂治疗的血液系统恶性肿瘤患者,固体器官移植患者或长期使用免疫抑制剂的其他患者,接受化疗的癌症患者,免疫系统受损患者(如艾滋病和慢性肉芽肿病等);③待评价试验:半乳甘露聚糖的血清酶联免疫吸附试验,只纳入检测样本为血清的研究;④目标疾病:侵袭性肺曲霉病或系统性曲霉病;⑤参考试验:病理检查结合组织培养,由欧洲癌症研究与治疗组织(European Organization for Research and Treatment of Cancer,EORTC)和真菌病研究组(Mycoses Study Group,MSG)联合制订。

4. 检索策略 利用曲霉病(aspergillosis)和夹心酶联免疫吸附法(sandwich ELISA)的主题词和自由词检索 PubMed、EMBASE 和 Web of Science(表 6-4),同时通过以下途径获取已发表、未发表和在研研究:①通过 PubMed 的"Related Articles"功能获取已纳入研究的相关研究;②通过 Science Citation Index 获取已纳入研究的引用的研究;③追查已纳入研究的参考文献。

表 6-4 检索数据库及检索策略列表

数据库名称	检索策略
MEDLINE（PubMed 平台）	（"aspergillosis"［MeSH Terms］OR Aspergillosis［Text Word］OR "aspergillus"［MeSH Terms］OR Aspergillus［Text Word］OR aspergill＊)AND("Nucleic Acid Amplification Techniques"［MeSH］OR PolymeraseChainReaction［tw］OR PCR［tw］OR nucleic acid amplification［tw］OR immunosorbent assay［tw］OR immunoassay［tw］OR ELISA［tw］OR EIA［tw］OR"immunoassay"［MeSH Terms］)

续表

数据库名称	检索策略
EMBASE（OVID 平台）	（exp ASPERGILLOSIS/or aspergillosis. mp. or aspergillus. mp. or exp ASPERGILLUS/or aspergill \$. mp.)and(exp Nucleic Acid Amplification/or nucleic acid amplification. mp. or immunosorbent assay. mp. or exp Enzyme Linked Immunosorbent Assay/or ELISA. tw. or EIA. tw. or Polymerase Chain Reaction. mp. or expPolymerase Chain Reaction/or PCR. tw.)
SCI（Web of Science 平台）	Aspergillosis or aspergillus in title,abstract or subject AND Nucleic Acid Amplification or immunosorbent assay or Enzyme Linked Immunosorbent Assay or ELISA or EIA or Polymerase Chain Reaction or PCR in title,abstract and subject.

5. 资料提取与质量评价　由 2 名评价者独立按照预先制定的纳入排除标准筛选文献、提取数据并交叉核对。提取资料包括作者、年代、刊名、研究设计、患者、参考试验、四格表数据（真阳性、假阳性、真阴性、假阴性）及 QUADAS 条目等。根据 QUADAS 条目进行质量评价并对纳入的每个研究逐条按"是"、"否"、"不清楚"评价。

6. 数据分析　采用 χ^2 检验进行异质性分析（RevMan 5.0），用 I^2 评估异质性大小，$I^2 < 25\%$ 则异质性较小，$25\% < I^2 < 50\%$ 则为中等度异质性，$I^2 > 50\%$ 则研究结果间存在高度异质性。用 RevMan 5.0 绘制 SROC 曲线，并分别计算诊断试验的敏感性、特异性等。对不同研究设计进行敏感性分析，同时对纳入研究进行亚组分析（如光密度指数阈值等）。

7. 结果与结论

（1）检索结果：初检出文献 651 篇。阅读文题及摘要排除 557 篇，初步纳入文献 94 篇。进一步阅读全文排除未达到纳入标准的文献 52 篇。最终纳入 42 个研究（图 6-9）。

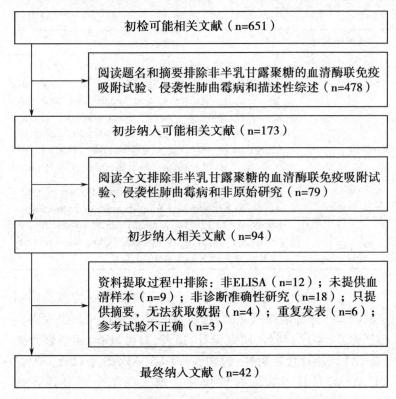

图 6-9 文献筛选流程图

（2）纳入研究基本特征和质量评价：纳入的 42 个研究中，共有 271 人是 IA 患者，356 人很可能是 IA 患者，53 人需进一步诊断是 IA 患者还是很可能是 IA 患者，656 人可能是 IA 患者，5423 不是 IA 患者，33 人需进一步诊断不是 IA 患者还是可能是 IA 患者。5 个研究为回顾性研究，22 个为前瞻性研究，15 个研究的研究设计不清楚。

12 个比较半乳甘露聚糖的血清酶联免疫吸附试验与其他试验（如半乳甘露聚糖的乳胶凝集或 PCR），但本研究并未对该比较进行定量合并分析，本研究的参考试验是由 EORTC/MSG

联合制订,同时纳入类似 EORTC 标准的参照试验。

　　大多数研究病例谱能够代表临床实践中接受该检查的患者群,但 5 个病例对照研究纳入了健康对照组或对照组人群与病例组人群来自不同地点,则其病例谱不具有代表性。5 个研究并未清楚解释金标准或用其他标准作为参考标准。只有 5 个研究报告半乳甘露聚糖酶联免疫吸附试验和金标准检测的间隔时间且间隔时间足够短。30 个研究明确指出金标准不包含半乳甘露聚糖酶联免疫吸附试验,其余研究均未说明。纳入研究在盲法解释半乳甘露聚糖酶联免疫吸附试验和金标准结果方面差异很大。33 个研究均未报告难以解释的或不确定的结果。15 个研究均对退出研究的病例进行了解释。

　　(3) Meta 分析结果及结论:Meta 分析结果显示:侵袭性曲霉病的感染率为 7.7%,7 个研究(901 位患者)报道了光密度指数(Optical Density Index,ODI)为 0.5 的合并敏感度和特异度分别为 78%(61%,89%)和 81%(72%,88%);12 个研究(1744 位患者)报道了光密度指数为 1.0 的合并敏感度和特异度分别为 75%(59%,86%)和 91%(84%,95%);17 个研究(2600 位患者)报道了光密度指数为 1.5 的合并敏感度和特异度分别为 64%(50%,77%)和 95%(91%,97%)。纳入研究不同光密度指数的 ROC 曲线见图 6-10。

　　与光密度指标为 1.5 相比,光密度指数为 0.5 时,侵袭性曲霉病的感染率为 8%。若光密度指数为 0.5 时,每 100 人中将有 2 个侵袭性曲霉病患者被漏诊(敏感度为 78%,假阳性为 22%),17 个侵袭性曲霉病患者被给予了不必要的治疗和进一步诊断(特异度为 81%,假阴性为 19%);若光密度指标为 1.5 时,每 100 人中将有 3 位侵袭性曲霉病患者被漏诊(敏感度为 64%,假阳性为 36%),5 个侵袭性曲霉病患者被给予了不必要的治疗和进一步诊断(特异度为 95%,假阴性为 5%)。由于存在异质性,对结果的解释要慎重。

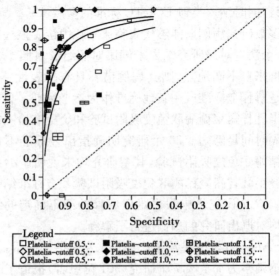

图 6-10 纳入研究不同光密度指数的 ROC 曲线

解析

近 20 年,随着获得性免疫缺陷综合征患者的增多,实体瘤、血液系统恶性肿瘤接受强化疗方案者增多,实体器官移植术及骨髓移植等患者的增多,免疫抑制患者数量大幅增加,导致侵袭性曲霉病发病呈增长趋势。由于侵袭性曲霉病患病后的病死率高,因此早期诊断是提高患者生存率和改善患者预后的关键。曲霉菌感染的诊断方法包括镜检、培养、组织病理学、影像学、血清学和分子生物学检查。这些方法存在不同程度缺陷,而半乳甘露聚糖的血清酶联免疫吸附试验不但能对高危人群进行早期诊断,还可监测病情严重程度和治疗反应,具有较好的临床应用价值。本文采用了 Cochrane 系统评价的方法,经严格的文献评价,筛选出符合质量要求的文献,用科学的统计学处理方法,对多个同类研究的效应量进行了定量合并分析,得出了较为明确的结论。

作者能紧密联系临床问题,选题有理论意义和临床实用价值。系统评价的方法和基本步骤正确,资料来源清楚,文献检索广泛,检索方法正确,纳入和排除标准明确。经筛选后,详细描述了纳入研究的基本特征和采用 Cochrane 协作网推荐的 11 条质量评价标准评价结果。论文中已提到合并分析的结果可能受存在的异质性的影响。这些均是本文值得肯定的优点。

存在的问题:

1. 纳入文献的全过程不够详细,如初步从不同数据库分别检出多少篇文献。

2. 本论文纳入了类似 EORTC 标准的参考试验,这使得纳入研究的参考试验不太一致,可能会影响待评价试验的评价结果。

3. 统计分析过程中,未对诊断比值比进行合并分析,也未对纳入研究的异质性进行分析。

推荐阅读材料 ••••••••••

1. Battaglia M, Bucher H, Egger M, et al. The Bayes Library of Diagnostic Studies and Reviews. 2nd edition. 2002.

2. de Vet HCW, Eisinga A, Riphagen II, et al. Searching for studies//Deeks JJ, Bossuyt PM, Gatsonis C. Cochrane Handbook for Systematic Reviews of Diagnostic Test Accuracy Version 1. 0. 0. The Cochrane Collaboration, 2008. http://srdta. cochrane. org.

3. 刘关键,吴泰相. 诊断性试验的 Meta 分析—SROC 曲线法介绍. 中国循证医学杂志,2003,3(1):41-43.

4. Will O, Purkayastha S, Chan C, et al. Diagnostic precision of nanoparticle-enhanced MRI for lymph-node metastases: a meta-analysis. Lancet Oncol, 2006, 7(1):52-60.

5. Clark TJ, Voit D, Gupta JK, et al. Accuracy of hysteroscopy in the diagnosis of endometrial cancer and hyperplasia: a

systematic quantitative review. JAMA,2002,288(13):1610-1621.

6. 景天忠,田金徽,杨克虎. 磁共振成像对前交叉韧带损伤诊断价值的系统评价. 中国循证医学杂志,2009,9(5):536-541.

(田金徽)

参考文献 ••••••••••••

1. 吴泰相,刘关键,李萍,等. 循证医学与循证检验医学的概念. 中华检验医学杂志,2001,24(1):50-52.

2. Nynke Smidt,Jonathan Deeks,Theresa Moore. Guide to the contents of a Cochrane review and protocol for Diagnostic Test Accuracy version 1. 0. 1(updated February 2008). The Cochrane Collaboration,2008. http://srdta. cochrane. org/en/authors. html.

3. Battaglia M,Bucher H,Egger M,et al. The Bayes Library of Diagnostic Studies and Reviews. 2nd. Switzerland:University of Basel. 2002.

4. de Vet HCW,Eisinga A,Riphagen II,et al. Searching for studies//Deeks JJ, Bossuyt PM, Gatsonis C. Cochrane Handbook for Systematic Reviews of Diagnostic Test Accuracy Version 1. 0. 0. The Cochrane Collaboration,2008. http://srdta. cochrane. org.

5. Bossuyt PM,Leeflang MM. Developing Criteria for Including Studies//Cochrane Handbook for Systematic Reviews of Diagnostic Test Accuracy Version 0. 4[updated September 2008]. The Cochrane Collaboration,2008.

6. Whiting P,Rutjes A,Reitsma JB,et al. The development of QUADAS:a tool for the quality assessment of studies of di-

agnostic accuracy included in systematic reviews. BMC Med Res Methodol,2003,3:25.

7. Whiting P, Weswood ME, Rutjes A, et al. Evaluation of QUADAS, a tool for the quality assessment of diagnostic accuracy studies. BMC Med Res Methodol,2006,6:9.

8. 刘关键,吴泰相. 诊断性试验的 Meta 分析—SROC 曲线法介绍. 中国循证医学杂志,2003,3(1):41-43.

9. 赵耐清. 临床医学研究设计和数据分析. 上海:复旦大学出版社,2005:241-252.

第七章

其他研究的系统评价

第一节　病因研究的系统评价

一、概　　述

(一) 基本概念

病因系指外界客观存在的生物、物理、化学、社会等方面的有害因素,或者人体本身心理以及遗传的缺陷,当其作用于人体,在一定的条件下,可以引起致病效应,对于这类因素称之为病因或致病因素。病因学(etiology)是研究致病因素作用于人体,在内外环境综合影响下,导致人体发病及其发病机制的科学。进行疾病的病因学研究是正确认识疾病发生和流行规律的基础,也是正确诊断、有效预防和治疗疾病的科学基础。应用正确的科研设计方法进行疾病病因的研究和评价、探求真实的因果关系,具有十分重要的意义[1]。而病因研究系统评价,正是针对临床特定的病因学问题(例如:COX-2 抑制剂是否会引起心肌梗死?),按照一定的纳入标准广泛收集关于这一领域的相关研究,对纳入研究进行严格的质量评价,并进行定量合并分析或定性分析的研究方法。

(二) 病因研究的设计[2,3]

病因是导致疾病发生的始动因素,寻找疾病的特异性病因、认识各种病因和危险因素的相互关系及其对疾病发生发展的影响，在诊断、预防和治疗疾病上都具有重要的意义。因此，确定某一因素与疾病的关系，必须经过严格的科研设计，排除一切可能的影响因素。或当要分析和评价病因研究证据是否科学可靠、是否真实，是否可以肯定或否定其因果关系，就要看获得这种证据的研究设计和方法。

病因学研究设计方案的论证强度，当首推随机对照试验以及队列研究等前瞻性的设计方案。进行现场调查，了解患病率并探讨有关可能病因或危险因素时，常用横断面调查设计方案。回顾性研究则以病例-对照研究为佳，但不可避免地会受到各种偏倚干扰。叙述性的病因分析报告，其结论的可靠性最差（表 7-1）。

表 7-1　各种病因学研究设计的论证强度

设计类型	性质	可行性	论证强度
随机对照试验	前瞻性	视具体情况而定	＋＋＋＋
队列研究	前瞻性	好	＋＋＋
巢式病例-对照研究	前瞻性	好	＋＋＋
病例-对照研究	回顾性	好	＋＋
横断面研究	断面性	好	＋
叙述性研究	前瞻/回顾	好	＋

二、基 本 步 骤

病因研究系统评价的步骤原则上与干预性研究系统评价一样。首先提出明确的问题和制定研究的纳入/排除标准，按照纳入标准全面收集相关研究，没有偏倚地选择和提取数据，严格评价纳入研究的质量，使用恰当的统计方法正确整合数据，通过有效的数据支持结论。详细步骤参见第五章。本节仅着重讲解病因研究证据的质量评价标准和影响病因证据质量的因素以及控制措施。

（一）质量评价

当参考他人的研究资料解决患者问题时，必须考虑检索到的资料提供的结果是否真实、可靠，是否适合于患者。为此，需要对研究证据的真实性、临床的重要性和结果的适用性进行严格评价（表 7-2）。

表 7-2　病因研究证据的质量评价标准[4]

病因研究证据真实性评价

 1. 除暴露的危险因素/干预措施外，其他重要特征在组间是否可比？

 2. 测量各组暴露因素/干预措施和临床结局的方法是否一致（结果测量是否客观或采用盲法）？

 3. 是否随访了所有纳入的研究对象，随访时间是否足够长？

 4. 研究结果是否符合病因的条件？

  1）因-果时相关系是否明确？

  2）是否存在剂量-效应关系？

  3）暴露因素/干预措施的消长是否与疾病/不良反应的消长一致？

  4）不同研究的结果是否一致？

  5）危险因素与疾病/不良反应的关系是否符合生物学规律？

病因研究证据的重要性评价

 1. 暴露因素与结果之间的关联强度如何？

 2. 暴露因素与结果之间的关联强度的精确度如何？

病因研究证据的适用性评价

 1. 你的患者与研究中的研究对象是否存在较大的差异，导致研究结果不能应用？

 2. 你的患者发生疾病/不良反应的危险性如何？

 3. 你的患者对治疗措施的期望和选择如何？价值观如何？

 4. 是否有备选的治疗措施？

（二）影响病因证据质量的因素及控制措施[5,6]

无论何种研究设计方法，都可能存在某种偏倚的影响，如果偏倚多、影响大，则其研究的真实性就值得怀疑。影响病因学证据质量的主要偏倚及控制措施如下：

 1. 测量偏倚　由于研究中使用的仪器、设备、试剂、方法和条件的不标准、不统一,或研究指标的设定不合理,观测记录的随意性或数据记录不完整造成的研究结果系统的偏离真实值的记录,称为测量偏倚,控制此类偏倚最佳措施就是实施有效的盲法。

2. 回忆偏倚 常发生在回顾性的队列研究及病例-对照研究中,而且往往对照组中这类偏倚影响更大。控制这类偏倚的方法是尽可能占有记录资料(如:病例、检验资料、出院证明等),或最好采用前瞻性研究。

3. 选择偏倚 发生在设计阶段选择观察对象时,被选入的对象同落选的对象在研究有关特征方面有系统性差别,选择性偏倚易导致研究结果偏离真实情况。该类偏倚与研究者的临床知识、经验以及研究变量的特征、对象的选入方法等有关。控制这类偏倚的方法是采用随机抽样及随机分组。

4. 混杂偏倚 混杂在多病因或多危险因素导致某一疾病发生的因果效应中影响最大,在分析证据时尤应注意。有效的防止办法是设计阶段应严格纳入和排除标准,适当的将试验组和对照组对象配对,对终末试验资料作适当的分层分析,可以大大地减轻混杂的影响,提高证据的质量。

三、应 用 举 例

引用文献: Faiz1 AS, Ananth CV. Etiology and risk factors for placenta previa: an overview and meta-analysis of observational studies. The Journal of Maternal-Fetal and Neonatal Medicine, 2003, 13: 175-190.

1. 背景及目的 前置胎盘是一种产科并发症,会导致胎儿早产甚至引起胎儿和新生儿死亡。尽管目前的医疗水平不断提高,但如何在孕产期有效避免前置胎盘的发生,提高围生期妇女的健康水平,确保胎儿安全,仍然是目前临床的一大挑战。尽管有些临床研究显示,前置胎盘的发生率可能与高龄产妇、经产妇、男性胎儿、多次妊娠、剖宫产、先兆流产及难免流产或某些行为因素，包括吸烟和产妇在怀孕期间使用药物等因素有关。但就目前而言，前置胎盘的病因仍然不清楚。

2. 临床问题　导致前置胎盘发生的可能的危险因素有哪些，以及这些危险因素与前置胎盘发生的关联强度如何？将问题按照 PICO 的原则进行转化，并确定研究类型：

- 患者类型(P)：孕产妇
- 危险因素/暴露(R/E)：产妇年龄、剖宫产、人工流产，吸烟、多胎妊娠等危险因素
- 结局指标(O)：前置胎盘发生率
- 问题类型：病因

3. 纳入/排除标准　研究纳入了所有探讨前置胎盘危险因素的观察性研究包括病例-对照研究和队列研究。排除病例报道，胎盘分离及以早期妊娠(妊娠前三月、中三月)诊断准确性为目的的研究。同时，如果两个或两个以上研究使用同一样本并报告前置胎盘的同一风险因素，则选择首先发表的文献纳入 Meta 分析。

4. 检索策略　使用"前置胎盘"、"胎盘障碍"、"产前出血"和"产前子宫出血"等在 MEDLINE 进行全面的主题词检索，检索时间限定在 1996 年 1 月～2000 年 6 月。此外，关键词检索主要包括"产妇年龄"、"妊娠"、"经产妇"、"剖宫产"、"子宫手术"、"流产"、"自发流产"、"难免流产"、"慢性高血压"、"妊高征"、"子痫前期"、"子痫"和"吸烟"等。研究作者和图书馆检索人员分别进行了独立盲法检索，并交叉核对。

5. 资料提取和质量评价　详细提取以下信息：①纳入研究的发表信息，包括作者、发表年限、发表杂志等；②纳入研究的一般信息，包括研究类型(队列研究、病例-对照研究等)，数据收集国家和地区(美国、国外等)，资料来源(住院人群、社区人群等)和数据收集的时间段；③纳入研究的临床特征信息，包括总怀孕

数、因前置胎盘怀孕次数、产妇年龄、经产妇、剖宫产、人工流产、吸烟和吸毒、胎盘障碍(慢性或者妊高征或者产前出血)、胎儿性别、多胎妊娠、胎盘分离等信息。

由两个作者独立对纳入的所有研究进行方法学质量评价。运用五级评分量表对每个研究进行评分。文献的质量主要是基于研究的设计与 4 个重要的混杂因素调整:产妇年龄、经产妇、剖宫产和人工流产。同样,每一个研究分别用四级评分量表对前置胎盘诊断的方法学进行评分。

6. 统计分析　采用 OR 值及其 95% 可信区间(CI)作为效应指标分析统计量。统计学异质性检验采用卡方检验,根据研究类型(队列研究组 vs 病例对照组)、地域(美国 vs 外国)和数据来源(医院 vs 社区)等因素,对每个危险因素进行亚组分析。产妇年龄以及经产妇发生前置胎盘的危险采用方差分析对其效果进行分析。

7. 结果与结论　本研究对纳入的 58 个前置胎盘危险因素的研究(队列研究和病例-对照研究),进行了 Meta 分析。目前的研究结果显示:产妇年龄、经产妇、有过剖宫产和人工流产史、在怀孕期间服用可卡因和(或)吸烟、男性胎儿等因素会增加前置胎盘发生的危险性。

解析

本研究基于产科临床实际,对导致前置胎盘发生的危险因素,采用 Meta 分析的方法进行了客观的评价和研究,并严格按照系统评价要求,制定了较为完善的纳入/排除标准、检索策略、资料提取和质量评价和统计分析方法,但在细节方面尚存在一定的不足。

"前置胎盘危险因素的研究"属病因学研究范畴,病因学原始研究的最佳设计类型为队列研究和病例-对照研究,而本研究纳入的正好是所有相关的观察性研究包括队列研究和病例-对照研究,纳入/排除标准制定完善。在检索策略的制定方面,尽管由 2 名研究人员进行了独立的盲法检索,但仍存在一定的问题:①仅检索 MEDLINE 数据库;②检索起始时间限定在 1996年;③未对在研研究、灰色文献等进行补充检索,这些均会造成漏检,导致一定的偏倚影响。在进行资料提取时,虽然研究人员提取了较为详细的资料信息,但未描述保证资料提取一致性和真实性的质量控制措施,例如:是否有 2 人独立进行资料提取,并交叉核对数据,事先是否制定了完善的资料提取表格等。此外,由于病因学研究目前尚无统一的质量评价标准,本研究中采用的是研究人员自己拟定评价标准,其评价结果的一致性和有效性可能亦存在一定的争议,但这一问题也是所有病因学研究系统评价存在的共性问题。本研究对统计分析方法描述较为详细,并对可能影响研究结果的因素,均进行了合理的亚组分析,保证了结果的合理性和真实性。

综上所述,由于病因学系统评价在方法学方面尚不成熟、不完善,在某些具体实施步骤和环节方面,与干预性研究系统评价尚存在一定的差异。虽然本研究在文献的检索、资料提取和质量评价方面存在一定的不足,但仍可为临床前置胎盘的预防提供较为可靠的依据。

推荐阅读材料

1. 王家良 . 临床流行病学——临床科研设计、平衡和评价 . 第 2 版 . 上海:上海科学技术出版社,2001.

2. Guyatte G, Rennie D, Meade MO, et al. User's Guides—to the Medical Literature—A Manual for Evidence-based Clinical Practice. Second Edition. American Medical Association, 2008.

3. Zhang Z, Wang M, Wu D, et al. P53 codon 72 polymorphism contributes to breast cancer risk; a meta-analysis based on 39 case-control studies. Breast Cancer Res Treat, 2009 Jul 23. [Epub ahead of print]

4. Fuccio L，Zagari RM，Eusebi LH，et al. Meta-analysis：can Helicobacter pylori eradication treatment reduce the risk for gastric cancer? Ann Intern Med，2009，151(2)：121-128.

（马　彬）

第二节　预后研究的系统评价

一、概　　述

（一）基本概念

预后研究是对疾病各种结局发生概率及其影响因素的研究，也就是对疾病发病后的临床实际进程和转归状况，对疾病病程发展为各种不同的后果和结局，包括好转、痊愈、复发、恶化、伤残、并发症和死亡等的预测。通过疾病预后的研究，可了解某种疾病的发展趋势和后果，从而帮助临床医师对患者作出恰当的临床决策[7,8]。

因此，通过对预后研究进行系统评价可对预后研究进行定量分析，以确定影响疾病预后的重要因素，研究改善疾病预后的措施；提供更准确的效应量估计和增加统计效能，分析量效关系；分析不同研究间的异质性，正确评价某项治疗措施的效果；汇总单个研究的结果，以了解疾病的发展趋势和后果[9,10]。

（二）预后研究的设计

疾病预后研究包括预后的评定及预后因素的研究，许多研究设计方案均可选择，包括描述性研究、病例-对照研究、前瞻性/回顾性队列研究、非随机同期对照研究及随机对照研究等，但预后研究的最基本的方法是队列研究，包括前瞻性队列研究、回顾性队列研究。所选用的研究设计方案不同，研究结果可以相差很大，例如泌尿系结石的复发率为 20%～100%，溃疡性结肠炎癌变的机会为 3%～10%，相差数倍。

疾病预后的评定,如描述疾病的病死率、治愈率、缓解率、复发率、致残率、生存率等,可以对研究对象进行长期随访,纵向调查获得,其基本设计方案是纵向的描述性研究。如要进行两组病例预后评定的比较,如两组生存率比较等,其基本设计方案是队列研究,如研究对象的分组是采用随机分组方法,然后长期随访,进行预后评定的比较,这种设计方案和随机对照试验相同,许多比较两种治疗方案的生存率常用这种设计方案。

疾病预后因素的研究设计方案和病因研究设计方案基本相同,只是研究对象不同,前者是在已患疾病的患者中进行研究,后者是在健康人群中进行研究。因此,病因研究的各种研究设计方案也同样适用于预后因素的研究,最常用的预后因素研究设计方案是队列研究和病例-对照研究方案。采用一般病例分析方法来研究预后因素常不可靠,因为观察到的病例常常缺乏代表性,医院性质和级别不同,收治患者类型不一,很难观察到有代表性的患者群体,并且观察的例数常不多,因此结论常不可靠。

二、基 本 步 骤

所有类型的系统评价,无论是定性还是定量,都有一些相同的计划和实施步骤,只是针对不同性质问题的系统评价有其不同的实施特点而已。预后研究亦不例外,其系统评价的基本步骤与干预性研究系统评价基本一样,详见第五章。本节仅着重介绍预后研究证据的质量评价标准和影响预后证据质量的因素及其控制措施。

(一) 质量评价

有关预后研究质量的评价,目前尚无统一的标准。早在1981 年,加拿大 McMaster 大学流行病和生命统计学研究所,首次根据专家共识制定了预后研究质量评价标准[11]。进入 20 世纪 90 年代,有关预后研究质量评价标准逐渐进入了一个多元化的发展阶段,出现了较多的评价标准,其中最具代表性和影响力的是 1994 年 Lacupacis 等应"循证医学工作组"的要求,对预后研究的质量评价提出了 3 项 9 条的评价标准,国内一些教科书也一直沿用此项标准[12]。随后,相继出现的一些未成熟的标准开始在疾病预后研究中得到应用[13-16],虽然没有具体方法学的依托,但仍被临床医师所采用。进入 21 世纪,随着人们对预后研究系统评价的关注和循证医学的进一步发展,预后研究质量评价标准的研究也进入一个百家争鸣的时代,探讨以方法学为基础的预后研究质量评价的标准就成了研究的焦点,陆续出现了较多的质量评价标准。其中,以 Hayden 等人在 2006 年发表的预后研究质量评价标准最具有代表性[17],Hayden 等人通过对 2005 年 10 月之前发表的所有预后质量标准的研究进行系统评价,并根据现有预后研究在质量评价方面存在的问题,提出从研究对象、减员偏倚、预后因素测量、结果测量等 6 个方面的 29 条评价条目对预后研究进行严格的质量评价(表 7-3),均以提问的方式出现,每条的评价分级为"是"、"部分"、"否"、"不确定",简便、省时。

表 7-3　预后研究质量评价标准[17]

潜在偏倚	评价条目
研究对象	
如果研究样本代表了总体人群的主要特征,则可有效地避免潜在偏倚对结果的影响	1. 是否充分描述了患者的来源和患者的主要特征
	2. 是否充分描述了样本信息,包括样本确定的方法(数量和类型)和抽样的时期,地点(背景和地理环境)
	3. 是否充分描述了纳入和排除标准(例如:包括明确的诊断标准或"临界点"的描述)
	4. 符合要求的研究对象是否充分的参与此研究
	5. 是否充分描述了研究人群的主要特征的基线资料

潜在偏倚	评价条目

减员偏倚

如果失访和退出（样本人群）没有影响到研究的主要特性（例如：研究数据足够代表样本人群），则可有效避免潜在偏倚

6. 应答率足够高（例如：完成研究的样本人数和可提供的结果数据是充分的）
7. 是否描述了收集和获取失访人数信息的方法和途径
8. 是否报道了失访和退出的原因
9. 是否充分描述了失访人群的主要特征
10. 在结果和主要特征方面，完成研究的人群和未完成研究的人群之间是否存在本质的不同

预后因素的测量

如果对研究的预后因素进行充分的测量，则可有效避免潜在偏倚

11. 是否详细定义和描述了预后因素（例如：包括剂量、水平、暴露时间和明确的测量方法）
12. 是否报道了连续变量或恰当的终点变量
13. 预后因素的测量方法是否充分、有效，是否足以避免误分类偏倚（例如：可能包括一些研究之外的因素和信息或特征，如盲法测量和回忆可靠性的限制）
14. 是否对所有参与研究的人群使用了同样的预后因素测量方法
15. 是否使用恰当的方法以获取丢失的预后因素数据

结果测量

如果对所有参与研究的人群进行充分的结果测量，则可以有效避免潜在偏倚

16. 是否报道了研究结果的明确信息，包括随访时间、水平和结果构成的程度
17. 对结果的测量方法是否充分有效足以避免误分类偏倚（例如：可能包括一些研究之外的测量性质或特征，如盲法测量和使用有效的、可信的试验对研究结果的确认）
18. 是否对所有参与研究的人群使用了同样的结果测量方法

续表

潜在偏倚	评价条目
混杂因素测量和说明 　　如果正确、恰当地解释和说明一些重要的、潜在的混杂因素，则可有效避免由预后因素的不同引起的潜在偏倚	19. 是否测量了所有重要的混杂因素，包括治疗（概念模型中的主要变量） 20. 是否报道明确定义的测量混杂因素方法（例如：包括剂量、水平和暴露的时间） 21. 对于所有重要的混杂因素的测量是否充分有效、可靠（例如：可能包括一些研究之外的测量性质或特征，如盲法测量和回忆可靠性的限制） 22. 是否对所有参与研究的人群使用了同样的混杂因素测量方法 23. 是否使用恰当的方法以获取丢失的混杂因素数据 24. 是否在研究设计中明确说明了一些重要的、潜在的混杂因素（例如：对重要变量的匹配，分层或对对照组的匹配） 25. 是否在分析结果中明确解释了一些重要的、潜在的混杂因素（例如：恰当的调整）
分析 　　如果研究的统计方法正确，则可避免无效数据产生的偏倚	26. 是否有充分的数据可以评价以获取有效的分析结果 27. 建立模型的策略（例如：变量的纳入标准）是否恰当，是否依据于概念框架和模型 28. 选择的模型是否适用于研究的设计 29. 是否选择性报道了研究结果

（二）影响预后证据质量的因素及其控制措施

1. 集合偏倚（Assembly Bias）　又称就诊偏倚、分组偏倚，属于选择性偏倚。是指由于组成病例组和对照组进行观察时选择患者不正确，两组患者没有达到可比性，即从研究开始两组患者就存在除研究因素以外的差异。这是由于各医院收治患者的病情和临床类型不同，或由于各医院的任务和性质（综合医院、专科医院)不同,以及就诊患者的经济水平在不同地区也有所不同,因而影响了预后分析的结论。例如:某些三甲医院收治病毒性肝炎患者的预后往往不如市级医院,其原因并不是设备不全、医疗条件差,而是三甲医院集中了较多的重症肝炎病例,因而病死率较高,而基层医院不收治这类重症患者,故其病死率可以为零,这就是集合偏倚所造成的。因此,在引证对相同疾病而具有显著不同预后结局的证据时,要注意"集合偏倚"的影响。

若发生了集合偏倚,可以采用以下方法进行控制:

(1)随机分组(randmoization):这是唯一能将已知和未知因素在组间达到平衡,使两组间具有可比性的一种方法,但在预后研究中通常不可能使用。仅在某些特殊情况下,如在研究治疗对预后的影响时采用。

(2)限制(restriction):即增加排除标准,将已知存在的混杂因素的对象排除,规定各比较组在人口学特征上近似或疾病特征上相同,把纳入的研究对象限制在一个狭窄特征范围,以保证一致性。

(3)匹配(matching):将某些影响预后的重要因素作为配对因素,使两组除预后因素外,其他对预后影响的因素尽量相同,以此来消除混杂作用。

(4)分层(stratification):即分层分析,它是一种常用的,以检查有无偏倚,尤其是混杂性偏倚的方法。

(5)标准化(standardization):把可能影响结果的因素予以相同的权数进行标化。

(6)多因素分析(multivariable analysis):这是唯一同时调整多个变量的方法。

在预后研究中可以根据不同的情况采用相应的办法,力求使研究结果准确。

2.存活队列偏倚(Survival Cohort Bias) 也属于选择性偏倚,在典型的队列研究中,要求起始点一致,一直观察到终点。

但在临床进行队列研究时,每一病例都是在该病病程中某一时点进入队列的,并且都是存活病例,而未入院的病例或者未进入队列前就死亡的病例则不能进入研究,导致信息丢失,造成预后判断的不正确,这种情况发生的偏倚,称为存活队列偏倚。克服的方法是明确始点,对全部病例进行分析。

3. 迁移性偏倚(Migration Bias)　也是一种选择性偏倚,当患者从他们原先的队列移至另一队列或完全离开队列(如失访)就可能发生偏倚。如这样的变化在一个队列研究中占有足够大的比例,就会影响研究结果的准确性和真实性。

在队列研究中,有一些研究对象从原先研究队列中途退出。如果这些退出者是随机的,且他们的特征与别的队列中途退出者和失访者相类似,此时不管各队列失访者的数目是否相同,一般不会引起偏倚。但一般来说,失访者的特征在各个队列中往往是不同的,因此在研究开始时原来可比的队列,随着时间的推移,可比性会变得越来越差,偏倚也因此被引入。另外,通常患者退出研究或移动到别的队列都与预后有关。例如:患者很健康(接近痊愈)或情况很差(接近死亡)通常不会返回医院进行随访,这时就会产生迁移性偏倚,克服的方法是尽量减少病例的退出,同时对退出者的特征要进行分析。

4. 测量性偏倚(Measurement Bias)　这是在对研究队列实施随访观察的过程中,由于所采用的观察方法或测量方法不一致所致。如果某个队列里病例的结局检出机会多于另外的队列,就可能产生测量偏倚。有些疾病的结局,如死亡、脑血管意外等是明显的,不易产生遗漏,但有些不是十分清楚的,例如特殊的死因,亚临床型患者副作用或伤残以及个别难以诊断的肿瘤患者,这些结局的检出频率可以由于研究者的努力不同而引起偏倚。因此,应通过采用盲法并严格执行预后结局的判定标准以减少测量性偏倚的发生。

5. 回忆性偏倚(Recall Bias)　属于测量性偏倚中的一种,

多见于病例对照研究和回顾性队列研究。由于调查的因素均在过去发生,时间久远,其可靠性必然会受到回忆间期长短的影响,而且既往的经历对病例组和对照组的意义迥然不同,病例组的病例对既往情况的记忆深度和详细程度,通常都要比对照组的病例为佳,由此造成的回忆偏倚在各组分布肯定是不同的。克服的方法是要有一个良好的设计,并对设计方案执行标准化。

三、应 用 举 例

引用文献: Critchley JA, Capewell S. Mortality Risk Reduction Associated With Smoking Cessation in Patients With Coronary Heart Disease: A Systematic Review. JAMA, 2003, 290(1):86-97.

1. 背景及目的 吸烟与冠心病的致病关系是确定无疑的,而且研究显示戒烟可降低冠心病患者 50% 的随后死亡率和进一步的心脏病发生风险。因此,戒烟在吸烟的冠心病患者中比任何其他干预或治疗措施,在减少病死率风险方面都可能会产生更大的影响。

但吸烟者戒烟所带来的死亡风险减少的速度和规模仍值得商榷。一些学者认为戒烟者的死亡风险率会降低到和那些终生不吸烟者相同,但也有人持反对意见,认为只是在戒烟的 2~3 年后死亡率风险有较多的下降,即便在戒烟 20 年之后,其死亡率风险仍然比终生不吸烟者高。英国国家心脏病研究中心亦发现对戒烟者来讲,前 7 年基本上没有减少风险。然而,英国政府报告显示,18 年后,戒烟者(曾经每天吸烟 20 支)的死亡风险率与那些从不吸烟者比较,没有提高。戒烟和病死率之间的关系取决于许多因素,比如年龄、性别、CHD 风险因素以及疾病的严重性。与有心肌梗死或心力衰竭的患者相比,有心绞痛症状的患者的存活率较高一些,另外,与心绞痛的患者比较,吸烟对于心肌梗死的患者可能是一个更危险的死亡风险因素。而且不同的测量精度也加重了死亡风险率评估的不确定性。未来的许多研究有可能低估戒烟所引起的风险降低率,因为一些未知比例的戒烟者可能又开始吸烟,而被错误的归类为戒烟者。此外,一些一开始被归为吸烟者的患者后来会停止吸烟,病例对照研究可能同样受到许多额外的偏倚影响,尤其是一定程度的混杂因素控制,或戒烟者的不同基线风险和又继续吸烟者等。

而且,随着越来越多的干预措施有效应用于治疗冠心病的治疗,量化各相关的风险降低因素就显得尤为重要。政策制定者们需要更好地了解每个干预的成本和效益,以更好地确定集中利用有限的精力和资源。

2. 提出临床问题   戒烟对冠心病患者的预后影响。将这一临床问题按照 PICO 的原则进行转化,并确定研究类型:

- 患者类型(P):冠心病患者
- 预后因素/暴露(P/E):戒烟
- 结局指标(O):总病死率
- 问题类型:预后

3. 纳入/排除标准

研究类型:前瞻性队列研究。

研究对象:由 WHO 冠心病诊断标准确诊的冠心病患者(如陈旧性心肌梗死、稳定或不稳定型心绞痛),排除没有明确诊断标准的研究。

测量指标:主要测量指标:总病死率。次要测量指标:致命或不致命的心血管病。

4. 检索策略   数据库检索包括 MEDLINE(1966-2003.1),EMBASE(1980-2003.2),SCI(2009.4.26),Cochrane Controlled Trial Register(2003,第 2 期),CINAHL(1982-2003,4),PsychLit(1971-2003,4),学位论文文摘(1861-2003,3),BIDS ISI(1982-2000,7,29),英国国立研究注册(CD-ROM 版,2003 年第 1 期),不限制语言。采用关键词和主题词相结合的检索,

检索词包括(冠心病或别名)和(戒烟或吸烟或别名)和(死亡率或别名)。同时追踪文献的参考文献以及与研究的原作者联系，并查找有关的在研试验。

5. 资料提取和质量评价 两个评价员使用设计好的、标准化的表格独立地进行资料提取，包括发表信息、方法学信息和临床信息等数据。任何分歧问题都通过讨论解决。同时与一些研究的原作者进行了联系，以澄清具体细节或提供额外的信息。

不同于随机对照试验，对于观察性研究而言，目前尚缺乏公认的、恰当的质量评价标准。为了避免偏倚，该系统并没有制定一个简单的质量评价量表，而是从混杂控制、选择性偏倚最小化和样本量大小等方面进行严格的评估。

6. 统计分析 采用 RevMan4.1 软件或 STATA 进行所有的数据分析，使用 DerSimonian 和 Laird 随机效应模型合并研究结果。

7. 结果与结论 本研究对纳入的 20 个前瞻性队列研究进行了 Meta 分析。目前的研究提示：戒烟与冠心病患者(无论年龄、性别、国家心脏病发生指数和开始吸烟年龄)病死率风险降低关系紧密。与不戒烟的冠心病患者相比，戒烟组患者病死率的相对风险率降低了 36%[$RR=0.64$, 95% CI(0.58-0.71)]，但调整后的估计风险，两组无统计学意义。

解析

本研究采用系统评价的方法，对"吸烟对冠心病患者的预后影响"进行了客观的评价。

由于预后原始研究的最佳设计类型为前瞻性队列研究，考虑到研究结果的论证强度，研究人员仅纳入了高质量的前瞻性队列研究，避免了低质量研究对其研究结果的影响。同时，对纳入患者类型、主要和次要测量指标等均进行了详细的制定，科学合理。在进行文献检索时，制定了详细的检索策略，检索范围广,除检索了部分主要的数据库外,还对在研研究、灰色文献等进行了追踪检索,并未限定检索语言,保证了检索的全面性、在最大限度上降低了漏检率。此外,制定了严格的资料提取方法,由两个评价员使用设计好的、标准化的表格独立地进行资料提取,任何分歧问题都通过讨论解决,保证了数据提取的一致性和正确性,最大限度地降低了差错的发生。鉴于目前预后学研究尚无统一的质量评价条目,本研究中采用的是研究人员自己拟定的质量评价标准,其评价结果的一致性和有效性可能亦存在一定的争议。本研究对统计分析的方法描述较为详细,并对可能影响研究结果的因素均进行了合理的亚组分析,保证了结果的合理性和真实性。

综上所述,该研究设计合理、方法正确、结果可靠,可为临床提供较为可靠的依据。

推荐阅读材料··········

1. Guyatte G, Rennie D, Meade MO, et al. User's Guides—to the Medical Literature—A Manual for Evidence-based Clinical Practice. Second Edition. American Medical Association, 2008.
2. Quinten C, Coens C, Mauer M, et al. Baseline quality of life as a prognostic indicator of survival: a meta-analysis of individual patient data from EORTC clinical trials. Lancet Oncol, 2009 Aug 18. [Epub ahead of print]
3. Felker GM, Hasselblad V, Hernandez AF, et al. Biomarker-guided therapy in chronic heart failure: a meta-analysis of randomized controlled trials. Am Heart J, 2009, 158 (3): 422-430.
4. Zhan P, Wang J, Lv XJ, et al. Prognostic Value of Vascular Endothelial Growth Factor Expression in Patients with Lung Cancer: A Systematic Review with Meta-Analysis. J

Thorac Oncol,2009 Aug 14.[Epub ahead of print]

（马 彬）

第三节 观察性试验的系统评价

一、概 述

(一) 基本概念

尽管由于一些因素使得观察性研究不能像随机对照试验那样实现随机化原则,导致结论的论证强度降低,但观察性研究在医学研究中占的比例很大。加之,有些研究结果仅可从观察性研究中得到[18],依然可为临床提供许多极为重要的信息。因此,对观察性研究进行系统评价/Meta 分析具有重要价值和意义[19]:①对观察性研究进行定量分析,以确定某因素是否为危险因素;②提供更准确的效应量估计和增加统计效能,分析量效关系;③分析不同研究间的异质性;④总结各单个研究的结果;⑤研究稀有暴露因素及其相互作用;⑥研究稀少疾病的危险因素。近年来,有关观察性研究的系统评价/Meta 分析大量涌现,呈逐年增多的趋势,已成为临床研究中的重要组成部分[20]。

(二) 观察性试验系统评价/Meta 分析类型

观察性试验系统评价/Meta 分析主要包括 4 种类型[21,22]:

1. 类型Ⅰ(TypeⅠ) 是叙述性文献的定性汇总,属一种定性分析,仅是对纳入研究的主观判断,易受发表偏倚和作者主观判断影响[23-25]。

2. 类型Ⅱ(TypeⅡ) 即为已发表文献的 Meta 分析,其重要目的是对效应量进行定量的汇总分析,可使用不同质的已发表资料,甚至相互间缺乏一致性的研究。因此,这种类型的Meta 分析存在严重缺陷:①选择纳入文献的标准非常粗略,且仅选择已发表的文献做 Meta 分析,会造成对危险因素的过度

· 232 ·

估计;②所纳入的研究可能在其设计、资料收集方法及对暴露和混杂变量的定义不同,导致对各研究中的不同混杂因素进行校正时会十分困难[26]。

3. 类型Ⅲ(TypeⅢ)　即为基于原始研究单个资料的 Meta 分析,由于这种类型的 Meta 分析是将研究中的所有个体资料均纳入使用。因此,可避免 TypeⅡ Meta 分析中的一些问题。但这种类型 Meta 分析的一个主要障碍是较为昂贵、费时,需要各个研究的研究者之间的密切配合,常需数年才能完成[27-29]。

4. 类型Ⅳ(TypeⅣ)　预先计划的、对前瞻性非随机设计的多个研究的 Meta 分析。这类研究要求每个研究都具有资料收集程序、变量的定义、问题和假设等标准化设计。由于单个研究都是分别分析和发表的,不同于经典的多中心治疗性研究。因此,许多情况下由于地方或地区的不同,各研究的设计也会有一些差异。尽管这种类型的研究与TypeⅢ的 Meta 分析有共通之处,但不能称之为 Meta 分析。TypeⅣ 与 TypeⅢ 的主要区别是,TypeⅣ将资料收集和分析按计划结合起来进行,以避免各研究之间出现较大的差异。许多研究者的经验是先做详细的计划,以保证各研究中心在设计、资料收集、资料分析和报告等方面的可比性,与多中心研究相似,单中心研究也可能存在异质性。例如不同人群的异质性:人种在德国不成为一种混杂因素,但在美国则是一种必须考虑的混杂因素。所以,对任何异质性的来源都需进行分析。TpyeⅣ 分析成本非常高,操作非常困难,且需花费大量时间。

二、基 本 步 骤

1999 年,由美国疾病预防控制中心(Centers for Disease Control and Prevention,CDC)、JAMA、牛津大学等单位的流行病学家和统计学家组成的流行病学观察性研究 Meta 分析方法学组(Meta analysis of Observational Studies in Epidemiology,

MOOSE Group)对观察性研究系统评价/Meta 分析的方法学进行了探索、研究、归纳和总结,其基本步骤包括[30]:

1. 确定系统评价的主题。

2. 检索与主题相关的所有研究(发表与未发表)。

3. 按照严格的纳入标准筛选和纳入符合要求的研究。

4. 提取纳入文献中的详细信息,或从原始研究获得原始资料。发表资料的 Meta 分析也可包括从课题负责人处获得未详细发表的资料或信息。

5. 设计资料提取表格,将每一研究的相关资料列表,包括样本含量、分析程序、可使用的变量、研究设计、发表时间、实施时间和地点等。

6. 为分析和估计所有研究的效应量制订计划,如根据相应的混杂变量校正相对危险度。

7. 分析各研究指标之间的异质性,以决定这些指标能否合并分析。

8. 列出结果。

9. 对各研究之间存在异质性进行分析,并通过亚组分析将其减小。

10. 处理其他的异质性原因:不同的设计、研究类型、混杂因素等。

11. 如果纳入研究是同质的,用恰当的统计方法估计合并效应量。

12. 必要时进行敏感性分析。

定性分析的传统综述(Type Ⅰ)只做前两个步骤,已发表文献的 Meta 分析(Type Ⅱ)是从已发表的文献中提取资料,但如果已发表文献中没有给出资料,则应与研究的管理者联系,获得相关数据,以便进行定量分析,若未得到相关数据,则只能作定性分析。对于 Type Ⅲ 和 Type Ⅳ,需要完成所有的步骤。Type Ⅳ需在前两个步骤的基础上写出单个和合并研究的计划书,计划书应包括一份联合问卷(用于合并分析的问题和单个研究者的附加问题)、一个共同的研究设计和容许的设计偏差,当在每一个中心进行资料收集时,Type Ⅲ 和 Type Ⅳ 需要一个连续的资料加工和管理附加步骤。

2000 年,MOOSE 组从背景、检索策略、方法、结果和讨论五个部分,提出了观察性研究系统评价/Meta 分析的报告清单,见表 7-4。

表 7-4　观察性研究系统评价的报告清单[21]

背景部分需要报告的内容
　　临床问题的定义
　　假设检验的提出
　　研究结果的描述
　　暴露或干预措施的类型
　　研究设计类型
　　纳入的研究人群
检索部分需要报告的内容
　　文献检索人员的资质(例如:图书馆员和研究人员)
　　检索策略,包括检索年代、时间范围和检索词
　　是否纳入所有应该纳入的研究,包括与原作者联系
　　数据库和注册数据库的检索
　　所使用的检索软件的名称、版本,包括一些特殊的特征(例如:扩展
　　　检索)
　　手工检索(例如:获取文献中的参考文献)
　　文献题录的列表和排除的文献及其排除原因
　　陈述获取非英语语种文献的方法
　　如何处理未发表文章以及以摘要形式发表的研究
　　描述与原作者联系的情况(如询问进一步的信息)
方法部分需要报告的内容
　　描述用于评估检验假设所收集的研究的相关性和实用性
　　资料的编码及抽取的原则
　　记录资料编码与分类的方法(如两人以上、盲法抽取、第三者审
　　　查等)
　　混杂因素的评估(如病例与对照组之间的可比性)

　　纳入研究的质量评估,包括盲法评估,对研究结果的可能预测因素
　　　进行分层和回归分析
　　异质性评价
　　统计学方法的描述(例如:固定和随机效应模型的使用、计量效应
　　　模型或累积 Meta 分析),以便能够被重复
　　提供恰当的图和表
结果部分需要报告的内容
　　图示单个研究效应估计与合并的总体效应
　　以表的形式描述纳入的每个研究的信息和基本特征
　　敏感性分析的结果(例如:亚组分析)
　　指出研究所得结果的统计学不确定性(如概率、可信区间等)
讨论部分需要报告的内容
　　偏倚的定量评价(例如:发表偏倚)
　　排除研究的理由(例如:排除非英语语种的文献)
　　纳入研究的质量评价结果
结论部分需要报告的内容
　　考虑所观察到的结果的各种解释
　　结论的推广运用性(是否与现有的资料相称、所下结论是否超出评
　　　价的主题)
　　对今后科研的指导意义
　　说明本研究经费的资助来源

　　迄今,已有较多的类型Ⅰ和类型Ⅱ方面的观察性研究的系
统评价/Meta 分析,与上述病因、预后研究系统评价类似,不再
赘述,但对于类型Ⅲ和Ⅳ尚没有恰当的实例。而且对于观察性
研究的系统评价/Meta 分析的应用仍颇受争议,其中一个主要
原因是,原始研究潜在的偏倚对暴露效果的单一合并统计量的
计算可能造成误导。类似地,流行病学中的研究设计和人群极
大的变异使简单合并难以做到最好。另外,当对观察性研究的
结果进行合并时,Meta 分析中的方法对一些因素如发表偏倚可
能有特别的影响,但这并不妨碍人们对观察性研究的系统评价/
Meta 分析的方法学做进一步完善和发展。

推荐阅读材料••••••••••

1. Stroup DF, Thacker SB, Olson CM, et al. Characteristics of Meta analysis submitted to a medical journal[A]. From: International Congress on Biomedical Peer Review and Global Communications[M]; Prague: Czech Republic, 1997: 17-21.

2. Stroup DF, Berlin JA, Morton SC, et al. Meta-analysis of Observational Studies in Epidemiology-A Proposal for Reporting. JAMA, 2000, 283(15): 2008-2012.

3. Blettner M, Sauerbrei W, Schlehofer B, et al. Traditional reviews, Meta analysis and pooled analyses in epidemiology. International Epidemiologycal Association, 1999, 28(1): 1-9.

4. Stewart LA, Parmar MKB. Meta analysis of the literature or of individual patient data: is there a difference? Lancet, 1993, 341(8842): 418-422.

（马　彬）

第四节　动物实验的系统评价
•••••••••••••••••••••••••••••

一、概　　述

（一）基本概念

动物实验是连接基础研究和临床试验的桥梁，动物和人体的生物相似性是开展动物实验的理论基础。在临床，新干预措施需要不断地被引进，而动物实验正是临床前研究的重要组成部分，其结论也是循证决策的依据之一。目前，动物实验的系统评价已成为循证医学方法用于临床前研究的新趋势。

论证干预措施的有效性并将其引进到临床试验阶段，都是以动物实验结果为基础的。临床前动物实验的基本目的是初步验证干预措施的安全性和有效性,其结果是决定新干预措施是否进入临床研究阶段和进一步制定临床试验的直接证据,以保护Ⅰ期临床试验的志愿者。但动物实验普遍存在的问题降低了大部分临床前动物实验的可靠性。例如:实验设计不需要专业委员会批准,非随机研究对照设立欠佳,动物质量未标准化,观察指标单一,结果报告不完整、可重复性差等。临床前动物实验所获结论常常未经严格评估就作为开展临床研究的支持证据,使得远期效果不佳,致使临床研究和药品上市后撤出的代价极大[31]。

因此,开展动物实验的系统评价被认为是探索提升动物实验对临床研究指导价值的有效途径。其目的有两个[32]:一是后效评估动物实验,回顾性比较动物模型是否使用得当。二是降低将动物实验所获结果引入临床的风险。动物实验研究的系统评价可在即将开展的临床试验中计算效能时增加估计疗效的精度,降低假阴性结果的风险,可用于决定动物实验结果何时可被临床接受,以终止不必要的临床试验,更好地促进动物实验向临床研究转化。

因此,非常有必要对动物实验研究的临床使用价值进行系统评价,确保尽可能使用现有的动物资料,促进对动物实验研究有效性的认识,提高动物实验效果评价的精确性,促进动物实验数据被推广到人类范围的认识。

(二) 动物实验设计类型

动物实验是临床前试验的重要组成部分,因此,两者在许多方面存在一定的相似性,其实验设计类型亦是如此,类似于临床试验的各种设计类型,仅是前者的实验对象为动物而已。在过去 10~15 年,系统评价已被公认是客观地合成和评价某一特定领域研究发现的最佳手段。但相比较于系统评价在临床研究领域中的应用,其在动物实验领域应用仍然有限,迄今仅有少数系统评价在进行,这可能是因为生产系统评价的专门技术在基础科学领域尚未广泛应用。但就全球而言,基础研究相对于临床研究严重失衡,尤其偏重于基础的体外和体内的动物实验研究。然而,鲜有方法能够评价动物实验研究的临床适用性。当随机和盲法已在临床试验中作为标准被采用时,动物实验研究中却还没有这样的标准。没有报告随机和盲法的动物实验比使用了随机和盲法的动物实验更有可能报告治疗有效的结果。此外,动物实验在方法学上还存在一些问题,例如:使用完全不相关的动物种属和亚种,在同一条件下使用不同的动物模型,动物模型对人类真实情况的可比性,药物剂量以及给药方法的变化,药物剂量、给药方法在人体临床试验条件下的适用性,如何选择实验动物,随机治疗以及如何报道失访的变化,对照治疗选择的差异,不恰当的抽样和统计学分析以及临床状况中结果测量的相关性等。如果动物实验结果无效、不精确,则这些动物实验的结果就不可能对进一步的临床试验提供科学决策依据。有偏倚或不精确的动物实验结果将导致临床试验中无益甚至有害的测试,这不仅浪费研究经费,还残害动物生命,同时可能使患者暴露在不必要的危险之下。

二、基　本　步　骤

系统评价可客观地评估研究证据,增加治疗效应估计的精确度,降低产生误导性结果的可能性,其根本目的是减少了可获得信息的不确定性,通过系统全面回顾文献的方式弥补和减小向临床转化的风险。系统评价利用 Meta 分析方法整合多个独立研究,定量合并同类研究能达到增大样本量、增加统计学检验功效和定量估计研究效应平均水平的目的,有利于更好地推进临床试验的设计和实施。

动物实验系统评价的方法学原则上与干预性研究系统评价一样。一般来讲,仍是按照设定的研究方案,系统回顾和检索所有相关研究文献,严格按照纳入/排除标准纳入符合要求的研究,并对纳入的每个研究进行严格的评价。同时借助恰当的统计分析方法汇总纳入的随机对照研究,增加统计学检验功效,定量估计研究效应的平均水平,以获得综合效应。详细步骤请参考第五章。本节仅讨论目前动物实验系统评价存在的问题、对策及其在方法学方面的争议。

(一) 文献偏倚

系统评价结论赖以存在的基础是纳入研究的数量和质量,即是否全面、无偏倚的纳入可靠、有效的文献。动物实验系统评价的文献偏倚问题比临床研究的系统评价更突出,主要包括发表偏倚、查寻偏倚和筛选偏倚。因为为申请和获得药品监管部门认可,临床前阶段动物实验以获得尽可能多而且全面的数据为目的,其研究结果常未公开发表,系统完整的数据为实验厂家所拥有,仅有少量零星的研究报告发表于学术刊物,发表偏倚难以避免,尤其在为获得药品专利许可时更明显。因此,为克服发表偏倚需要联合应用多种检索策略,全面收集未发表研究或阴性结果的研究,如一些制药厂在网上发布的信息等,但对未公开发表的报告、文摘和研究简报应慎重对待,尤其是所提供信息的真实性和完整性。当然,也可以通过绘制漏斗形图来评估文献发表偏倚的大小[33]。

(二) 结局变量的选择

结局变量的选择同后期统计学分析模型和方法的选择直接相关。动物实验通常目的明确,研究亦在良好控制下开展,但由于动物实验的研究者来自于更加广阔的研究背景,动物实验所涉及动物种类和模型动物更广泛,观察的结局变量可能显著不同,导致在寻找通用可量化的、具可比性的统计量或结局变量方面更为困难。因此,需明确系统评价要回答的问题和有临床指导意义的、反映最终结局或预后的变量,然后选择对所有纳入文献均通用的结局变量。

（三）异质性来源和效应量合并

临床试验的对象为人，其代谢过程和疾病基本过程相近，遗传背景相近，个体差异可认为很小。但不同种属的动物之间差异很大，要将来源于不同种属动物实验的结果合并，可能面临很多问题。总体来说，纳入研究的异质性包括研究内和研究间两方面，而动物实验的研究间异质性更为明显。例如：将不同种属动物的研究结果合并的生物统计学基础，不同种属动物研究结果是否具有可合并性？如何确定动物实验合并后代表的研究总体，是否产生了更大的不确定性？是否需要限定最低的样本同质性和代表性？结论赖以存在的基础数据是否具有代表性和可重复性？虽然采用多个不同种属的动物模型开展疗效研究有助于预测在人体是否会产生相似的干预效果，但系统评价中纳入基于不同种属动物模型的单个研究可能会引入纳入研究间异质性。因而，动物模型是否标准化也是问题焦点之一，包括实验动物的质量控制和模型标准化。因此，在纳入各个独立研究时需考察是否采用了公认而稳定的动物模型。

动物实验系统评价本质基于 Meta 分析方法整合多个研究结果，以合成证据，用于指导临床试验方案的制订或修正动物实验设计的缺陷。理想的情况是，待评估的干预措施进入临床试验阶段应建立在对所有证据的无偏倚评估后。这种评估应当包括效果及相应的观察时间窗、剂量效应关系、干预时相、动物种属和模型种类等[34]。因此，采用定量 Meta 分析实现效应合并具有更大的指导价值。但由于消除这种异质性很困难，故 Meta 分析中选择随机效应模型合并效应量比较稳妥，但这样又会使效应合并值 95％CI 变宽。合并多个研究的结局变量时，离散型结局变量通常以 OR 表达，若为连续型结局变量，可采用标准化的结局变量或利用研究报告的资料将连续型变量转化为相对的 OR 值后计算效应值。此外，当定量 Meta 分析不适合时亦可采用其他合成研究的方法，如 Meta 回归和贝叶斯 Meta 分析，后者可分析异质性来源[35]。

（四）敏感性分析和结论适用性

与临床研究不同的是，由于需考虑纳入研究间的异质性，动物实验系统评价的结论换用固定效应模型进行敏感性分析几乎无意义，必要时可采用剔除文献法。对于未能实现定量合成效应量，只进行了文献质量评估的描述性系统评价，其意义在于客观地回顾性评估相关动物实验的证据强度及指导后续实验，以降低在临床试验获得假阴性结果的风险。此外，还需特别注意，由于动物模型与临床情况的可比性有限，也应注意到在动物实验中显示有效的干预措施而在人体研究中失败的可能性。

临床研究是循证实践的证据来源，基础研究的结果不能直接应用于临床，动物实验始终是人体研究的先导。因此，非常有必要在系统评价中更全面和系统地收集及评价相关文献，将动物实验的系统评价作为在开展人体临床试验进一步检验结果之前所必须具备的先决条件。尽管目前尚缺乏类似随机对照临床试验 Meta 分析的报告指南可遵循[36]，但我们可进一步借鉴临床研究的统计学方法探索和完善动物实验的系统评价，使动物实验和临床研究更加紧密衔接，使医学研究从临床前到临床的整体流程臻于至善。

三、应 用 举 例

引用文献：Horn J，de Haan RJ，Vermeulen M，et al. Nimodipine in Animal Model Experiments of Focal Cerebral Ischemia：A Systematic Review. Stroke，2001，32：2433-2438.

1. 背景及目的 缺血性卒中的半影区是进行有效的神经保护激发作用的靶向区域，而大量的钙泵入细胞被认为是导致细胞死亡的最后途径。因此，钙通道阻滞剂可保护半影区避免坏死。使用尼莫地平治疗缺血性卒中的积极效果已在动物实验中得到验证，但这种效果是否对患者有作用的研究最早是在 20

世纪 80 年代,1 个随机对照研究显示,以上治疗对脑卒中患者产生了有利的影响。在这些可喜成果的基础上,人们进行了更多的关于钙拮抗剂治疗脑卒中的研究,其中 1 个包括 7665 例患者的 RCT 研究及其他一些类型研究,均未证实积极治疗所起的有益作用。但在 9 个关于尼莫地平在急性缺血性卒中的 Meta 分析中却显示,在急性脑缺血卒中发病 12 小时内使用尼莫地平治疗确具有统计学意义,这再次对卒中患者的神经保护治疗提出了希望。然而,最近的 Cochrane 协作网上发表的一篇关于钙拮抗剂在卒中患者中应用的系统评价,却没能验证这种积极的疗效。在成功的原始动物实验数据和缺乏有效的临床应用的研究中,对于其他潜在的神经保护药物也有报道类似的差异。这些作用或者诱发不可接受的相反的作用,或者对患者产生不利的影响。这些令人失望的结果对动物模型试验运用于连续临床试验的解释和其有效性提出了质疑。因此,本研究利用动物实验证明尼莫地平对缺血性卒中治疗的有效性,以确定这些模式是否能够预测患者对治疗的反应,或确定临床试验基于的证据是否充分。

2. 提出临床问题　动物实验是否可以证明尼莫地平对缺血性卒中治疗的有效性,其结果是否能够预测患者对治疗的反应,也就说以动物实验的结果作为开展临床试验依据是否充分。将问题按照 PICO 的原则进行转化,并确定研究类型:

- 患者类型(P):缺血性卒中动物;
- 干预措施(I/C):尼莫地平/空白对照;
- 结局指标(O):有效率;
- 问题类型:治疗。

3. 纳入/排除标准　此研究纳入有对照的、对实验动物进行诱导缺血后给予尼莫地平、并以评估尼莫地平对缺血性卒中疗效为目的的原始动物实验研究。排除联合使用其他神经保护的药物和在脑组织切片中评估效果的实验。

4. 检索策略 仅纳入已发表的动物实验。使用"尼莫地平"和"大脑缺血"在 MEDLINE（1966～1999 年）和 EMBASE（1980～1999 年）中进行全面检索相关的文献，并限定为"动物"。检索语言限定在英语、法语和德语。

5. 资料提取和质量评价 提取以下数据：动物种群、治疗组和对照组的动物数量、治疗组的分配方法、诱导缺血的方法、给药方法、剂量以及时间、盲法的评估、治疗的结果。

主要评估包括动物模型实验在内的研究方法学质量。特点为：①说明剂量/反应关系；②随机化的实验；③最佳治疗时间窗的研究；④监控生理变量；⑤盲法评估结果；⑥至少评估 2 个结果（梗死面积和功能结果）；⑦急性期（1～3 天）结果评估；⑧慢性期（7～30 天）结果评估。研究评分<4 分是"方法学质量低"，评分≥4 分是"方法学质量高"。

6. 统计分析 对于每一个研究，不论是阳性还是阴性结果都必须报道。计算每个研究的效应量（治疗组的平均值减去对照组的平均值除以合并的两个组的标准差）和合并的效应量。由于数据间显示有异质性，因此采用随机效应模型。效应量的估计采用 95%CI。此外，按照尼莫地平不同的给药时间（缺血 1 小时内、缺血 1 小时后）进行亚组分析。同时，根据纳入研究的方法学质量高低进行了敏感性分析。

7. 结果与结论 本研究对纳入的 20 个原始动物实验研究进行了 Meta 分析。目前尚无令人信服的证据证明，可对大量患者使用尼莫地平进行相关临床研究。目前的动物实验结果和临床研究结果之间并没有差异。而且，令人惊讶的是，动物实验和临床研究竟然是同时开展进行的。

解析

尼莫地平治疗缺血性卒中的疗效，无论是动物实验还是临床试验，均存在一定的争议和矛盾。因此，本研究采用系统评价方法，首先探讨动物实验中尼莫地平治疗缺血性卒中的有效性，然后进一步评估以动物实验的结果,直接开展临床相关研究的依据是否足够充分。

该研究纳入/排除标准制定详细、完善,纳入所有有对照的符合标准的动物实验。但在检索策略的制定方面,存在一定的问题:①仅检索 MEDLINE 和 EMBASE 数据库;②对检索语言进行了限定;③未对在研研究、灰色文献等进行补充检索,这些均会造成漏检,导致一定的偏倚影响。在资料提取阶段,尽管详细报道了提取资料的信息,但缺乏保证资料提取过程中的一致性和真实性的措施,例如:由几个人以什么方式进行资料提取,是否进行了数据的核对? 这些具体的措施将直接影响数据的真实性和有效性。此外,与病因学和预后学研究系统评价一样,动物实验系统评价亦缺乏公认的质量评价标准,因此,本研究采用的依然是研究人员自己拟定的评价标准。本研究对统计分析的方法描述较为详细,并对可能影响研究结果的因素,如尼莫地平给药的时间等均进行了合理的亚组分析,同时,考虑到纳入研究间的不同质量对研究结果的影响,亦实施了敏感性分析,保证了结果的合理性和真实性。

综上所述,虽然本研究在文献的检索、资料提取和质量评价方面还存在一定的不足,但对揭示尼莫地平治疗急性缺血性卒中的动物实验的研究现状,评估其治疗效果和以动物实验结果直接开展临床研究的理论依据的充分性,均具有一定的参考价值。

推荐阅读材料 ·········

1. Peters JL, Sutton AJ, Jones DR, et al. A systematic review of systematic reviews and meta-analyses of animal experiments with guidelines for reporting. J Environ Sci Health, 2006,41(7):1245-1258.

2. Lemon R, Dunnett SB. Surveying the literature from animal experiments. BMJ, 2005,330(7498):977-978.

3. Roberts I, Kwan I, Evans P, et al. Does animal experimentation inform human healthcare? Observations from a systematic review of international animal experiments on fluid resuscitation. British Medical Journal, 2002, 324(7335):474-476.

4. Perel P, Roberts I, Sena E, et al. Comparison of treatment effects between animal experiments and clinical trials: systematic review. BMJ, 2007, 334(7586):197.

（马　彬）

第五节　群随机的系统评价

一、群随机试验简介

（一）基本概念

群随机试验（cluster randomization trial）是指将一些完整的社会群体，而非单个观察个体随机分配到不同干预组的研究方法。群随机试验有时也被称为成组随机试验（group randomization trial）[37]。正如随机对照试验被认为是检验干预措施的金标准一样，群随机被认为是检验群水平干预措施的金标准。群随机试验有四个区别于随机对照试验的特征：①随机分配单元是一个特征组群，这些组群不是随意形成的，而是通过其成员的某些自然、社会、地理或其他联系形成的；②不同组群被分配到各自不同的干预措施，根据其分层或分级情况进行试验设计与数据分析；③观察单元是分层或分级的组群或这些组群的个体；④通常被分层和分级的组群有限[38]。由于群随机试验增加了管理效率，降低了偏倚和费用，控制了试验沾染风险，提高了试验对象依从性，已被广泛应用于评价与教育和卫生保健等相关的多种干预效果。

（二）发展历史

早在 1940 年，Lindguist 就在其编写的供教育研究者使用的教材中对群随机试验进行了论述。群随机试验首先应用在教育学研究中是因为其经常用班级作为随机化单位对新的教学方法进行评价。1952 年,Mainland 指出,在医学领域中的很多情况下,群随机试验是评价干预效果的唯一方法[37]。20 世纪 50 年代以前,群随机在卫生保健领域的研究主要集中在对传染病的控制和治疗方面。随着疾病谱的改变,研究人员的注意力逐渐转移到慢性病上。1978 年,Cornfield 撰文强调:群随机试验的统计效能低于个体随机试验,引起公共卫生研究人员的广泛关注和讨论,由此翻开了群随机试验方法学研究全新的一页[39]。群随机的分配单位涉及诊所、社区、工厂、医院、学校、家庭等,干预措施也更加多样,近年来更是在发展中国家尤其是农村地区广泛实施[40-41]。中国具有开展群随机试验的巨大资源,部分国外专家已开始在中国开展群随机试验[42-43]。

（三）方法学

有关群随机的方法学问题,已经有两本专著[44-45],顶级期刊就此话题的特刊[46-47]以及国家授权的机构进行出版和传播的方法学指南[48]予以系统全面的论述。读者欲了解更多细节可参考以上文献。

二、群随机的系统评价

（一）问题的提出

与制作随机对照试验的系统评价一样,群随机的系统评价首先要考虑的仍是提出一个具体可回答的待评价问题。系统评价员可以参考 PICO 原则[49]。但就群随机而言,P 可能更多的是非患病的人群或人群与动物群[43];I 则更多的是非治疗性干预,比如预防、筛检、健康教育等;临床试验常常选择安慰剂为对照措施,但在群随机设计中空白对照（即不给予任何干预措施）则更为多见。例如 Simpson[50]分析的 21 个初级预防试验中有 14 个试验采用了空白对照。在 O 方面群随机试验不仅存在个体水平的结局,而且有群组水平的结局。因而进行统计分析时可能需同时考虑两水平的因素。

(二) 资料的收集

群随机的系统评价第二步为制定一个完善的检索策略,并尽可能多地选择检索源,全面收集相关的群随机试验。在对群随机进行检索时需要特别注意两个问题:一是"群随机试验"这一术语本身就有多种表达方式(表 7-5),检索词中要充分考虑一词多形的现象。二是个体随机试验一般采用平行设计,而群随机则常用三种设计方法:①完全随机设计:不考虑基线特征,按完全随机的方法将群分配到试验组和对照组。②配对设计:首先按基线特征进行配对,然后在每一个对子中,随机将群分为试验组和对照组。③分层设计:首先按基线特征进行分层,然后在每一层中随机将群分到试验组和对照组。故在检索群随机试验时,不能完全套用个体随机试验的检索式,而是应该根据所研究的问题,修改和调整检索式。具体在制定检索策略时可参考 Cochrane 系统评价员手册中关于随机对照试验的高敏感策略。

表 7-5　群随机的中英文不同表达

中文	英文
群随机	Cluster Randomization
整群随机	Cluster Randomized
群组随机	Cluster Randomised
组群随机	Cluster Randomized
	Cluster Randomised
	Group Randomization
	Group Randomisation
	Community Randomization
	Community Intervention
	Field Randomization

(三) 质量评价

目前随机对照试验的质量评价标准,包括其报道质量标准,都广泛可及。这其中许多标准,例如清晰说明研究对象、完整描述干预措施、准确定义主要和次要结局指标,都与群随机试验的质量评价有关。而群随机试验质量评价的特殊性在于:①是否明确界定了随机单位;②是否考虑了群效应;③是否阐述了采用群随机这一设计的理由。

Cochrane 系统评价员手册 5.0 指出群随机试验存在的 5 种主要偏倚[51]:①选择性招募受试者:这种偏倚出现在先对群随机分配,后招募受试者的情况。即试验人员在知道哪些群接受干预措施而哪些群未接受时,容易选择性招募受试者,从而影响了干预效果。Farrin 等分析了治疗下背痛的群随机试验后发现,大量病情轻的受试者被分到积极治疗组。Puffer 等调查了 36 个群随机试验后发现约 39% 的群随机试验会发生这种偏倚。②基线不平衡:即试验组群和对照组群基线不一致,充分报道群的基线情况或对基线进行统计校正有助于减少此类偏倚。③失访:整个群失访的现象比较少,但仍然会对结局测量造成影响,群内个体的失访也将影响最终结果。④分析错误:用分析随机对照试验的统计方法去分析群随机试验。Eldridge 等对 152 个卫生保健领域的群随机研究显示约 41% 在进行统计分析时没有考虑到群效应。⑤与随机对照试验的结果差异:研究显示群随机试验的结果有时会与随机对照试验不一致,原因有可能由群效应引起,故在制作系统评价时应关注该领域个体试验的系统评价结果。

在对群随机进行质量评价时,既要参考 RCT 的质量评价标准,又要结合群随机的特殊性,以下 8 条质量评价原则可供系统评价员参考:①随机方法是否正确;②是否做到隐蔽分组,方法是否正确;③是否采用盲法,对谁施盲;④有无失访或退出,是否对失访或退出进行清楚描述;⑤是否明确界定了随机单元;⑥是否计算了群内相关系数;⑦是否交代了样本含量;⑧是否说明采用群随机的原因。

（四）统计合成

通常既无指南也无推荐方法可用于群随机试验结果的合成。除要考虑随机对照试验常见的异质性问题外,群随机试验间的差异可能成为新的异质性来源。其中有 3 个需要特别注意的问题:①系统评价纳入的群随机试验的试验设计和随机单位可能有不同。在这种情况下若纳入的群随机试验数目相对少且随机设计和随机单位多样化,应进行定性合成,即独立解释单个群随机试验,若群随机试验数目较多,则可考虑各自归类后进行统计合成或合成后再做亚组分析;当多个独立的系统评价结果一致时,有助于确定试验的干预措施在多种情形下是有效的(或无效的)。若结果不一致,研究者可以此探讨选择不同随机单位对试验的影响并将其作为敏感性分析的一部分。②系统评价同时纳入个体随机试验和群随机试验。这时应该避免将个体水平的数据与群体水平的数据进行混合。就算在个体水平上进行统计合并,也应该考虑群效应是否会影响最终的结果。③系统评价是否应该纳入这样的试验:即受试者很多,而仅有一个群被分配到干预组,另一个进入对照组。这种试验无可避免地导致了结果解释的难题。因为结果受到两大变异的混杂影响:不同群对干预措施反应的变异和即使没有干预效应,两群间也存在的固有变异。如 Kirkwood 和 Morrow[52]指出的:"这种设计无异于在两个患者间进行临床试验,一个接受药物,另一个接受安慰剂"。尽管存在这些问题,但若能满足特定条件,系统评价可以纳入此类试验。纳入的主要条件是:此类试验的随机单位和目标人群与纳入的其他试验具备足够的可比性以致可据后者安全地估计群内相关系数。同样,从总结性数据中排除此类试验进行敏感度分析以印证结果是否稳定也是谨慎之举。

（五）结果解释

已报道的系统评价结果解释常常提出不同研究在目标人群、干预措施、随访周期等方面存在差异,而该问题在群随机试验的系统评价中可能更严峻:因为此时系统评价员不得不面对更多的潜在异质性因素,包括研究设计类型的差异(如:配对设计 vs 完全随机设计)、随机单位本质的差异(如:工作场所 vs 家庭)和随机群的规模差异。例如,多个已完成的维生素 A 补充疗法的预防性试验就采用了各不相同的随机分配单位:有的是单个儿童[53],有的是家庭[54],有的是整个社区[55]。以 Famzi 等人[56]提供的维生素 A 补充疗法对儿童病死率影响的研究为例:该研究同时纳入了麻疹住院儿童参与的医院水平的试验和健康儿童参与的社区水平的试验。在 4 个医院水平的试验中,分配单位是单个住院儿童群体;而在 8 个社区水平的试验中分配是以乡镇、地区或家庭进行的。所以 Meta 分析按两部分进行:第一部分综合医院水平的研究,第二部分综合社区水平的研究。此外,涉及配对个体的临床试验相对少见,而配对的群随机试验则很常见,尤其是在社区水平的干预措施评价方面。群随机试验评价的干预措施也相对复杂和多元化一些,特别是教育和卫生保健领域。而不同群随机试验的方法学质量也是良莠不齐[57]。故在对群随机进行结果解释时,要充分考虑到各种影响其内外部真实性的因素,并对其方法学进行详尽的阐述。

(六) 规范报告

清楚、充分、全面地报道群随机试验对制作其系统评价具有重要的意义,然而调查发现,已发表的群试验的实施和报告的质量均很差。40%~80%的研究没有在研究方案中清楚描述分群原则,40%~70%的研究在分析时未适当阐述其研究数据的群内相关性[58-60]。为了便于报告群随机试验的特点,2004 年Campbell 等[61]对 CONSORT 指南进行了扩充,提出群随机的报告格式,主要包括以下内容:①采用整群设计的原理;②在计算样本量时如何考虑群效应;③在分析时如何考虑群效应;④整群和个体从分配到分析的流程。包括一个报告清单(表 7-6)和一个流程图(图 7-1)。

表 7-6 群随机试验报告条目清单
（针对标准版指南所作的改动用星号标出）

论文部分和主题	条目	描 述
文题和摘要		
设计	1*	怎样将受试者分配到干预组（如随机分配、随机化），突出分配是以整群为基础
引言		
背景	2*	科学背景和原理解释，包括采用整群设计的原理
方法学		
受试者	3*	受试者和组群的选择标准，以及收集数据的环境与地点
干预措施	4*	各组干预措施的细节，是否它们与个体水平、群水平或与两者均相关，以及何时、如何实施
目的	5*	特定的目的与假设，且是否它们与个体水平、群水平或与两者均相关
结局	6*	明确定义主要和次要结局指标，它们是否与个体水平、群水平或与两者均相关，并且明确定义可用于提高测量质量的方法（如重复观察，评估者培训）
样本量	7*	如何确定总样本量（包括计算方法、组群数、组群大小、群内相关系数（ICC 或 k），和指出其不确定性），如有可能，对中期分析和终止条件进行解释
随机化		
序列产生	8*	产生随机分配序列的方法及所有限制细节（如区组、分层、配对）
隐蔽分组	9*	执行随机分配序列的方法，说明分配是基于组群而非个体并阐明分配干预前随机序列是否隐藏
实施	10	谁生成分配序列，谁登记受试者，谁分配受试者

续表

论文部分和主题	条目	描 述
盲法(掩饰)	11	对受试者,干预措施实施者和结局评估者是否使用盲法,如使用,如何评价盲法的成功
统计学方法	12*	用于比较组间主要结局(说明如何考虑群集性)的统计学方法;附加分析方法,如亚组分析和校正分析
结果		
参与者流程	13*	极力推荐用流程图报告各阶段整群和个体受试者流程。特别是报告随机分配到各组、拟接受治疗、完成研究方案、分析主要结果的组群和受试者数。描述脱离方案的情况及其原因
募集受试者	14	明确定义募集受试者的时间和随访的时间
基线资料	15*	各组可用个体和整群水平的基线信息
分析的数据	16*	纳入每一分析的每组组群和受试者数(分母),且是否采用了意向治疗分析。如可能,采用绝对数字来表述结果(如 10/20 而不是 50%)
结局和估计值	17*	对每一个主要和次要结局,给出每组可用个体和组群水平的结果总结,效应估计值及其精确性(如 95%CI),以及每个主要结局的群内相关系数(ICC 或 k)
辅助分析	18	报告所进行的其他任何分析以说明方法的多样性,包括亚组分析、校正分析。指出哪些是预先制定的,哪些是临时添加的分析
不良事件	19	各组所有重要不良事件或副作用
讨论		
解释	20	结果解释应考虑研究假设、潜在偏倚和不精确的原因及与结果重复分析相关的危险因素
可推广性	21*	试验发现对(相关)个体和(或)组群的可推广性(外部真实性)
全部证据	22	根据当前证据,全面解释结果

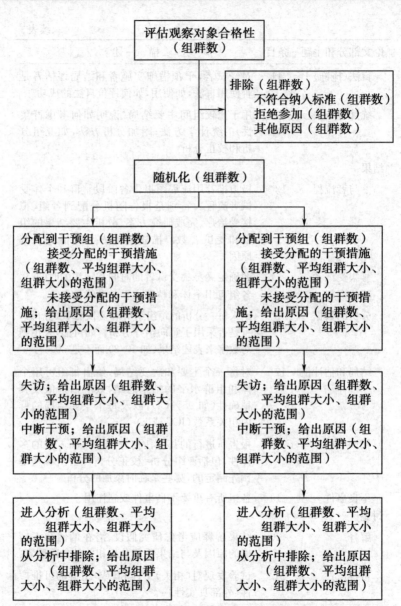

图 7-1　组群和个体在随机试验各阶段进展流程图

三、群随机系统评价的问题与展望

正如随机对照试验质量决定其系统评价质量一样,群随机试验质量决定了群随机系统评价的质量。虽然近年来群随机试验的数量有快速的增长,但较之于随机对照试验,仍然有很大差距,加之群随机试验设计和实施的特殊性和其方法学本身的不尽完善,想要做出高质量的群随机系统评价并非易事。研究人员在着手准备群随机的系统评价时,不仅要全面考虑以上提到的影响群随机内部真实性的各种因素,而且要重视群随机对其外部真实性的报道是否充分。Eldridge 等研究显示,当前群随机试验对其外部真实性有关的信息描述的非常少[62],这严重影响纳入这类研究系统评价结果的应用程度。

当前除了 Cochrane 系统评价员手册中提到少量关于如何制作群随机系统评价的方法外,尚无专门的文献对此进行详细论述。但随着群随机试验的大力开展和其方法学的不断成熟,其系统评价也必将得到进一步发展和完善,并出现相应的制作标准和流程,从而指导更多的研究人员掌握和应用这一重要方法。

四、应用举例

引用文献:Fawzi WW, Chalmers TC, Herrera MG, Mosteller F. Vitamin A supplementation and child mortality. A meta-analysis. JAMA,1993,269(7):898-903.

1. 背景及目的 维生素 A 缺乏在许多发展中国家是一个主要的公共卫生问题。早在 20 世纪 30 年代,就有补充维生素 A 可显著降低麻疹患者病死率的报道。近年来大量观察性研究也发现补充维生素 A 能够降低儿童病死率。但最近一些随机对照研究对补充维生素 A 与儿童病死率之间的关系结论不一。本研究旨在针对这一问题进行系统评价。

2. 提出临床问题　补充维生素 A 的儿童相比未补充的,其病死率有无降低? 按照 PICO 原则进行结构化问题:

P:患儿

I:补充维生素 A

C:空白对照

O:各种病死率

3. 纳入/排除标准

研究类型:随机对照试验

研究对象:患儿

干预措施:补充维生素 A

测量指标:病死率

4. 检索策略　本研究检索了 MEDLARS 和 Current Contents 两个数据库,检索时间为 1966 年~1992 年。检索词包括:Vitamin A,clinical trials,measles,child mortality 等。

5. 资料提取与质量评价　一共检索到 12 个研究,全部纳入分析。两位评价员根据预先制定的质量评价标准,对纳入研究的设计、实施和分析进行了严格评价,并对每篇文献的作者、发表期刊、研究地点和结果施盲后,对其进行评分。

6. 统计分析　研究人员将纳入的研究分为两个部分,一个是在医院进行的随机对照试验,另一个为在社区进行的群随机试验。在此我们重点介绍群随机试验的 Meta 分析。共有 8 个研究在群水平进行,由于存在异质性,研究人员采用随机效应模型的 DerSimonian 和 Laird 法进行数据合成。并根据维生素 A 补充的剂量、儿童性别、年龄及引起患儿死亡的疾病进行亚组分析。

7. 结果与结论　8 个研究中,2 个显示无效,合并后的 OR 值为 0.70(95% CI,0.58-0.85),考虑到研究质量的差异,排除了质量较差的两个研究后,OR 值变为 0.75,在调整了群效应以后,结果仍然显示有效,可信区间则变宽。

结论：在群水平补充维生素 A 可降低患儿的病死率，无论其是否存在维生素 A 缺乏症。

解析

高质量的群随机系统评价和 Meta 分析并不多见，原因如前所述，一是群随机试验本身质量不高，数量相比较随机对照试验较少，二是研究人员对群随机的系统评价方法掌握欠佳。本研究是 1993 年发表在 JAMA 杂志上的一篇混合了随机对照试验和群随机试验的 Meta 分析。作者在具体评价时对这两部分分开分析和讨论。但得出的结论一致。作者纳入的 8 个群随机试验，其中 6 个采用完全随机设计，1 个采用配对设计，另外 1 个随机设计语焉不详。其群效应波动在 10%～44%，最终研究人员通过增加经估计的 30% 的方差校正群效应。由于本研究发表的时候，系统评价正在起步，故从现在来看，存在检索不够完整、评价不够全面等缺陷，但在当时不失为一篇高质量的 Meta 分析。

推荐阅读材料··········

1. Donner A，Klar N. Design and Analysis of Cluster Randomization Trials in Health Research. London，England：Arnold，2000.
2. Murray DM. Design and Analysis of Group Randomized Trials. New York：Oxford University Press Inc，1998.
3. Fawzi WW，Chalmers TC，Herrera MG，et al. Vitamin A supplementation and child mortality. A meta-analysis. JAMA，1993，269(7)：898-903.

（陈耀龙）

参考文献·············

1. 林果为，沈富民 . 现代临床流行病学 . 上海：复旦大学出版社,2000.

2. 王家良. 临床流行病学-临床科研设计、平衡和评价. 第 2 版. 上海:上海科学技术出版社,2001.

3. 王建华. 实用医学科研方法. 北京:人民卫生出版社,2003.

4. 李幼平. 循证医学. 北京:高等教育出版社,2003.

5. 李立明. 流行病学. 北京:人民卫生出版社,2007.

6. Muir Gray,唐金陵. 循证医学循证医疗卫生决策. 北京:北京大学医学出版社,2004.

7. Altman DG. Systematic reviews of evaluations of prognostic variables. BMJ,2001,323:224-228.

8. Altman DG, Lyman GH. Methodological challenges in the evaluation of prognostic factors in breast cancer. Breast Cancer Res Treat,1998,52:289-303.

9. Atkins D, Best D, Briss PA, et al. Grading quality of evidence and strength of recommendations. BMJ, 2004, 328: 1490.

10. Deeks JJ, Dinnes J, D'Amico R, et al. Evaluating non-randomized intervention studies. Health Technol Assess, 2003, 7:iii-x,1-173.

11. Department of Clinical Epidemiology and Biostatistics, McMaster University Health Sciences Centre. How to read clinical journals:III.. To learn the clinical course and prognosis of disease. Can Med Assoc J,1981,124:869-872.

12. 杨克虎. 循证医学. 北京:人民卫生出版社,2007.

13. Pirovano M, Maltoni M, Nanni O, et al. A new palliative prognostic Score:A first step for the staging of terminally ill cancer patients. Italian Multicenter and Study Group on Palliative Care. J Pain Symptom Manage, 1999, 17: 231-239.

14. Kwakkel G,Robert C,Wagenaar,et al. Predicting Disability in Stroke-A Critical Review of the Literature. Age and Ageing,1996,25:479-489.

15. Hemingway H, Marmot M. Evidence based cardiology: psychosocial factors in the aetiology and prognosis of coronary heart disease. Systematic review of prospective cohort studies. BMJ,1999,318:1460-1467.

16. Hooi JD,Stoffers HE,Knottnerus JA,et al. The prognosis of non-critical limb ischaemia:a systematic review of population-based evidence. BrJ Gen Pract,1999,49:49-55.

17. Hayden A,Côté P,Bombardier C. Evaluation of the Quality of Prognosis Studies in Systematic Reviews. Ann Intern Med,2006,144:427-437.

18. Berlin JA. Invited commentary. Am J Epidemiol, 1995, 142:383-387.

19. 吴泰相,刘关键,赵娜,等. 观察性研究系统评价/Meta 分析的方法. 中国循证医学杂志,2004,4(5):337-341.

20. Stroup DF,Thacker SB,Olson CM,et al. Characteristics of Meta-analysis submitted to a medical journal. From:International Congress on Biomedical Peer Review and Global Communications;Prague:Czech Republic,1997:17-21.

21. Donna F. Stroup, Jesse A. Berlin, Sally C. Morton, et al. Meta-analysis of Observational Studies in Epidemiology A Proposal for Reporting. JAMA,2000,283:2008-2012.

22. Blettner M,Sauerbrei W,Schlehofer B, et al. Traditional reviews,Meta analysis and pooled analyses in epidemiology. International Epidemiologycal Association, 1999, 28 (1): 1-9.

23. Dickersin K. How important is publication bias? A syn-

thesis of Available data. AIDS Educ Prev, 1997, 9 (Suppl A):15-21.

24. Rosenthal R. The "file-drawer problem" and tolerance for null results. Psychol Bull, 1979, 86:638-641.

25. Lubin JH, Boice, JD Jr, et al. Radon-exposed underground miner and inverse dose-rate (protraction enhancement) effects. Health Phys, 1995, 69:494-500.

26. Shapiro S. Meta-analysis/Shmeta-analysis. Am J Epidemiol, 1994, 140:771-778.

27. Stewart LA, Parmar MKB. Meta analysis of the literature or of individual patient data: is there a difference? Lancet, 1993, 341:418-422.

28. CGHFBC-Collaborative Group on hormonal factors in breast cancer. Breast cancer and hormonal contraceptives: collaborative reanalysis of individual data on 53297 women with breast cancer and 100239 women without breast cancer from 54 epidemiological studies. Lancet, 1996, 347: 1713-1727.

29. Stewart LA, Clarke MJ. On behalf of the Cochrane Working Group on Meta-analysis using individual patient data. Practical methodology of Meta-analyses (overviews) using updated individual patient data. Stat Med, 1995, 14: 2057-2079.

30. Friedmenreich CM. Methods for polled analyses of epidemiologic studies. Epidemiology, 1993, 4:295-302.

31. Roberts I, Kwan I, Evans P, et al. Does animal experimentation inform human healthcare ? Observations from a systematic review of international animal experiments on fluid resuscitation. BMJ, 2002, 324(7335):474 -476.

32. Pound P, Ebrahim S, Sandercock P, et al. On behalf of the Reviewing Animal Trials Systematically (RATS) Group. Where is the evidence that animal research benefits humans. BMJ, 2004, 328(7438): 514-517.

33. Egger M, Davey SG, Schneider M, et al. Bias in meta analysis detected by a simple, graphical test. BMJ, 1997, 315 (7109): 629-634.

34. Macleod MR, OpCollins T, Howells DW, et al. Pooling of animal experimental data reveals influence of study design and publication bias. Stroke, 2004, 35(5): 1203-1208.

35. Dixon Woods M, Agarwal S, Young B, et al. Integrative approaches to qualitative and quantitative evidence. London: Health Development Agency, 2004. http://www. hda. nhs. uk.

36. Moher D, Cook DJ, Eastwood S, et al. Improving the quality of reports of meta analyses of randomized controlled trials: the QUOROM statement. QUOROM Group. Br J Surg, 2000, 87(11): 1448-1454.

37. 唐纳. 公共卫生研究中群随机试验设计与分析方法. 刘沛, 译. 北京: 科学出版社, 2006.

38. Murray DM, Varnell SP, Blitstein JL. Design and analysis of group-randomized trials: A review of recent methodological developments. Am J Public Health, 2004, 94(3): 393-399.

39. Cornfield J. Randomization by group: a formal analysis. Am J Epidemiol, 1978, 108: 100-102.

40. Pandey P, Sehgal AR, Riboud M, et al. Informing resource-poor populations and the delivery of entitled health and social services in rural India: a cluster randomized controlled

trial. JAMA,2007,298(16):1867-1875.

41. Tol WA,Komproe IH,Susanty D,et al. School-based mental health intervention for children affected by political violence in Indonesia:a cluster randomized trial. JAMA, 2008,300(6):655-662.

42. Bowen A,Ma H,Ou J,et al. A cluster-randomized controlled trial evaluating the effect of a handwashing-promotion program in Chinese primary schools. Am J Trop Med Hyg,2007,76(6):1166-1173.

43. Gray DJ,Williams GM,Li Y,et al. A cluster-randomized bovine intervention trial against Schistosoma japonicum in the People's Republic of China:design and baseline results. Am J Trop Med Hyg,2007,77(5):866-874.

44. Donner A,Klar N. Design and Analysis of Cluster Randomization Trials in Health Research. London,England: Arnold,2000.

45. Murray DM. Design and Analysis of Group Randomized Trials. New York:Oxford University Press Inc,1998.

46. Campbell MJ,Donner A,Elbourne DR. Design and analysis of cluster randomized trials. Stat Med,2001,20(theme issue):329-496.

47. Donner A,Klar N. Cluster randomization trials. Stat Methods Med Res,2000,9(theme issue):79-179.

48. Cluster Randomized Trials:Methodological and Ethical Considerations. London,England:Medical Research Council,2002.

49. Richardson WS,Wilson MC,Nishikawa J,et al. The well-built clinical question:a key to evidence-based decisions. ACP J Club,1995,123:A12-13.

50. Simpson JM, Klar N, Donnor A. Accounting for cluster randomization: a review of primary prevention trials, 1990 through 1993. Am J Public Health, 1995, 85 (10): 1378-1383.

51. Higgins JPT, Green S. Cochrane Handbook for Systematic Reviews of Interventions Version 5. 0. 1[updated September 2008]. The Cochrane Collaboration, 2008. http://www. cochrane-handbook. org.

52. Kirkwood BR, Morrow RH. Community-based intervention trials. Journal of Biosocial Sciences, 1989, Supplement 10: 79-86.

53. Hussey GD, Klein M. A randomized, controlled trial of vitamin A in children with severe measles. New England Journal of Medicine, 1990, 323: 160-164.

54. Herrera MG, Nestel P, El Amin A, et al. Vitamin A supplementation and child survival. Lancet, 1992, 340: 267-271.

55. Sommer A, Tarwotjo I, Djunaedi E, et al. Impact of vitamin A supplementation on childhood mortality. A randomized controlled community trial. Lancet, 1986, 1: 1169-1173.

56. Fawzi WW, Chalmers TC, Herrera MG, et al. Vitamin A supplementation and child mortality. Journal of the American and Medical Association, 1993, 269: 898-903.

57. Donner A, Brown KS, Brasher P. A methodological review of non-therapeutic intervention trials employing cluster randomization. 1979-1989. International Journal of Epidemiology 1990, 19: 795-800.

58. Divine GW, Brown JT, Frazier LM. The unit of analysis error in studies about physicians' patient care behaviour. J

Gen Intern Med,1992,7(6):623-629.

59. MacLennan GS, Ramsay CR, Mollison J, et al. Room for improvement in the reporting of cluster randomized trials in behaviour change research. Control Clin Trials, 2003, 24:69-70S.

60. Isaakidis P, Ioannidis JPA. Evaluation of cluster randomized control led trials in sub-Saharan Africa. Am J Epidemiol,2003,158(9):921-926.

61. Campbell MK, Elbourne DR, Altman DG. CONSORT statement:extension to cluster randomized trials. BMJ, 2004, 328:702-708.

62. Eldridge S, Ashby D, Bennett C, et al. Internal and external validity of cluster randomized trials: systematic review of recent trials. BMJ,2008,336:876-880.

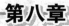

第八章

如何阅读系统评价

尽管世上从来没有包治百病的灵丹妙药,但却有事半功倍的不二法门。本章基于当前阅读、评价、利用医学文献的众多方法,归纳提炼出针对系统评价阅读的一般方法,为读者提供借鉴参考。

第一节 为何阅读系统评价

循证医学要求临床医师及时掌握最新的研究证据。如何高效获取这些证据并进行循证实践则困难重重。乌利希期刊指南(Ulrich's Periodicals Directory)网络版收录的生物医学期刊超过 22 000 种,每年发表 200 万篇以上的专业文献[1],且每年以 6％~7％ 的速度递增[2]。由于临床工作越来越繁忙,医师阅读和反馈思考的时间变得弥足珍贵。英国一家医院统计过去 1 周没有阅读医学资料的人数比例:主治医师大约 30％,住院医师为 15％,实习医师达 75％[3]。国内针对医药卫生工作者的调查也显示,超过一半的人表示相对以前,自己用于阅读文献的时间正在减少[4]。更重要的是,就算卫生保健人员夜以继日,秉烛夜读,如果得知类似"BMJ 上发表的论文只有 5％符合科学性与相关性的最低标准,绝大多数杂志符合要求的论文比例还不到 1％"[5]的结论后,可能会更加沮丧。

如何平衡两者之间的矛盾,在三千弱水中取到对自己最有用的一瓢？当你看到"你愿意阅读 50 000 篇文章还是只读 120 篇?[6]"这样的标题时也许会马上精神为之一振,果真有这样以一抵百的文献珍肴吗? McKibbon 等[7]针对循证二次期刊的研究显示:阅读 1 篇发表在 *Evid Based Med* 上的文章所获信息的有效性和相关性,可抵在 *Lancet* 上阅读 227 篇,或 *BMJ* 上阅读 202 篇,或 *New Engl J Med* 上阅读 118 篇,或 *JAMA* 上阅读 107 篇文献,因为这 1 篇循证文献凝聚了 100 多位方法学家经 13 道严格的筛选过程才最终得以发表[8]。尽管目前全球以"循证"冠名的期刊仅 30 本左右[9],但是每年仍要刊登几千篇文献。这对众多读者仍是不小的挑战。但如果将其限定到只与本专业相关的系统评价,则一周可能只需推敲两三篇,便可获取当前全球的最佳证据,实在不失为更新专业知识、提高专业技能、解决阅读之痛的一剂良方,尤其是当这些文献有近三分之一可免费在线阅读时。Greenhalgh 指出[10],阅读 1 篇好的系统评价比阅读此系统评价纳入的众多原始研究更易于理解。对临床医师如此,对护士、卫生保健人员、卫生政策制定者及广大患者,阅读精挑细选、严格评价、科学整合的系统评价同样会极大节约寻找信息的时间,提高利用信息的效率。

第二节　如何阅读系统评价

一、文献阅读方法的沿革

近 30 年全球已发表了成百上千帮助卫生保健人员阅读和评价医学文献的论文。1981 年,加拿大 McMaster 大学 David Sackett 及其同事开始在 *Canadian Medical Association Journal*(*CMAJ*)上连载 12 篇旨在帮助临床医师阅读和评价医学文献的专论。1986 年,其中一些论文经过充实和完善,并在侧重临床实践的基础上,分 6 篇连载于 *Annals of Internal Medi-*

cine。1993 年 Gordon Guyatt 等在 *JAMA* 上开始连载 31 篇 *Users' Guides to the Medical Literature*。1997 年，Trisha Greenhalgh 在 *BMJ* 上发表了 11 篇题为 *How to Read a Paper* 的系列文章。其中 *Users' Guides to the Medical Literature* 已集结为专著于 2008 年推出了第 2 版，而 *How to Read a Paper* 则已被翻译为法语、德语、意大利语、波兰语、日语、俄语和汉语等。

　　这些论文与专著的作者都是全球著名的临床流行病学专家、循证医学专家和医学编辑。文献深入浅出，通俗易懂，为读者提供了阅读一般医学文献的有效方法。这些方法对阅读系统评价也有相当的帮助，本文基于先前专家们的观点，归纳出针对系统评价的阅读和评价方法。但在之前必须先简单介绍一下系统评价的检索，因为只有先检索到需要的文献，才能进行下一步的阅读。

　　尽管系统评价不像随机对照试验和其他原始研究那样，需要制定复杂的检索策略，但仅凭基本的简单检索很难全面找出自己需要的文献。原因有三：①随着系统评价数量的不断增加，其分布范围也急剧扩大，从天文学到动物学，涵盖了自然科学的众多领域。对于干预措施随机对照试验的系统评价，Cochrane 图书馆是首选，但对其他尤其是管理、政策、教育领域来说，只检索传统的医学文献数据库会很难达到目的。这就需要纳入更多数据库及期刊，也呼唤有更多方法学家在这方面进行探索和研究。②即使在传统数据库如 MEDLINE、EMBASE、CBM 当中，也很难做到不漏检。尽管有些数据库中 Meta 分析和系统评价都被作为主题词，但由于数据库本身的局限性及标引工作人员工作的疏漏，仍然会出现检索不到自己所需文献的现象。表 8-1 列出了约 20 种系统评价和 Meta 分析的常见说法，还有很多系统评价其题目、摘要、关键词中都没有出现系统评价的词汇，这又增大了检索的难度。③随着系统评价在卫生保健中作用的日益重要,大量的专业公司和学术机构开始为客户专门制作系统评价[11-12],这种系统评价也许根本不会发表甚至保密,故很难获取和利用到这些系统评价。

表 8-1　系统评价一词的类似用法

中文用法		英文用法	
系统评价	Meta 分析	systematic reviews	meta analysis
系统评估	荟萃分析	systematic review	meta-analysis
系统综述	梅塔分析	systematic overview	meta analyses
循证评价	定量分析	systematic evaluation	meta-analyses
循证评估	元分析	umbrella review	metaanalysis
		evidence-based review	metaanalyses
		evidence based evaluation	

二、阅读系统评价时读者应该提出的 10 个问题

(一) 是否有同类评价?

同类系统评价(overviews of reviews 或 umbrella reviews)是针对同一疾病的治疗或同一健康问题的干预措施,全面总结当前多个相关系统评价并对其进行综合性评价的一种方法[13]。因为这种系统评价的特点是将一类干预措施整合到一起,故我们将其翻译为同类系统评价。在实际临床环境中,医师和患者更想对各种干预措施进行比较鉴别,优选出最适合的一种实施。传统的系统评价大多只比较一种或两种干预措施的有效性与安全性,提供给临床医师部分的参考信息,而非提供解决问题的全景方案。简而言之,传统系统评价回答的问题是"这种干预的效果怎么样",而同类系统评价则回答"在这种情况下我该选择哪种治疗措施"。我们以"小孩尿床最好的治疗方法是什么?"举例说明为什么首先选择阅读同类系统评价。

检索到 1 篇有关小儿夜间遗尿症的同类系统评价[14]。作者纳入了目前治疗该疾病的所有 Cochrane 系统评价,共 7 篇包

含 230 个研究,涉及的干预措施有遗尿报警器、去氨加压素、三环类药物、去氨加压素和三环类以外的其他药物治疗、简单行为干预、复杂性行为或教育干预及其他干预。通过严格的比较分析,作者最后得出结论:已有多种干预措施用于儿童夜间遗尿症的治疗。遗尿报警器不仅在降低夜间尿床量方面是最有效的干预措施,而且在取消报警后症状复发方面最有效。药物干预方面,去氨加压素和三环类在减少夜间尿床量方面优于安慰剂。这一效应在撤除去氨加压素或三环类后不能持续。还没有足够证据确定简单和复杂性行为干预、去氨加压素和三环类以外的药物以及其他干预的治疗作用。

　　这篇同类系统评价只有短短 4 页、2 张图和 7 条参考文献,相对于几十甚至上百页的普通系统评价,不仅结构清晰,信息充分,而且易读易用。为进一步对比该同类系统评价的结论,我们同时检索了最近《临床证据》网络版中有关小儿夜间遗尿症的治疗[15](表 8-2),两者结果一致。但相对于《临床证据》上的结论,同类系统评价提供的证据更全面,因为其构成基石全部为系统评价(绝大多数为 Cochrane 系统评价)。同类系统评价已被写入第 5 版 Cochrane 系统评价员手册,《循证儿童保健杂志》也将其作为一个固定栏目每期推出[16],尽管目前数量较少,但对决策者更适用,故在决定阅读和利用系统评价前,首先要看是否存在自己所关心问题的同类系统评价。

表 8-2　《临床证据》中有关小儿夜间遗尿症的治疗措施推荐

治疗效果	干预措施
肯定有效	去氨加压素(持续治疗),不尿床训练加遗尿报警器,遗尿报警器
利弊相当	三环类药物(米帕明,地昔帕明)
效果不明	抗胆碱药物(奥昔布宁,托特罗定,莨菪碱),去氨加压素加遗尿报警器,不尿床训练催眠疗法,激光针灸,标准家庭闹钟
可能无效	去氨加压素(治疗后终止)

（二）是否更新到最新？

Cochrane 系统评价约 38% 每 2 年更新，其他系统评价 2 年内更新的只占 3%[17]。如果得不到及时更新，系统评价在 3～5 年内就会失去价值，有时甚至会更快[18-19]。决策者若检索不到最新的系统评价，或检到的系统评价很久都没更新，则利用其结论时应谨慎。因为很可能后来出现的临床试验将推翻之前系统评价的结论。Lelorier 等[20]对比分析了 4 种一流医学杂志（《新英格兰医学杂志》、《柳叶刀》、《内科医学年鉴》和《美国医学会杂志》）上发表的大型随机对照试验（包含 1000 甚至更多例患者）和早期发表的相同主题的 Meta 分析，结果显示两者之间的一致性较差[kappa＝0.35；95%CI(0.06，0.64)]。应用硫酸镁的例子更典型。急性心肌梗死后早期静脉使用硫酸镁可望限制梗死面积、预防严重心律失常、降低病死率，被认为是一种有效的治疗措施。基于早期临床试验的 Meta 分析证实，应用硫酸镁可以降低病死率。1993 年国际著名的 *Circulation* 杂志刊登了一篇编辑评论，题目就叫《急性心肌梗死后静脉注射硫酸镁——一种有效、安全、简单、低廉的治疗方法》[21]。仅仅 2 年后一个涉及 58 050 例患者的大规模随机对照试验显示，硫酸镁治疗急性心肌梗死危险率反而增加了 5%[22]。如果决策者一味教条式地迷信系统评价就是金标准，怀抱未得到及时更新的系统评价行动将是十分危险的事情。

那么究竟什么是系统评价的更新，何时应该更新？Moher 等[23]将其定义为："系统评价的更新是指检索出新的证据整合入之前相关的完整的系统评价当中。检索到新的研究或检索了但没有发现新的研究就算更新，而对之前系统评价进行修改或重新评价分析不算更新。"关于更新周期当前仍无明确结论，一般视具体情况而定，最近 1 篇专门研究系统评价应该何时更新的 Cochrane 系统评价指出，累积性 Meta 分析也许可以预测系统评价过期的时间[24]。故读者在阅读时应特别注意该系统评价最近更新的时间，以免被误导。

（三）是否整合了之前相关的系统评价？

全球每年新发表系统评价约 2500 个[17]，读者在针对某些问题进行检索时，可能会找到多个重复、相近或有关联性的系统评价。这些系统评价很可能会交叠纳入相同的原始研究。为了提高效率、避免重复和最大化减小偏倚，应在常规检索系统评价的基础上，增加对已有相关系统评价的检索与整合。Whitlock 等[25]于 2008 年提出了整合系统评价的一般步骤：①找到已存的评价；②评估它们的相关性；③评价它们的质量；④决定是否和如何使用已存的评价或是使用基本的原始研究；⑤报道所纳入评价的方法学和结果。阅读系统评价时，如果该系统评价提到了对之前相关系统评价的检索和评价，则该系统评价可能会更加客观全面，无论其是否做了整合。

（四）是否制定和实施了完善的检索策略？

完善的检索策略至少包括 6 个方面：检索词、检索式、检索时间、检索源、检索语种、检索者。任何一方面缺位和不足都会导致偏倚产生。相同检索词和检索式在不同数据库得到的结果可能不完全相同。理想的情况是根据数据库的不同制定各自最佳的检索式。检索时间的确定也至关重要。不限定时间并非总是最佳选择，比如评价某一药物或医疗器械的有效性与安全性，将年代限定在此药物或器械开始使用的时间，或如果要评价对艾滋病的某项治疗，检索艾滋病最初报道以后的文献可能会精确检索结果，避免造成时间和资源浪费。对检索策略影响最大的，可能莫过于检索源的选择。以 RCTs 为例，研究显示所有已知发表的 RCT 只有 30%～80%能从 MEDLINE 检出（取决于领域或特定问题）[26]。尤其是应该重视对灰色文献的检索。Cochrane 系统评价引用的研究约 10%是摘要和灰色文献[27]。调查显示只有 1/3 的 Meta 分析报告了纳入的未发表文献的资料，仅限于已发表试验的 Meta 分析，较之同时包含未发表文献和灰色文献的报道,疗效平均高估 12%[28]。在杂志中报道的干预作用较博士论文里报道的高 33%[29],而灰色文献的作用,在通过对 39 个 Meta 分析中纳入的 467 个 RCT 的调查中得以显现——其中 102 个属于灰色文献[30]。表 8-3 列举了一篇系统评价常见的检索源。读者在阅读时可做一参考,看检索是否全面。

表 8-3　系统评价常用的检索源

检索源	举　例
书目数据库	Medline,EMBASE,CBM,LILACS
其他数据库	SCI,CENTRAL,CNKI,VIP,WANGFANG
手工检索	与研究问题相关的印刷版期刊(尤其是未被以上数据库收录或标引的期刊)
会议论文集	与研究问题相关的会议论文集
学位论文集	与研究问题相关的学位论文集
灰色文献	SIGLE(System for Information on Grey Literature in Europe)
临床试验注册数据库	WHO ICTRP,ChiCTR
其他资源	搜索引擎,相关网站
参考文献	追踪所有检索到文献的参考文献
原有系统评价纳入的研究	原有的与现在系统评价相关的系统评价纳入的研究

　　检索时还会涉及一个问题就是对语种的限制。理论上系统评价不应该限制检索语种,但大约 1/3 已发表的 Meta 分析在纳入研究的入选标准中限制了某些语种[31],很多系统评价将语种仅限定为英文[32]。尽管在对 18 个 Meta 分析中包含的以非英语发表的 211 个 RCT 的结论量化后的研究后发现,限制语种的 Meta 分析相对于未加限制的 Meta 分析对疗效的高估平均仅为 2%[31]。但不限语种的 Meta 分析更为精确[33]。Egger 等发现排除非英语文献可能将造成潜在偏倚[34],故在阅读系统评价的时候,看是否对语种做了不恰当的限定。

（五）是否对原始研究进行了质量评价？

原始研究的质量直接影响系统评价的质量。如果原材料不好，很难想象会加工出好的产品。一篇合格的系统评价应对纳入的原始研究进行某种形式的质量评估。但对原始研究的质量评估工具五花八门，当前仅对随机对照试验质量进行评估的量表就达几十种[35]。且这些量表标准不一，各有优劣，难免对作者使用和读者阅读造成一定的困难。

Cochrane 手册 5.0 不推荐使用任何一种清单或量表，要求采用由 Cochrane 协作网的方法学家、编辑和系统评价员共同制订的新的"偏倚风险评估"工具，包括 6 个方面[36]，针对每一项研究结果，根据 6 条标准衡量作出"是"（低度偏倚）、"否"（高度偏倚）和"不清楚"（缺乏相关信息或偏倚情况不确定）的判断。该评估工具对每一条的判断均有明确标准，减少了评估者主观因素的影响，保证评估结果有更好的可靠性。如果作者能够广泛采用该量表，对读者顺利阅读系统评价未尝不是一个福音。

（六）是否对原始研究结果进行了适当合并？

在阅读系统评价时，特别要注意合并了原始研究的系统评价是否满足进行 Meta 分析的条件。Meta 分析主要的优点是能将不同研究的结果科学合理地合并，并对关注的暴露因素或干预措施平均作用的大小进行可靠判断、估计。恰当合并的 Meta 分析会产生两条信息：总体治疗作用的大小，以及如果真实作用为零，治疗作用偶然发生的可能性。前者可被表达为危险降低百分率，后者为 P 值。但在做 Meta 分析前，应该考虑合并研究是否合适。当一组试验在参与者、干预措施、结局判断方面存在同质性时，Meta 分析应该被采用，从而产生一个有意义的综合评价。而当有明确的生物学或社会学证据表明，同一干预的不同组成部分的表现各不相同时则最好不要合并。故读者要特别谨慎滥用合并的情况，尤其涉及不同剂量、疗程、年龄段等指标时。高质量的描述性系统评价结果要比不恰当合并的 Meta 分析更加精确。

（七）是否指出了自身研究的局限性？

任何一项研究，必定有其不完善的地方。清楚客观地描述了自身局限性的系统评价，要比貌似完美，实则漏洞百出的系统评价对读者的实际帮助要大。故阅读系统评价时，一定要关注其是否说明了研究的不足。这些不足包括从一开始的立题到最后的利益冲突[37]。这样有助于读者作出明确的判断，避免造成误导。

（八）是否提出了下一阶段需要解决的问题？

科学是一个永无止境的发展过程，每项研究工作只可能涉及或解决一个阶段的问题，系统评价也如此。一篇精心制作的系统评价不仅在完成本阶段的工作上卓有成效，对下阶段的工作也会有帮助与启迪。提出下一段需要解决的问题，绝非类似"目前尚无足够证据证明/还不能说明 X 治疗 Y 病有效，今后有必要进行更多设计严谨的高质量 RCTs 进一步验证其有效性和安全性"的格式化语言。对未来研究的提议应该是明确而有建设性，应该客观翔实地描述该系统评价对政策制定者、研究人员、卫生保健者及患者各有什么贡献和启示，能够被直接利用的部分是哪些，还有待继续探索的部分是哪些，不应该走的误区是什么。这样就算该系统评价没有得出一个确定的结论或发现没有明确的证据，这种结论对于读者而言本身也非常有意义[38]。

（九）是否充分报告了摘要和全文？

阅读和利用系统评价时，一个需要重点考虑的因素是确定研究人员是否充分、明确地报道了他们的研究结果及评价和分析文章时的方法。早在 1987 年 1 项对 86 份英文 Meta 分析的调查中，从研究设计、可合并性、偏倚控制、统计分析、敏感性分析以及可应用性 6 个方面 23 个项目逐项进行评估，结果显示其中只有 24 份(占 28%)涉及所有 6 个方面[39]。同一作者 1996 年又纳入新文献重新调查后,仍显示其报告的严谨性无多大改观[40]。为了提高系统评价的报告质量,1996 年 30 名临床流行病学家、临床医师、统计学家、Meta 分析研究人员以及来自英国和北美对 Meta 分析感兴趣的编辑共同制定了 QUOROM(the quality of reporting of Meta-analyses)声明,包括一个清单和一个流程图[28]。声明要求作者详述 Meta 分析纳入试验的质量评估报告标准及其质量评估结果。直接而有力的证据推荐应报告 Meta 分析所纳入的 RCT 的质量。声明也要求作者详述发表偏倚的评估报告,并鼓励讨论部分应包括所获结果是否可能被此类偏倚所影响的评论。QUOROM 在 2006 年更名为 PRISMA (Preferred Reporting Items for Systematic Reviews and Meta-Analyses),更适合提高系统评价的报告质量[41]。

　　读者可根据该声明来评价系统评价的报告质量。特别值得一提的是,考虑到阅读时间的紧迫性及发展中国家获取医学文献的困难,2008 年 CONSORT 工作组首度推出 RCT 摘要的报告规范[42],这对充分报告系统评价摘要可能也有带动作用。规范的报告系统评价,不仅能够增加研究的透明度,精确地评价分析者的研究现状及方法是否合适,也便于比较各项研究,提高评价水平[43]。更为重要的是给读者提供了更加详尽充分的信息,极大地方便了阅读。

　　(十) 是否能够用于解决实际问题?

　　最后一个值得注意的问题是:能否找到可以解决自己问题的系统评价? 如果找到了,能否加以利用? 现有的系统评价多数针对发达国家的优选健康问题,虽然有正在改变的迹象,但发展中国家受关注的许多主要健康问题还未成为系统评价的主题。大多数系统评价的讨论集中于疾病对美国和西欧的影响[44-45]。就算找到针对解决自己关心问题的系统评价,在具体利用过程中仍然存在一些问题:与干预措施有关的益处在临床上是否重要？是否胜于潜在的副作用以及治疗费用？你的患者与参与到研究的患者是否相似？由于系统评价纳入的研究基本来自欧美国家，发展中国家与发达国家参与临床试验的患者有差异（表 8-4），从而最终造成了一个发展中国家读者不愿意接受的结果——系统评价与他们的相关性有限[46]。如果不提高本国临床试验的质量，不积极发展本国人员制作高质量系统评价，不生产符合自身实际情况的最佳证据，我们只能将循证医学停留在研究人员的论文中，而不能应用到人民大众的健康上。

表 8-4 发展中国家与发达国家患者的典型卫生保健经历比较

不发达国家患者的典型卫生保健经历特点
- 就诊时间过晚
- 自用处方药或使用传统治疗
- 设备过差可能延误诊断
- 治疗计划（如果需要）难以安排
- 儿童可能营养不良
- 妇女可能贫血
- 因医护人员缺乏足够培训带来的问题
- 因感染难以控制带来的问题
- 因缺乏随访治疗带来的问题
- 患者可能不能完成治疗（如缺乏资金）

发达国家参与临床试验患者的典型卫生保健经历特点
- 不存在以上问题

希望聪明的读者按照以上介绍的阅读方法勤加练习，当再次面对一篇复杂的系统评价时，就不用再紧锁眉头、束手无策。如果想对系统评价进行更加广泛深入的探究，全方位多角度进行分析，可参考以下文章里推荐的 10 余种专门评价系统评价质量的量表[47]（表 8-5）。

表 8-5　评价系统评价的部分量表

量表	研究问题	检索策略	纳入排除标准	干预措施	结局	数据提取	纳入研究的质量	数据综合与分析	结果	讨论	基金
Oxman et al,1991[48-49];	Y	Y	P	N	P	P	Y	Y	Y	Y	N
Irwig et al,1994[50]	Y	Y	Y	Y	Y	Y	Y	Y	Y	N	N
Sacks et al,1996[51]	Y	Y	Y	Y	Y	Y	Y	Y	Y	P	Y
Auperin et al,1997[52]	P	Y	Y	Y	Y	Y	P	Y	Y	P	Y
Beck,1997[53]	Y	Y	Y	N	N	N	N	Y	N	Y	N
Smith,1997[54]	P	Y	Y	P	N	N	Y	P	P	P	Y
Barnes and Bero,1998[55]	Y	P	Y	P	N	N	Y	Y	P	P	N
Clarke and Oxman,1999[56]	Y	Y	Y	N	N	N	Y	Y	Y	Y	N
Khan et al,2001[57]	Y	Y	Y	Y	Y	Y	Y	Y	Y	Y	N
New Zealand Guidelines Group,2000[58]	Y	Y	P	N	Y	N	N	N	Y	P	N
Harbour and Miller,2001[59]	Y	Y	P	Y	Y	N	Y	Y	Y	N	N

注：Y=是；N=否；P=部分

三、从阅读到利用

　　阅读是利用的基础,利用是阅读的目的。人群不同,对证据的需求和解读不同(表 8-6)。系统评价已被广泛用于指导临床实践、影响卫生政策、制定指南、启迪研究,并有系列论文对其进行解读和指导如何利用[60-73]。虽然只要有意识去阅读系统评价,就有可能获得高质量证据指导决策,但这是建立在有高质量的原始研究和二次研究,并能够被加工成为简洁、易得的循证产品的基础上,毕竟不是每个人都可以无障碍地理解和利用系统评价。值得一提的是,Cochrane 图书馆已开始针对不同用户开发不同产品,向广泛利用系统评价迈出了卓有成效的一步。

表 8-6　不同人群对证据的要求

	政策制定者	研究人员	卫生保健提供者	普通用户
代表人群	政府官员,机构负责人,团体领袖等	基础研究者,临床研究者,教学研究者等	临床医师,护士,医学技术人员等	普通民众,包括患病人群和健康人群
证据来源	文件资料为主(法律、法规、报告)	一次数据为主(原始研究、方法学研究等)	二次数据为主(指南、摘要、手册等)	大众媒体为主(电视、广播、网络、报纸)
证据特点	简明概括,条理清晰	详尽细致,全面系统	方便快捷,针对性强	形象生动,通俗易懂
证据属性	关注宏观层面,侧重国计民生,解决复杂重大问题	关注中观层面,侧重理论探索,解决研究问题	关注中观层面,侧重实际应用,解决专业问题	关注微观层面,侧重个人保健,解决自身问题

推荐阅读资料

1. Trisha Greenhalgh. How to Read a Paper: The Basics of Evidence-Based Medicine. 3 edition. Hoboken: Wiley-Black-

well. 2006:114-134.

2. Cook DJ, Mulrow CD, Haynes RB. Systematic reviews: synthesis of best evidence for clinical decisions. Ann Intern Med, 1997, 126:376-380.

3. Leeflang MM, Deeks JJ, Gatsonis C, et al. Systematic Reviews of Diagnostic Test Accuracy Ann Intern Med, 2008, 149(12):889-897.

（陈耀龙　王梦书）

参考文献 ············

1. Ulrich's periodicals directory. 2009. 03. 15. http://www.ulrichsweb. com/ulrichsweb/.

2. How to read clinical journals: I. why to read them and how to start reading them critically. Can Med Assoc J, 1981, 124 (5):555-558.

3. Sackett DL, Richardson WS, Rosenberg W, et al. Evidence-based medicine. How to practice and teach EBM. Edinburgh: Chrurchill Livingston, 1997:1-60.

4. 陈耀龙, 杜亮, 何丹端, 等.《中国循证医学杂志》作者阅读习惯调查. 中国循证医学杂志, 2008, 5(5):312-314.

5. Boseley S. News report. The Guardian, June 24, 1998.

6. Mike Wilson. Evidence-Based Medicine: would you rather read 50 000 articles or 120? Evid. Based Med, 2006, 11:40.

7. McKibbon KA, Wilczynski NL, Haynes RB. What do evidence-based secondary journals tell us about the publication of clinically important articles in primary healthcare journals? BMCMed, 2004, 2:33.

8. 陈耀龙, 艾昌林, 李幼平."循证"冠名的医学期刊比较研究. 中国循证医学杂志, 2007, 7(4):289-295.

9. Sackett DL,Haynes RB. 13 steps,100 people,and 1 000 000 thanks[Editorial]. ACP J Club,1997,127:A14.

10. Trisha Greenhalgh. How to Read a Paper:The Basics of Evidence-Based Medicine. 3 edition. Hoboken:Wiley-Blackwell.,2006:114-134.

11. Kleijnen Systematic Reviews Ltd. 2009. 4. 5 http://www. systematic-reviews. com.

12. United BioSource Corporation. 2009. 4. 5 http://www. unitedbiosource. com.

13. Becker LA,Oxman AD. Overviews of reviews//Higgins JPT,Green S. Cochrane Handbook for Systematic Reviews of Interventions. Version 5. 0. 1[updated September 2008]. The Cochrane Collaboration,2008. http://www. cochranehandbook. org.

14. Russell K,Kiddoo D. The Cochrane Library and nocturnal enuresis:an umbrella review. Evid-Based Child Health,2006,1:5-8.

15. Clinical Evidence. 2009. 4. 5 http://clinicalevidence. bmj. com/ceweb/conditions/chd/0305/0305. jsp.

16. Evidence-Based Child Health. 2009. 4. 5 http://www3. interscience. wiley. com/journal/112100413/home.

17. Moher D,Tetzlaff J,Tricco AC,et al. Epidemiology and reporting characteristics of systematic reviews. . PLoS Medicine,2007,4(3):e78.

18. Shojania KG,Sampson M,Ansari MT,et al. How quickly do systematic reviews go out of date? A survival analysis. Ann Intern Med,2007,147:224-233.

19. Panel on Antiretroviral Guidelines for Adults and Adolescents. Guidelines for the use of antiretroviral agents in

HIV-1-infected adults and adolescents. Washington, DC:
U. S. Department of Health and Human Services, 2008.
http://aidsinfo. nih. gov/contentfiles/adultandadolescentgl.
pdf on 1 December 2008.

20. LeLorier J, Grégoire G, Benhaddad A, et al. Discrepancies
between meta-analyses and subsequent large randomized,
controlled trials. N Engl J Med, 1997, 337(8): 536-542.

21. Yusuf S, Teo K, Woods K. Intravenous magnesium in acute
myocardial infarction. An effective, safe, simple, and inex-
pensive intervention. Circulation, 1993, 87(6): 2043-2046.

22. ISIS-4: a randomized factorial trial assessing early oral cap-
topril, oral mononitrate, and intravenous magnesium sul-
phate in 58,050 patients with suspected acute myocardial
infarction. ISIS-4 (Fourth International Study of Infarct
Survival) Collaborative Group. Lancet, 1995, 345 (8951):
669-685.

23. Moher D, Tsertsvadze A. Systematic reviews: when is an
update an update?. The Lancet, 2006, 367: 881-883.

24. Moher D, Tsertsvadze A, Tricco A, et al. When and how to
update systematic reviews. Cochrane Database of Systemat-
ic Reviews. 2008, Issue 1. Art. No. : MR000023. DOI:
10. 1002/14651858. MR000023. pub3.

25. Whitlock EP, Lin JS, Chou R, et al. Using existing system-
atic reviews in complex systematic reviews. Ann Intern
Med, 2008, 148: 776-782.

26. Dickersin K, Scherer R, Lefebvre C. Identifying relevant
studies for systematic reviews. BMJ, 1994, 309: 1286-1291.

27. Mallett S, Hopewell S, Clarke M. Grey literature in sys-
tematic reviews: The first 1000 Cochrane systematic re-

views. Fourth Symposium on Systematic Reviews: Pushing the Boundaries, Oxford(UK), 2002.

28. Moher D, Cook DJ, Eastwood S, et al. Improving the quality of reports of meta-analyses of randomized controlled trials: the QUOROM statement. Quality of Reporting of Meta-analyses. Lancet, 1999, 354(9193): 1896-1900.

29. Smith ML. Publication bias and meta-analysis. Eval Educ, 1980, 4: 22-24.

30. McAuley L, Moher D, Tugwell P. The influence of grey literature on meta-analysis. MSc Thesis: University of Ottawa, 1999.

31. Moher D, Pham B, Klassen TP, et al. Does the language of publication of reports of randomized trials influence the estimates of intervention effectiveness reported in meta-analyses? 6th Cochrane Colloquium; 1998.

32. Grégoire G, Derderian F, Le Lorier J. Selecting the language of the publications included in a meta-analysis: is there a Tower of Babel bias? J Clin Epidemiol, 1995, 48(1): 159-163.

33. Moher D, Fortin P, Jadad AR, et al. Completeness of reporting of trials published in languages other than English: implications for conduct and reporting of systematic reviews. Lancet, 1996, 347: 363-366.

34. Egger M, Zellweger-Zähner T, Schneider M, et al. Language bias in randomized controlled trials published in English and German. Lancet, 1997, 350: 326-329.

35. Moher D, Jadad AR, Nichol G, et al. Assessing the quality of randomized controlled trials: an annotated bibliography of scales and checklists. Control Clin Trials, 1995, 16(1):

62-73.

36. 李静,李幼平.不断完善与发展的 Cochrane 系统评价.中国循证医学杂志,2008,8(9):742-743.

37. 孙玉亮,赵今,吴泰相,等.口腔扁平苔藓治疗的系统评价.中国循证医学杂志,2009,9(3):323-330.

38. Bero, L, Rennie, D. The Cochrane Collaboration: preparing,maintaining, and disseminating systematic reviews of the effects of health care. J Am Med Ass,1995,274:1935-1938.

39. Sacks HS, Berrier J, Reitman D, et al. Meta-analyses of randomized controlled trials. N Engl J Med,1987,316:450-455.

40. Sacks HS, Reitman D, Pagano D, et al. Meta-analysis: an update. Mt Sinai J Med,1996,63:216-224.

41. PRISMA. 2009. 4. 5. http://group. bmj. com/products/evidence-centre/evidence-based-medicine-resources/20-10-08. pdf/view.

42. Hopewell S,Clarke M,Moher D,et al. CONSORT for reporting randomized controlled trials in journal and conference abstracts: explanation and elaboration. PLoS Med, 2008.5(1):e20.

43. Drummond MF,Sculpher MJ,Torrance GW,等.卫生保健项目经济学评估方法.第 3 版.李士雪,主译.北京:人民卫生出版社,2008:320.

44. Swingler GH, Volmink J, Ioannidis JP. Number of published systematic reviews and global burden of disease: database analysis. BMJ,2003,327(7423):1083-1084.

45. Waters E,Doyle J. Systematic reviews of public health in developing countries are in train. BMJ,2004,328(7439):585.

46. Chinnock P, Siegfried N, Clarke M. Is evidence-based medicine relevant to the developing world? PLoS Med, 2005, 2 (5): e107.

47. West S, King V, Carey TS, et al. Systems to Rate the Strength of Scientific Evidence. Evidence Report/Technology Assessment No. 47(Prepared by the Research Triangle Institute-University of North Carolina Evidence-based Practice Center under Contract No. 290-97-0011). AHRQ Publication No. 02-E016. Rockville, MD: Agency for Healthcare Research and Quality. April 2002.

48. Oxman AD, Guyatt GH. Validation of an index of the quality of review articles. J Clin Epidemiol, 1991, 44: 1271-1278.

49. Oxman AD, Guyatt GH, Singer J, et al. Agreement among reviewers of review articles. J Clin Epidemiol, 1991, 44: 91-98.

50. Irwig L, Tosteson AN, Gatsonis C, et al. Guidelines for meta-analyses evaluating diagnostic tests. Ann Intern Med, 1994, 120: 667-676.

51. Sacks HS, Reitman D, Pagano D, et al. Meta-analysis: an update. Mt Sinai J Med, 1996, 63: 216-224.

52. Auperin A, Pignon JP, Poynard T. Review article: critical review of meta-analyses of randomized clinical trials in hepatogastroenterology. Alimentary Pharmacol Ther, 1997, 11: 215-225.

53. Beck CT. Use of meta-analysis as a teaching strategy in nursing research courses. J Nurs Educ, 1997, 36: 87-90.

54. Smith AF. An analysis of review articles published in four anaesthesia journals. Can J Anaesth, 1997, 44: 405-409.

55. Barnes DE, Bero LA. Why review articles on the health effects of passive smoking reach different conclusions. JA-MA,1998,279:1566-1570.

56. Clarke M, Oxman AD. Cochrane Reviewer's Handbook 4. 0. The Cochrane Collaboration,1999.

57. Khan KS, Ter Riet G, Glanville J, et al. Undertaking Systematic Reviews of Research on Effectiveness. CRD's Guidance for Carrying Out or Commissioning Reviews: York, England: University of York, NHS Centre for Reviews and Dissemination;2000.

58. New Zealand Guidelines Group. Tools for Guideline Development & Evaluation. http://www. nzgg. org. nz/.

59. Harbour R, Miller J. A new system[Scottish Intercollegiate Guidelines Network(SIGN)]for grading recommendations in evidence based guidelines. BMJ, 2001, 323: 334-336.

60. Cook DJ, Mulrow CD, Haynes RB. Systematic reviews: synthesis of best evidence for clinical decisions. Ann Intern Med,1997,126:376-380.

61. Hunt DL, McKibbon KA. Locating and appraising systematic reviews. Ann Intern Med,1997,126:532-538.

62. McQuay HJ, Moore A. Using numerical results from systematic reviews in clinical practice. Ann Intern Med,1997, 126:712-720.

63. Badgett RG, O'Keefe M, Henderson MC. Using systematic reviews in clinical education. Ann Intern Med,1997,126: 886-891.

64. Bero LA, Jadad AR. How consumers and policymakers can use systematic reviews for decision making. Ann Intern

Med,1997,127:37-42.

65. Cook DJ,Greengold NL,Ellrodt AG,et al. The relation between systematic reviews in practice guidelines. Ann Intern Med,1997,127:210-216.

66. Counsell C. Formulating questions and locating primary studies for inclusion in systematic reviews. Ann Intern Med,1997,127:380-387.

67. Meade MO,Richardson WS. Selecting and appraising studies for a systematic review. Ann Intern Med,1997,127:531-537.

68. Lau J,Ioannidis JP,Schmid CH. Quantitative synthesis in systematic reviews. Ann Intern Med,1997,127:820-826.

69. Cooper HM. The analysis and interpretation stage//The Integrative Research Review: A Systematic Approach. Beverly Hills. CA:Sage,1984:79-113.

70. Bero LA,Jadad AR. How consumers and policymakers can use systematic reviews for decision making. Ann Intern Med,1997,127(1):37-42.

71. Mulrow C,Langhorne P,Grimshaw J. Integrating Heterogeneous Pieces of Evidence in Systematic Reviews. Ann Intern Med,1997,127(11):989-995.

72. Leeflang MM,Deeks JJ,Gatsonis C,et al. Systematic Reviews of Diagnostic Test Accuracy Ann Intern Med,2008,149(12):889-897.

73. Hayden JA,Côté P,Bombardier C. Evaluation of the Quality of Prognosis Studies in Systematic Reviews Ann Intern Med,2006,144(6):427-437.

第九章

Cochrane 协作网与
Cochrane 系统评价

第一节　Cochrane 协作网

一、起　源

　　1992 年，Iain Chalmers 博士在英国发起成立了世界上第一个以 Cochrane 命名的中心。1993 年，在牛津召开了第一届世界 Cochrane 年会(Cochrane Colloquium)，正式成立了国际 Cochrane 协作网[1,2,5]。

　　协作网以 Archie Cochrane(1909～1988 年)的姓氏命名，是为了纪念这位伟大的循证医学先驱。Archie Cochrane 是英国著名流行病学家、内科医师，循证医学奠基人之一。1972 年，Cochrane 在其力作《效果与效率：卫生服务中的随想》中提出："由于资源终将有限，因此应该使用已被恰当证明有明显效果的卫生保健措施"，"应用随机对照试验之所以重要，是因为它比其他任何证据更为可靠"。该书一问世便备受关注，很快就被译成 4 种语言。1974 年开始，Cochrane 与其同事系统收集了产科专业的临床试验并建立数据库，希望这些资料能够帮助研究人员选择辨别医疗保健措施的结果。但是，他也意识到了单项临床试验结果的局限性，经过不懈探索，于 1979 年进一步提出："应根据特定病种/疗法,将所有相关的随机对照试验联合起来综合分析,并随新临床试验结果的出现不断更新,以便得出更为可靠的结论"。

Cochrane 协作网是一个非营利性的国际组织。旨在生产、保存、传播和更新系统评价,为临床治疗实践和医疗卫生决策提供可靠证据的全球性网络。自成立以来,获得了全世界包括医疗卫生机构、研究基金会、政府部门、国际组织和大学在内的一百多个组织的广泛支持,发展极为迅速,到目前为止,全球 100 个国家近 20 000 名协作者为协作网奉献,其中绝大多数是志愿者[1-2]。

Cochrane 协作网从 1995 年包括 36 个系统评价的第一个 Cochrane 系统评价数据库问世以来,到 2009 年 10 月已产出 4027 篇系统评价,1906 个系统评价计划书,并以每年逾百的速度增长[4,5]。

Cochrane 协作网的产品除了系统评价,还包括 Cochrane 临床对照试验数据库,其中所收录的随机对照试验很多是通过各 Cochrane 中心组织志愿者手工检索获得。至 2009 年 10 月,已收录了 600 472 个临床对照试验,其中许多是其他数据库所没有收录的。卫生技术评估数据库收录 7596 个原始研究、在研研究、灰色文献,这些数据库是同类数据库中全球唯一的资源。经济学评价数据库包括 27 436 个研究。这些宝贵的数据资源汇集成 Cochrane 图书馆出版,以光盘版和网络版的形式供用户使用[2,5]。

Cochrane 年会每年召开一次,从 1993 年起已先后在英国、加拿大、挪威、澳大利亚、荷兰、美国、意大利、南非、法国、西班牙、爱尔兰、巴西、德国、新加坡等国召开了 17 届。每届年会为协作网成员提供相互交流和提高的机会;为从事系统评价的作者提供如何提高系统评价质量和传播系统评价的机会;为参与者提供新知识学习、培训的机会;还为新成员提供参与、了解协作网工作的机会[1]。

二、目的、任务和原则

(一) Cochrane 协作网的目的[6,7]

通过制作、保存、传播和不断更新医疗卫生各领域的 Cochrane 系统评价,提高医疗保健干预措施效率,为不同层次、不同类型决策者提供更多决策依据,特别为患者提供疗效确切、价有所值的最佳干预方案。

(二) Cochrane 协作网的任务[6,7]

1. 为卫生保健各领域提供高质量、最新的 Cochrane 系统评价。通过纳入尽可能全面的原始临床研究资料,减少发表偏倚,制定有效的参与机制和 Cochrane 系统评价发表前后的同行专家和用户的评审机制,确保 Cochrane 系统评价不断更新,确保潜在的利益冲突公开化,确保有助于制作和保存评价的软件的持续改进,确保 Cochrane 方法学组、相关领域和用户网络对 Cochrane 系统评价的质量控制。

2. 促进 Cochrane 系统评价的产生、获取和传播,确保 Cochrane 系统评价易于理解,提高和改进 Cochrane 协作网数据信息的获取和查询,制定 Cochrane 系统评价传播的商业策略。

3. 在 Cochrane 协作网内发展高效率、高透明度的组织机构和管理机制;争取 Cochrane 协作网内部之间的相互理解与合作。确保 Cochrane 协作网的评价小组制作和保存系统评价;确保协作网内的所有决策过程公开透明;促进协作网内外有效交流。

4. 保证 Cochrane 协作网又好、又快发展。

(三) Cochrane 协作网的原则[6,7]

Cochrane 协作网的每个中心和每个成员都共同遵守以下 10 项原则:①相互合作:鼓励对内、对外的充分交流,公开决策和团队工作;②热心奉献:吸收和支持具有不同技能和背景的研究人员参与合作;③避免重复:通过良好的管理和协调,最大限度地提高工作效率;④减少偏倚:通过各种方法,如严谨的科学设计,确保广泛参与及避免因利益对结果产生的偏倚;⑤及时更新:确保 Cochrane 系统评价随着有关新的临床研究结果出现而不断更新;⑥力求相关:提倡采用能真正帮助人们选择医疗决策的疗效评价指标;⑦推动实践:广泛传播 Cochrane 协作网的研究成果,发挥联合策略的优势,采用适当的价格、内容和媒体以满足全球用户需求;⑧确保质量:采用先进的方法学,开发改进质量的支持系统,不断提高系统评价质量;⑨持续发展:确保对评价、编辑处理和主要功能的管理与更新;⑩广泛参与:促进不同阶层、语言、文化、种族、地区、经济和技术水平的国家和人民参与合作。

三、组 织 结 构

Cochrane 协作网主要由 Cochrane 协作网指导组(Cochrane Collaboration Steering Group)、全球 13 个 Cochrane 中心(Cochrane Center)、52 个 Cochrane 系统评价小组(Cochrane Review Group,CRG)、14 个研究领域/网络(Fields/Network)、13 个方法学组(Methods Groups)以及来自世界各个国家和地区的协作者组成[8]。

1. Cochrane 协作网指导组　Cochrane 协作网指导组是协作网的最高领导决策机构,负责整个协作网的协调和指导工作。由来自各系统评价小组、方法学工作组、领域、用户和 Cochrane 中心的代表组成。委员会选举主席,在每年 Cochrane 年会上公布选举结果。每届成员和主席任期 2 年。指导委员会一年召开两次指导小组和中心主任联席会议。

2. Cochrane 中心　Cochrane 中心是 Cochrane 协作网指导委员会的主要职能部门,负责对所在地区系统评价撰写者提供培训和咨询,以及对内对外的协调;检索所在国家或地区的医学杂志,并向 Cochrane 协作网资料库提交原始研究;促进

Cochrane 协作网活动在所在国家或地区的顺利开展;促进在医疗实践、卫生决策的过程中广泛应用系统评价。目前全球已经建立了 13 个 Cochrane 中心,分布在中国、澳大利亚、英国、美国、荷兰、挪威、德国、意大利、西班牙、巴西、南非、加拿大和印度等 13 个国家(附录 1)。

3. Cochrane 系统评价协作组　Cochrane 系统评价协作组分布在世界各国,其职能是受理来自全世界系统评价作者的注册申请、提供制作系统评价的各种帮助、编辑出版系统评价。目前,52 个系统评价协作组分布如下:英国 25 个,加拿大 6 个,美国和澳大利亚 4 个,丹麦 3 个,荷兰、意大利、德国各 2 个,西班牙、新西兰、挪威和葡萄牙各 1 个(附录 2)。

4. 研究领域/网络　Cochrane 研究领域指按照 Cochrane 系统评价协作组相互关系的远近组成不同研究领域和网络,代表某一类人群、团体或医疗保健类型,可能与多个协作组的工作范围重叠。目前,Cochrane 协作网共有 14 个研究领域/网络(附录 3)。

5. 方法学组　方法学组由包括统计学家在内的各种方法学专家组成,其职能是研究完善系统评价的方法、为协作网各 Cochrane 实体提供技术支撑;目前,Cochrane 协作网共有 13 个方法学组(附录 4)。

6. 协作者　Cochrane 协作网要求每一个协作组制订计划,概述协作组将怎样为协作网的目标作出应有的贡献。而这些协作组的成员则是来自世界各个国家和地区的志愿者。自 Cochrane 协作网成立以来,越来越多的研究者参与了 Cochrane 协作网的工作。

四、挑　　战

Cochrane 协作网自成立以来,发展迅速,取得瞩目的成绩,但是我们必须意识到 Cochrane 协作网面临的挑战[9]。

1. 容纳多样性 Cochrane 协作网汇集了全世界不同文化背景、不同专业知识的人员参与,他们是促进协作网发展的动力,但如何容纳多样性成为协作网面临的一大挑战。只有促进协作网不同语言、不同背景知识人群良好的交流沟通,逐步解决由语言和资源区别带来的不平衡,才能避免基于某一种文化标准的推断假设。

2. 促进证据获取,保证持续更新 Cochrane 系统评价首次发表后,作者必须追踪其研究领域的最新进展和动态,及时纳入新资料,对用户的评论做出答复并更新系统评价,保证 Cochrane 系统评价的时效性,若不能及时更新,将是陈旧过时的证据。同时,需要全球不同层次、地区、文化等数千人的相互协作,共同进行研究、翻译、编辑;提供方法学训练和支持;提供管理和技术支持,促进用户有效获取 Cochrane 系统评价。

3. 完善非随机对照试验方法学 虽然当前支持根据随机对照试验所作的系统评价结果的应用,支持被纳入的研究限定在随机对照试验范围内,但在某些情况下,进行非随机对照研究的系统评价却更为合适。如当评估某种十分罕见的不良反应时,运用随机对照试验则较为困难或不合适。Cochrane 协作网关注非随机对照试验系统评价方法学,制定透明合适标准,指导纳入工作,评估质量并分析其结果。

4. 有效促进用户参与 用户是 Cochrane 系统评价的最终受益者,其参与有助于确保系统评价所选课题更具实用性;纳入用户的重要评论,让决策者获取系统评价证据,从而有效地反映不同人群的不同价值观,以及不同国家的不同卫生保健环境。通过建立用户网络,发放普及型的用户宣传材料,吸引用户参与宣传、普及、帮助提高系统评价质量,提高 Cochrane 信息的传播,增进不同文化背景的国家和地区的相互交流。

5. 促进发展中国家查证用证和生产证据 Cochrane 协作网旨在使世界上所有国家获得其研究信息并受益。但 13 个中心有 9 个分布在发达国家,仅有巴西、南非、中国、印度 4 个发展中国家及少数发展中国家的个人参与了协作网的工作;90% 的系统评价来自发达国家,形成发达国家主要输出知识、信息、人力和财力;发展中国家主要为接受者,贡献相对较少。反映出发达国家与发展中国家研究和获取信息能力的差距。此外,女性参与比例过低,参与层次偏低(主要在用户组、协调人员和一般工作人员层次)。除了通过协作网本身尽量吸收发展中国家的参与外,协作网还应寻求与其他关心发展中国家的国际组织间的合作,提高发展中国家研究能力和获取信息的能力,避免系统评价者的假设只基于发达国家资料的偏倚。

第二节　Cochrane 系统评价

一、概念与影响

(一) 概念

Cochrane 系统评价(Cochrane Systematic Review,CSR)是 Cochrane 协作网组织制作并在 Cochrane 图书馆上发表的系统评价。它是系统评价作者在 Cochrane 协作网统一工作手册的指导下,在相应 Cochrane 系统评价协作组编辑部指导和帮助下所完成的系统评价。

固定化格式是 Cochrane 系统评价的一个鲜明的特点。Cochrane 系统评价的固定化格式使用户很快找到研究结果并分析其真实性、实用性和潜在意义,易于阅读、出版发行和更新。

与一般系统评价相比,Cochrane 系统评价有非常严格的制作程序:①系统评价的作者必须接受严格的培训,培训教材的内容全球统一。②系统评价的研究计划书和系统评价初稿须经 3~5 名同行专家和用户评审,最后,经各相关协作组复审合格后才能发表。③发表后,用户可自由评论并提出意见;此后每年或每两年,作者将根据反馈意见和新的临床研究结果修改或更新评价。由于有严格的质量保障制度和体系,Cochrane 系统评价被公认为全世界最高级别的证据之一,已被广泛地用于临床指南和卫生政策的制定[10]。

(二) 影响

2008 年 6 月,汤姆森路透社发布的 2007 年杂志引证报告(Journal Citation Reports,JCR)首次发布了 Cochrane 系统评价数据库的影响因子(Impact Factor,IF)为 4.654。数据库被 ISI 收录在包括《新英格兰杂志》在内的全科和内科领域,位居该领域 100 种杂志的第 14 名。2009 年 6 月发布的 JCR 中 Cochrane 系统评价数据库的影响因子上升到 5.182,位居该领域 107 种杂志的第 12 名。Cochrane 系统评价被公认为"The best single source of reliable information about the effects of health care interventions"。同时,PubMed 已收录 Cochrane 系统评价摘要,Lancet、JAMA 等权威杂志愿意同时或先后发表 Cochrane 系统评价,这是对 Cochrane 协作网和 Cochrane 系统评价的极大支持与肯定[11-13]。

Cochrane 系统评价被国际公认是临床疗效研究证据的最好信息源[14]。

1. 促进医疗决策的科学化、提高医疗质量,避免乱医乱治,浪费资源。提高临床医务工作者的素质、规范临床实践行为模式。增强临床诊疗实践的科学性、安全性、有效性、适用性、经济性,防范、减少医疗纠纷。

2. 为临床科研导向和促进临床科研方法学规范化、提高研究质量。促进卫生决策、新药开发、医疗保险的科学化,高效合理地利用有限卫生资源、减少浪费。

3. 促进方便获取证据,临床医师、医学研究人员和其他决策者正处于被大量难以驾驭的信息所淹没的状态,而 Cochrane 系统评价有效整合已有的信息,从而为合理地决策提供科学依据,同时有利于患者本身的信息检索,监督医疗,保障自身权益。

二、现状与问题

2009 年 5 月,Cochrane 协作网发布了一项针对 Cochrane 系统评价作者的调查报告,较为详细地反映了 Cochrane 系统评价的现状与问题:

1. 作者　51％的作者是卫生专业人员,44％为研究人员,只有 2％的作者为患者。在被问及是否将会做下一篇 Cochrane 系统评价时,有 67％的作者表示会,7％不会,还有 26％的作者不确定。88％的作者表示,完成一篇 Cochrane 系统评价,对自己来说颇有收获。有 44％的作者同时也在做非 Cochrane 系统评价。

2. 语言　被调查的作者中,有近一半的人并非以英语为其第一语言。也有近一半的作者表示,用英语撰写系统评价存在很大困难。高达 65％的作者不知道可以通过协作网找到主动帮助他们进行英语写作的志愿者。

3. 注册、发表计划书与撰写全文　1/4 的作者反馈,他们在注册时遇到的主要问题依次是:与其他注册题目重复、与相关的评价小组交流存在障碍、检索没有被注册的题目时存在困难等。大于 1/3 的作者反馈在撰写计划书时遇到的主要困难有:对 Cochrane 系统评价的格式不熟悉、统计学方法有问题及与相关的评价小组交流存在障碍。超过 1/2 的作者在撰写全文的时候存在障碍,主要表现为获取不了未发表的研究、与合作者之间不能很好地协作、不能熟练使用 RevMan 软件等。

4. 编辑与同行评审　有 41％的作者表示在此过程中存在问题,主要体现为:评审时间过长、作者意见与评审意见不统一、不知道如何回答评审意见等。

5. 其他　近一半作者认为更新 Cochrane 系统评价存在的最大问题是时间障碍。88％的作者认为 Cochrane 系统评价手册对他们最有帮助,作者也更加希望从相关的评价小组那里获得帮助。

三、注册与撰写

(一) Cochrane 系统评价的注册

目前,Cochrane 系统评价的注册范围尚限制于防治性研究的干预性系统评价和诊断试验的系统评价。为了保证 Cochrane 系统评价的唯一性,Cochrane 协作网对系统评价的撰写实行注册制度。注册流程如下[15]:

1. 查询注册情况　作者若对某一题目感兴趣,可通过网址 http://www.cochrane.org/reviews/index.htm 核实该题目是否已经被注册,该网站的主要功能是发布 Cochrane 协作网所有系统评价的题目及其当前状况,以便查阅。

2. 申请注册　给 Cochrane 协作组写信申请注册,协调员在收到作者的申请后,会与该组编辑和专业负责人讨论,如获同意,向作者发送电子注册表。

3. 填写注册表　注册表的格式和填写内容各个协作组略有差异,但基本内容都包括申请者和合作者的信息资料及其对 Cochrane 系统评价知识的掌握背景情况、简要的研究计划等。作者按照相关协作组的要求填写注册表,在此过程中,若有疑惑可寻求协作组的帮助,填写结束后核实有无错误并向协作组提交注册表。

4. 评估注册表　相关协作组在编辑会上对注册表进行评估,提出修改意见并通知是否可进行计划书撰写。

(二) Cochrane 系统评价的撰写

1. 基本步骤　注册、撰写和发表一个 Cochrane 系统评价的过程是学习系统评价方法学的最好途径。参与撰写和发表 Cochrane 系统评价的具体步骤如下:

(1) 确定系统评价题目(见第五、六章)。

（2）与相关 Cochrane 系统评价协作组联系，申请注册系统评价题目。

（3）题目获得批准后，协作者在 Cochrane 协作网系统评价手册指导下利用 Cochrane 系统评价专用软件（RevMan）开始撰写系统评价的计划书（Protocol）。Cochrane 协作网建议撰写系统评价的人员，最好参加各国或各地区 Cochrane/循证医学中心举办的系统评价培训班，因为对一般人员来说系统评价的方法很难自学。

（4）向 Cochrane 系统评价协作组提交完成的计划书，接受 3～5 名同行专家和用户评审。

（5）按照修改意见和建议修改计划书，接受 Cochrane 系统评价协作组编辑部复审，复审合格后在 Cochrane 图书馆上发表计划书。

（6）按照计划书的内容，在协作组的帮助下完成 Cochrane 系统评价全文（见第五、六章）。

（7）全文完成后提交至相关 Cochrane 系统评价协作组编辑部，接受 3～5 名同行专家和用户评审。

（8）按照修改意见和建议修改全文，经相关协作组复审，复审合格后才能在 Cochrane 图书馆上发表全文，也可同时在其他期刊上发表全文（但必须与 Cochrane 系统评价协作组讨论并取得许可）。

（9）作者跟踪注册题目的进展，结合反馈意见修改或更新 Cochrane 系统评价。

2. 结构[16]　Cochrane 系统评价可分题目、正文、研究和参考文献、数据分析、表、图、支持者、反馈和附件等。每部分格式及内容如下：

题目 Title
系统评价信息 Review information
　　系统评价作者 Authors

通讯作者 Contact person

日期 Dates

新内容 What's New

历史 History

正文 Main text

  摘要 Abstract

    背景 Background

    目的 Objectives

    检索策略 Search strategy

    纳入标准 Selection criteria

    数据的收集和分析 Data collection & analysis

    结果 Results

    系统评价作者结论 Authors' conclusions

  浅显易懂总结 Plain language summary

    题目 Plain language title

    摘要 Summary text

  背景 Background

  目的 Objectives

  方法 Methods

    纳入标准 Criteria for selecting studies for this review

      研究类型 Types of studies

      观察对象 Types of participants

      干预措施 Types of interventions

  讨论 Discussion

  系统评价作者结论 Authors' conclusions

    本系统评价结论对实践的意义 Implications for practice

    本系统评价结论对研究的意义 Implications for research

  致谢 Acknowledgements

  作者贡献 Contributions of authors

  利益冲突声明 Declarations of interest

  系统评价全文和计划书的区别 Differences between protocol and review

出版注释 Published notes

表 Tables

    研究特征 Characteristics of studies

        纳入研究的特征 Characteristics of included studies

        排除研究的特征 Characteristics of excluded studies

        待分类研究的特征 Characteristics of studies awaiting classification

        在研研究的特征 Characteristics of ongoing studies

    其他结果表格 Summary of findings tables

    附加表格 Additional tables

研究和参考文献 Studies and References

    研究相关文献 References to studies

        纳入研究 Included studies

        排除研究 Excluded studies

        待分类研究 Studies awaiting classification

        在研研究 Ongoing studies

    其他参考文献 Other references

        附加参考文献 Additional references

        本系统评价的其他发行版本 Other published versions of this review

数据分析 Data and analysis

图 Figures

支持者 Sources of support

反馈 Feedback

附件 Appendices

四、发表与更新

（一）发表[16]

    Cochrane 系统评价作者希望将撰写的 Cochrane 系统评价全文发表在除 Cochrane 图书馆以外的其他杂志上，而 Cochrane 协作网为了推动 Cochrane 系统评价的传播，鼓励作者在其他杂志或出版物上发表，且不与作者签订任何排他性的版权协议。

但是，作者必须同意 Cochrane 协作网在全球范围内的发表权和不得与任何杂志或出版物签订排他性的版权。任何杂志和出版物在可获得非排他性的版权许可的情况下，可发表和重新发表一个 Cochrane 系统评价，同时不能限制 Cochrane 协作网在协作网内以任何形式发表该系统评价。

Cochrane 系统评价是相关 Cochrane 协作组集体的成果，不是某一个作者的成果，加之 Wiley-Blackwell 公司为 Cochrane 协作网出版 Cochrane 系统评价，因此，在其他杂志发表之前，必须是在 Cochrane 图书馆发表之后，且要事先征得相关协作组的许可。

在其他杂志或出版物发表 Cochrane 系统评价的步骤：

1. 作者在 Cochrane 图书馆发表 Cochrane 系统评价全文。

2. 作者征求相关协作组是否同意在其他杂志发表的许可，若同意，向 Wiley-Blackwell 公司提交拟在其他杂志发表系统评价申请书。

3. 按照欲投专业杂志的稿约修改 Cochrane 系统评价。

4. 得到相关专业杂志接受发表的通知后，填写 Wiley-Blackwell 公司的在其他杂志发表系统评价申请书。

5. 获得 Wiley-Blackwell 公司同意后，方可在其他杂志上发表。

作者在向杂志投稿时，需向杂志编辑提交一份欲发表 Cochrane 系统评价的信，同时将此信发送给 Cochrane 协作网相应协作组，以便协作组的编辑直接与该杂志编辑交流关于发表过程中的任何问题。Cochrane 协作网建议在信中加入如下文字：

"This systematic review has been prepared under the aegis of The Cochrane Collaboration, an international organization that aims to help people make well-informed decisions about healthcare by preparing, maintaining and promoting the acces-

sibility of systematic reviews of the effects of healthcare inter-
ventions. The Collaboration's publication policy permits jour-
nals to publish reviews, with priority if required, but permits
The Cochrane Collaboration also to publish and disseminate
such reviews. Cochrane reviews cannot be subject to the exclu-
sive copyright requested by some journals. "

　　Cochrane 协作网建议在其他期刊发表的系统评价中加入
如下声明：

　　"This paper is based on a Cochrane review first published
[or most recently substantively amended, as appropriate] in
The Cochrane Library YYYY, Issue X(see http://www. the-
cochranelibrary. com/for information). Cochrane reviews are
regularly updated as new evidence emerges and in response to
feedback, and The Cochrane Library should be consulted for
the most recent version of the review. "

　　同时应将 Cochrane 图书馆免责声明稍作修改并在文章中
附上：

　　"The results of a Cochrane review can be interpreted dif-
ferently, depending on people's perspectives and circum-
stances. Please consider the conclusions presented carefully.
They are the opinions of review authors, and are not necessari-
ly shared by The Cochrane Collaboration. "

　　若有些系统评价在 Cochrane 图书馆发表前就已经在其
他杂志上发表，如果先前发表的版本与 Cochrane 系统评价相
差较大，则 Cochrane 系统评价被认为是新的系统评价，同时
需在"Other published versions of this review"栏目中记录并
说明在何种杂志上发表过同一系统评价，Cochrane 图书馆在
发表此系统评价时，不用获得原发表杂志的许可。如果已发
表的版本只是在格式上与 Cochrane 系统评价有差异而内容

上相似,则需得到原发表杂志的许可方可在 Cochrane 图书馆发表。如果作者先于 Cochrane 图书馆在其他杂志上发表系统评价,则不应与杂志签订排他性的版权协议,由于 Cochrane 协作网不与作者签署任何排他性版权协议,因此,作者应在 Cochrane 图书馆发表系统评价后再在其他杂志上发表,以避免版权纠纷。

(二) 更新[17]

根据 Cochrane 协作网的规定,在研究计划书发表之后的两年内,必须完成并发表系统评价全文,否则将被 Cochrane 图书馆剔除;系统评价发表后,作者要定期对系统评价进行更新。一般要求一年更新一次,至少两年更新一次。在每次更新时,需要重新核实检索策略是否仍然能够有效地检出相关文献,否则,需要重新设计编写检索策略;使用以前的检索策略或重新设计的策略对各个数据库进行检索以鉴定新的研究。在获得新研究后,系统评价原先所使用的资料提取表仍可用于对新研究的资料提取;如果新研究使用了新的变量,则应对资料提取表进行修改。有时,系统评价作者可能决定对所更新的系统评价采用新的分析策略,如采用 RevMan 中所没有的统计学方法;通常,新的分析策略会导致实质性的改变(图 9-1)。

由于新研究证据的不断产生,经常需要对系统评价进行更新;作者应与其编辑们一起确定新研究证据何时有必要对系统评价进行重要的更新或修改。修改的日期必须记录在系统评价的"What's New"中。即使在这一年或两年中没有出现新的研究证据或不进行重要的修改,也要在系统评价中将相关时间改成最近的更新日期,如检索策略的时间(图 9-1)。

如果一个系统评价处于待处理状态或被剔除,Cochrane 图书馆中该系统评价将只保留作者信息及说明剔除原因,并且在其题目后注明已剔除(withdrawn)。

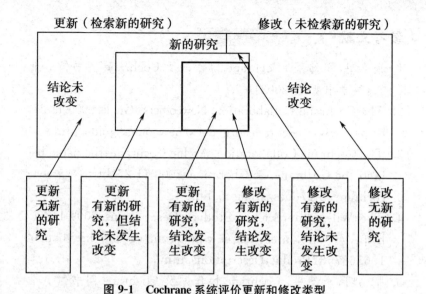

图 9-1　**Cochrane 系统评价更新和修改类型**

推荐阅读资料 ●●●●●●●●●●

1. 张鸣明,李幼平.Cochrane 协作网及 Cochrane 图书馆.北京:科学出版社,2002.

2. 李静,李幼平.不断完善与发展的 Cochrane 系统评价.中国循证医学杂志,2008,8(9):742-743.

3. Straus SE,Richardson WS,Paul Glasziou,et al. Evidence-based Medicine:How to Practice and Teach EBM. 3rd Edition. Edinburgh:Churchill Livingstone,2005:67-247.

4. Higgins JPT,Green S. Cochrane Handbook for Systematic Reviews of Interventions Version 5. 0. 2[updated September 2009]. The Cochrane Collaboration,2008. http://www. cochrane-handbook. org.

（杨克虎　田金徽）

参考文献

1. 张鸣明,李幼平.Cochrane 协作网及 Cochrane 图书馆.北京:科学出版社,2002:1-2.
2. The Cochrane Collaboration. Newcomers' Guide. 2009-11-27. http://www. cochrane. org/docs/newcomersguide. htm.
3. The Cochrane Collaboration. Archie Cochrane:the name behind the Cochrane Collaboration. 2009-11-27. http://www. cochrane. org/docs/archieco. htm.
4. The Wiley InterScience. Product Descriptions. 2009-11-27. http://www3. interscience. wiley. com/cgi-bin/mrwhome/106568753/ProductDescriptions. html.
5. 张鸣明,李幼平.Cochrane 协作网及 Cochrane 图书馆.北京:科学出版社,2002:10-13.
6. The Cochrane Collaboration. About The Cochrane Collaboration. 2009-11-27. http://www. cochrane. org/docs/descrip. htm.
7. The Cochrane Library. Cochrane Review Groups. 2009-11-27. http://www. cochrane. org/contact/entities. htm#CRGLIST.
8. 钟晓蓉.Cochrane 协作网未来十大挑战.中国循证医学杂志,2002,2(3):216-217.
9. 杨克虎.循证医学.北京:人民卫生出版社,2007:123-124.
10. 李静,李幼平.不断完善与发展的 Cochrane 系统评价.中国循证医学杂志,2008,8(9):742-743.
11. The Cochrane Library. 2007 Impact Factor Cochrane Database of Systematic Reviews. 2009-11-27. http://www3. interscience. wiley. com/homepages/106568753/IF _ FAQs _ 0608. pdf.
12. The Cochrane Library. 2008 Impact Factor Cochrane Data-

base of Systematic Reviews. . 2009-11-27. http：//www3. interscience. wiley. com/homepages/106568753/IF_FAQs. pdf.

13. 杨克虎. 循证医学. 北京：人民卫生出版社,2007.

14. O'Connor D, Green S, Higgins JPT. Defining the review question and developing criteria for including studies//Higgins JPT, Green S. Cochrane Handbook of Systematic Reviews of Intervention. Version 5. 0. 1(updated September 2008). The Cochrane Collaboration, 2008. http：//www. cochrane-handbook. org.

15. Green S, Higgins JPT. Preparing a Cochrane review//Higgins JPT, Green S. Cochrane Handbook for Systematic Reviews of Interventions Version 5. 0. 1(updated September 2008). The Cochrane Collaboration, 2008. http：//www. cochrane-handbook. org.

16. Higgins JPT, Green S, Scholten RJPM. Maintaining reviews： updates, amendments and feedback//Higgins JPT, Green S. Cochrane Handbook for Systematic Reviews of Interventions Version 5. 0. 1(updated September 2008). The Cochrane Collaboration, 2008. http：//www. cochrane-handbook. org.

附录一 Cochrane 中心一览表

Cochrane 中心名称	所在国家或地区	网址	E-mail	传真	电话
澳大利亚 Cochrane 中心	澳大利亚	www.cochrane.org.au	cochrane@med.monash.edu.au	+61395947554	+61395947530
新西兰分中心	新西兰	www.cochrane.org.nz	v.jordan@auckland.ac.nz	+6493035969	+64937307599 ext:89490
新加坡分中心	新加坡	www.cteru.com.sg/cochrane/	edwin@cteru.com.sg		+6563257074
泰国 Cochrane 工作网	泰国	www.tcn.cochrane.org	pisake@kku.ac.th	+6643348395	+6643202489
巴西 Cochrane 中心	巴西	www.centrocochranedobrasil.org	cochrane.dmed@epm.br	+55115790469	55115752970

续表

Cochrane 中心名称	所在国家或地区	网址	联系方式		
			E-mail	传真	电话
Francophone 工作网	瑞士		info@res-franco-cochrane.org	+0041213144954	+0041213147255
加拿大 Cochrane 中心	加拿大	www.ccnc.cochrane.org	cochrane@uottawa.ca	+16135625659	+16135625800x5224
中国 Cochrane 中心	中国	www.ebm.org.cn	cochrane@mail.sc.cninfo.net;ChiCC86@hotmail.com	+862885422253/85582944	+862885422079
香港分中心	中国香港			+8226063500	+8522692928784
荷兰 Cochrane 中心	荷兰	www.cochrane.nl	cochrane@amc.uva.nl	+31206912683	+31205665602
比利时分中心	比利时	www.cebam.be	Ester.Vanachter@med.kuleuven.ac.be	+0032163332697	+0032163337480
德国 Cochrane 中心	德国	www.cochrane.de	antes@cochrane.de	+497612036712	+497612036715

续表

Cochrane 中心名称	所在国家或地区	网址	联系方式		
			E-mail	传真	电话
西班牙 Cochrane 中心	西班牙	www. cochrane. es	cochrane@cochrane. es	+3493291 9525	+3493291 9527
委内瑞拉分中心	委内瑞拉	www. cochrane. fcs. uc. edu. ve	cochrane-venezuela@ uc. edu. ve	+58241866 6243	+58241866 6243
意大利 Cochrane 中心	意大利	www. cochrane. it	alesslib@mailbase. it	+3902355 9048	+3902390 14327
北欧 Cochrane 中心	丹麦	www. cochrane. dk	general@cochrane. dk	+4535457 007	+4535457 112
挪威分中心	挪威	www. cochrane. no	claire. glenton@kunn-skapssenteret. no	+4723255 040	+4723255 048
芬兰分中心	芬兰		Marjukka. Makela@ stakes. fi	+35893967 2278	+35893967 2290
南非 Cochrane 中心	南非	www. mrc. ac. za/ cochrane/ cochrane. htm	joy. oliver@mrc. ac. za	+2721938 0836	+2721938 0834

续表

Cochrane 中心名称	所在国家或地区	网址	联系方式		
			E-mail	传真	电话
尼日利亚分中心	尼日利亚		mmeremiku@yahoo. co. uk	+23448 7236208	+23480 3674 2377
南亚 Cochrane 中心	印度	www. cochrane-sacn. org	prathap@cmcvellore. ac. in	+91416 2260085	+91416 2284499
英国 Cochrane 中心	英国	www. cochrane. co. uk	crouse@cochrane. co. uk	+44186 5516311	+44186 5516300
巴林分中心	巴林	www. cochrane. org/bahrain		+97317 273540	+97317 279879
美国 Cochrane 中心	美国	appsl. jhsph. edu/cochrane	uscc@jhsph. edu	+14105 024623	+14105 024640
旧金山分中心	美国		campbelle@pharmacy. ucsf. edu	+14155 028227	+14154 764958

附录二　Cochrane 协作网系统评价小组一览表

系统评价 小组名称	所在国家	网址	联系方式		
			E-mail	电话	传真
周围血管疾病组	英国	pvd. cochrane. org/en/index. html	h. g. maxwell@ed. ac. uk	+1316503206	+441224554580
失禁组	英国	www. incontinence. cochrane. org	j. cody@abdn. ac. uk	+441224559244	+441224554580
生育调节组	荷兰	www. lumc. nl/ 1060/cochrane/ review. html	ahelmerhorst@lumc. nl	+31713013705	+31713012822
有效实践和健康 保健组	加拿大	www. epoc. co- chrane. org	al. mayhew@uottawa. ca	+6135625800 ext:2361	+6135625659

续表

系统评价 小组名称	所在国家	网址	联系方式		
			E-mail	电话	传真
药物酒精成瘾组	意大利	www.cdag.cochrane.org	amato@asplazio.it	+39068306(0479	+39068306(0374
精神分裂症组	英国	szg.cochrane.org/en/index.html	bethany.york@nottingham.ac.uk	+44115823(1286	
抑郁,焦虑和神经官能组	英国		ccdan@iop.kcl.ac.uk	+44(0)1179546667	+44(0)1179546672
眼与视觉组	英国	www.cochraneeyes.org	cevg@lshtm.ac.uk	+44(0)2079588167	+44207958(8325
儿童癌症组	荷兰	ccg.cochrane.org	chcrg@amc.uva.nl	+31205666(370	+31206912(231
肌肉骨骼组	加拿大	www.cochranemsk.org	cmsg@uottawa.ca	+61356258(00 ext:1977	+61356256(59
心脏组	英国	www.heart.cochrane.org	cochrane.heart@lshtm.ac.uk	+442079272(086	44207927(2282

续表

系统评价小组名称	所在国家	网址	联系方式		
			E-mail	电话	传真
用户与交流组	澳大利亚	www.latrobe.edu.au/cochrane	cochrane@latrobe.edu.au	+61394795779	+61394795977
代谢和内分泌失调组	德国	www.cc-endoc.info	cochrane@med.uni-duesseldorf.de	+492118116544	49211 8118693
高血压组	加拿大	www.ti.ubc.ca/cochrane	cochrane@ti.ubc.ca	+1(604)822-0700	+1(604)822-0701
肌肉骨骼组	英国	www.neuromuscular.cochrane.org	cochranenmd@ion.ucl.ac.uk	+442076922359	+44207 8298725
皮肤病组	英国	www.csg.cochrane.org	csg@nottingham.ac.uk	+44115846 8635	+44115846 8618
肝胆组	丹麦	ctu.rh.dk/chbg	dnikolov@ctu.rh.dk	+4535457169	+4535457101
方法学评价组	挪威		elizabeth.paulsen@nokc.no	+4746400415	+4723255010

续表

系统评价 小组名称	所在国家	网址	联系方式		
			E-mail	电话	传真
损伤组	英国	www. injuries. cochrane. org	emma. sydenham@ lshtm. ac. uk	+44(0)2079588132	+44(0)2079588111
上消化道及胰腺 疾病组	英国	fhs. mcmaster. ca/ugpd/ index. html	enquiries@cochrane. leeds. ac. uk	+4411343435419	+4411343434877
妇科肿瘤组	英国	www. cochrane- gyncan. org	gail. quinn@ruh-bath. swest. nhs. uk	+441225826348	
艾滋病组	美国	www. igh. org/ Cochrane	gkennedy@psg. ucsf. edu	+14155979373	+14155978299
新生儿组	加拿大	neonatal. cochr- ane. org	haughton@ mcmaster. ca	+19055259140 ext: 22897	+19055215007
卒中组	英国	www. dcn. ed. ac. uk/csrg	hazel. fraser@ed. ac. uk	+441315372273	+441313325150
痴呆及认知障碍 疾病组	英国	www. collins@ndm. ox. ac. uk	helen. collins@ndm. ox. ac. uk	+44(0)1865234307	+44(0)1865231525

续表

系统评价 小组名称	所在国家	网址	E-mail	联系方式		
				电话	传真
结直肠癌组	丹麦	www. cccg. dk	HKA02@bbh. hosp. dk cccg@cccg. dk	+4535312704	+4535316997
血液恶性肿瘤组	德国	www. chmg. de	info@chmg. de	+49221710770— 20/—21	+492217107024
月经紊乱和低生 育组	新西兰	www. obsgynae. auckland. ac. nz/ research/cochrane	j. clarke@auck- land. ac. nz	+649737599 ext: 89489	+6493035969
发育、心理与学 习组	英国	www. bris. ac. uk/Depts/Co- chraneBehav	j. dennis@bris- tol. ac. uk	+6493035969	+44117946623
麻醉组	丹麦	www. carg. cochrane. org	jane_cracknell@ yahoo. com	+4535457423（of- fice)	+4535457454
耳鼻喉组	英国	www. cochrane- ent. org	jbellorini@coch- rane-ent. org	+441865231051	+44185231091

续表

系统评价小组名称	所在国家	网址	E-mail	联系方式 电话	联系方式 传真
公众卫生组	澳大利亚	www.ph.cochrane.org	jdoyle@vichealth.vic.gov.au	+61396671336	+61396671375
疼痛、姑息和支持治疗组	英国	www.jr2.ox.ac.uk/cochrane	jessica.thomas@pru.ox.ac.uk	+441865225762	+441865225400
炎性肠疾病和功能性肠紊乱组	加拿大	www.cochrane.uottawa.ca/ibd	jmacdon1@uwo.ca, jmacdonald@robarts.ca	+15196858500 ext:34763	+15196633807
嗜烟组	英国	tobacco.cochrane.org/en/index.html	kate.cahill@dphpc.ox.ac.uk	+441865289285	+441865289287
肺癌组	西班牙	www.cochrane.es/LCG	lcg@cochrane.es	+3493291 9527	+3493291 9525
急性呼吸道感染组	澳大利亚	ari.cochrane.org/en/about.html	ldooley@bond.edu.au	+6175954492	+6175954122

续表

系统评价 小组名称	所在国家	网址	E-mail	联系方式	
				电话	传真
骨、关节、肌肉损伤组	英国	www. bjmtg. cochrane. org	lindsey. elstub@ manchester. ac. uk	+441612755953	+441612755043
口腔卫生组	英国	www. ohg. cochrane. org	luisa. fernandez@ manchester. ac. uk	+441612757819	+441612757815
性传播疾病组	巴西	www. igh. org/ Cochrane/STD	mauroramos@ce- args. org. br	+(51)30290324	+(51)30290324
急性呼吸感染组	葡萄牙	www. fm. ul. pt/ Movementdisor- ders	movementdisord@ fm. ul. pt	+351217973453	+351217802129
肾脏组	澳大利亚	www. cochrane- renal. org	narellw2@chw. edu. au	+61298451485	+61298451491
多发性硬化组	意大利	www. msg. co- chrane. org	neuroepidemiologia@ istituto-besta. it	+390223942201	+390223942713
癫痫症组	英国	www. epilepsy. cochrane. org	r. jowett@liv. ac. uk	+441515295462	+441515295465

续表

系统评价小组名称	所在国家	网址	联系方式		
			E-mail	电话	传真
感染疾病组	英国	www. liv. ac. uk/evidence/CIDG/home. htm	r. r. robb@liverpool. ac. uk	+441517053127	+441517053364
前列腺疾病和尿道癌组	美国		roderick. macdonald @med. va. gov	+16124671666	+16127252284
妊娠与分娩组	英国		s. l. henderson@liverpool. ac. uk	+441517024066	+441517024335
创伤组	英国	www. cochrane-wounds. org	sembsl1@york. ac. uk	+44190432342	+441904321382
乳腺组	澳大利亚	www. ctc. usyd. edu. au/cochrane/	sparker@ctc. usyd. edu. au	+61295625006	+61295651863
气道组	英国	www. airways. cochrane. org	tlassers@sgul. ac. uk	+442087252790	+442087253584
囊性纤维化及基因异常组	英国	www. liv. ac. uk/cfgd	traceyr@liverpool. ac. uk	+441512525696	+441512525456
背痛组	加拿大	www. cochrane. iwh. on. ca	vpennick@iwh. on. ca	+14169272027 ext: 2158	+14169274167

· 317 ·

附录三 Cochrane 协作网研究领域/网络一览表

研究领域/网络名称	所在国家	网址	联系方式		
			E-mail	电话	传真
行为医学领域	美国	www. cochrane-behavmed. org	louise. falzon@mountsinai. org	+12122414000	+12122412367
癌症网络	英国	www. cochrane-childhealth. org	mclarke@cochrane. co. uk		
儿童健康领域	加拿大	www. cochrane-childhealth. org	terry. klassen@ualberta. ca	+17804078538	+17804077084
补充医学领域	美国	www. compmed. umm. edu/ Cochrane/ index. html	bberman@compmed. umm. edu	+14104486875	+14104486871

续表

研究领域/网络名称	所在国家	网址	联系方式		
			E-mail	电话	传真
用户网络	澳大利亚	www. cochrane. org/consumers	socrates@q-net. net. au		+61(0)393436402
发展中国家网络	西班牙	dcn. cochrane. org	cochrane. dcn@gmail. com	+34932919525	+34932919527
老年人保健领域	英国		d. j. stott@clinmed. gla. ac. uk	+41412114976	+41412114033
卫生保健公平领域	加拿大	equity. cochrane. org	emorris@uottawa. ca	+613−562−5659	+613−562−5800 ext:1963
神经网络	意大利	www. cochranen-euronet. org	cochrane. neuronet@ sedes. it	+39075505806	+39075502647
职业卫生领域	芬兰		jos. verbeek@ttl. fi	+35817201204	+35817201211
院前和急诊领域	澳大利亚		erin. smith@med. monash. edu. au	+6139044168	+6139044213

续表

研究领域/ 网络名称	所在国家	网址	联系方式		
			E-mail	电话	传真
初级卫生保健领域	新西兰	www. cochrane-primarycare. org	b. arroll@ cochraneprimarycare. org	+64－9－3737624	+64－9－3737599 ext 86978
康复及相关疗法领域	荷兰	www. cebp. nl	ra. deBie@epid. uni-maas. nl	+3143384128	+3143382362
疫苗领域	意大利		vaccinefield@asl20. piemonte. it	+39013307847	+39013307841

附录四 Cochrane 协作网方法学组一览表

方法学组名称	所在国家	网址	联系方式		
			E-mail	电话	传真
经济评价方法学组	英国	www. med. uea. ac. uk/research/ research_econ/ cochrane/ cochrane_ home. htm	i. shemilt@uea. ac. uk	+01603593604	+01603591086
不良反应方法学组	英国	aemg. cochrane. org	a. herxheimer@ ntlworld. com	+442083460407	+442083465470
证据应用和推荐组	英国		hjs@buffalo. edu	+441865227036	+441865227055

续表

方法学组名称	所在国家	网址	E-mail	电话	传真
				联系方式	
偏倚方法学组	加拿大	www. chalmersre-search. com/bmg	dmoher@uottawa. ca	+16137384869	+16137383591
个体患者资料 Meta 分析方法学组	英国	www. ctu. mrc. ac. uk/cochrane/ipdmg	lhr@ctu. mrc. ac. uk	+0044 (0)2076704816	+0044 (0)2076704721
信息检索方法学组	英国	www. irmg. co-chrane. org	colesbm@cardiff. ac. uk	+442920316927	+442920316927
非随机对照试验方法学组	英国		barney. reeves@bristol. ac. uk	+441179299737	+441179283143
报告患者结果方法学组	法国	www. cochrane-hrqol-mg. org	cacquadro@mapi. fr	+33472136950	+33472136667
预后方法学组	澳大利亚		katrina. williams@sesiahs. health. nsw. gov. au		

续表

方法学组名称	所在国家	网址	联系方式		
			E-mail	电话	传真
前瞻性 Meta 分析方法学组	澳大利亚	www. cochrane. org/ docs/ pma. htm	davina@ctc. usyd. edu. au	+61295651863	+61295625040
定性研究方法学组	英国	www. joannabriggs. edu. au/ cqrmg	jane. noyes@ bangor. ac. uk	+441248383192	+441248388519
筛检和诊断试验方法学组	美国		gatsonis@stat. brown. edu	+14018639182	+14018639183
统计学方法学组	英国		doug. altman@csm. ox. ac. uk	+441865284424	+441865284401

附录五　SCI 收录系统评价的研究领域、来源国家及机构排名

排名	按研究领域	按来源国家	按来源机构
1	医学、综合与内科	英国	麦克马斯特大学
2	精神病学	美国	哈佛大学
3	公共、环境与职业卫生	加拿大	阿姆斯特丹大学
4	心脏与心血管系统	荷兰	梅奥诊所
5	外科	澳大利亚	多伦多大学
6	临床神经病学	意大利	伦敦国王学院
7	肿瘤学	德国	都灵大学
8	胃肠病与肝病学	瑞士	卡尔加里大学
9	周围血管病	中国	渥太华大学
10	药理学与药学	苏格兰	麦吉尔大学

附录六　SCI 收录系统评价的主要期刊列表(以刊名字顺为序)

期刊名	网　　址
American Journal of Chinese Medicine	www. worldscinet. com/ajcm/
American Journal of Managed Care	www. ajmc. com
American Journal of Medicine	www. amjmed. com
American Journal of Preventive Medicine	www. elsevier. com/locate/amepre
American Journal of the Medical Sciences	journals. lww. com/amjmedsci/pages/ default. aspx
Annals Academy of Medicine Singapore	www. annals. edu. sg/
Annals of Internal Medicine	www. annals. org
Annals of Saudi Medicine	www. saudiannals. net/
Archives of Internal Medicine	archinte. ama-assn. org/
Aviation Space and Environmental Medicine	www. asma. org/journal/
Bmc Medicine	www. biomedcentral. com/bmcmed/
British Journal of General Practice	www. rcgp. org. uk/bjgp
British Medical Bulletin	www. ingentaconnect. com
British Medical Journal	www. bmj. com/

期刊名	网　址
Bulletin De L Academie Nationale De Medecine	www. elsevier. com
Canadian Family Physician	www. cfp. ca/
Canadian Medical Association Journal	www. cmaj. ca/
Chinese Medical Journal	www. cmj. org/
Clinical Medicine	www. ilib. cn/P-QCode~lcyx. html
Current Medical Research and Opinion	www. ingentaconnect. com/content/ apl/cmro
Deutsche Medizinische Wochenschrift	https://www. researchgate. net/ journal/1439-4413
European Journal of Internal Medicine	www. ejinme. com
Family Practice	http://fampra. oxfordjournals. org/
Internal Medicine Journal	www. ovid. com/site/catalog/Journal/ 1166. jsp
Jama-Journal of the American Medical Association	http://jama. ama-assn. org/
Journal of Evaluation in Clinical Practice	www. wiley. com/bw/journal. asp? ref=1356-1294
Journal of General Internal Medicine	www. springer. com/medicine/ internal/journal/11606
Journal of Hospital Medicine	www3. interscience. wiley. com/ journal/111081937/home
Journal of Internal Medicine	www. jim. se/
Journal of Korean Medical Science	www. jkms. org/

续表

期刊名	网　址
Journal of Pain and Symptom Management	www. journals. elsevierhealth. com/periodicals/jps
Journal of the American Board of Family Medicine	www. jabfm. org/
Journal of the National Medical Association	www. nmanet. org/
Journal of the Royal Society of Medicine	jrsm. rsmjournals. com/
Lancet	www. thelancet. com/
Mayo Clinic Proceedings	www. mayoclinicproceedings. com/
Medical Journal of Australia	www. mja. com. au/
Medical Problems of Performing Artists	www. sciandmed. com/mppa/
Medicina Clinica	www. elsevier. com/wps/product/cws_home/718573
Military Medicine	www. fas. org/irp/doddir/milmed/index. html
Netherlands Journal of Medicine	www. njmonline. nl/njm/index_journal. php
Pain Medicine	www. painmed. org.
Palliative Medicine	pmj. sagepub. com/
Plos Medicine	www. plosmedicine. org/
Postgraduate Medical Journal	pmj. bmj. com/
Preventive Medicine	www. prevmedctr. org/
Primary Care & Community Psychiatry	chinesesites. library. ingentaconnect. com/content/apl/pccp
An International Journal of Medicine	qjmed. oxfordjournals. org/

续表

期刊名	网　址
Saudi Medical Journal	www. smj. org. sa/
Scandinavian Journal of Primary Health Care	www. sjphc. org/
Southern Medical Journal	www. sma. org/smj/
Swiss Medical Weekly	www. smw. ch/
Wiener Klinische Wochenschrift	http：//www. springerlink. com/ content/112448/

附录七　系统评价常见术语

5S 模型(5S Model)

2006 年加拿大 Brian Haynes 提出的查找循证信息资源的一种模型,在其 2001 年提出的"4S"基础上完善而成。该模型指出理想的循证信息资源依次为系统(将个体患者信息与相关研究的最佳证据相结合的决策支持系统)、总结(针对某一具体疾病,全面整合当前可得的最佳证据,提供有关其治疗选择的全面信息)、摘要(单个研究或系统评价的简要描述)、综述(即系统评价,如 Cochrane 系统评价)及研究(原始研究)。

Campbell 协作网(Campbell Collaboration)

Campbell 协作网是一个致力于生产和传播社会学相关干预措施效果系统评价的国际研究网络,通过循证决策和高质量的公共与私人服务,促进社会积极转变。协作网以美国国家科学学术委员 Dr Donald T. Campbell 姓氏命名,2000 年在美国成立。组织机构包括指导委员会、协调组和秘书处。主要产品是 Campbell 系统评价,其制作工作主要由教育组、犯罪与司法组、社会福利组、方法学组和用户组 5 个协调组支持并完成。截至 2009 年 5 月,Campbell 图书馆已发表系统评价全文 51 篇,计划书 77 篇,注册题目 86 个。

Cochrane 图书馆(Cochrane Library,CL or CLIB)

是一个数据库集合,以网络和光盘两种形式出版,每季度更新,其包含 Cochrane 系统评价资料库(Cochrane Database of Systematic Review,CDSR)、疗效评价文摘库(Database of Abstracts of Reviews of Effects,DARE)、Cochrane 对照试验注册中心(Cochrane Central Register of Controlled Trials,CENTRAL)、Cochrane 方法评价数据库(Cochrane Database of Methodology Review ,CDMR)、卫生技术评估数据库(Health Technology Assessment Database ,HTA)、英国国民卫生服务经济学评价数据库(NHS Economic Evaluation Database,NHSEED)及 Cochrane 协作网相关信息。

Cochrane 系统评价(CSR)
Cochrane 系统评价是对卫生保健干预效果证据的系统总结,从而帮助人们做出实践决策。只有在 CDSR 或 CMR 中的系统评价才可以被认为是 Cochrane 系统评价。该系统评价详细描述了其所采用的具体评价方法,并使用 Cochrane 协作网提供的 Review Manager(RevMan)软件,并遵守 Cochrane 干预性系统评价手册所规定的格式。
Cochrane 协作网(Cochrane Collaboration,CC)
Cochrane 协作网是一个通过制作、保存、确保获取卫生保健干预效果的系统评价,从而帮助人们在卫生保健领域做出明智决策的国际组织。
Cochrane 中心(Cochrane Centres)
Cochrane 中心有帮助配合和支持 Cochrane 协作网的责任,每个中心有责任提供其地域和语言方面的帮助,Cochrane 图书馆提供了每个中心所肩负的具体任务及其负责的相应国家的列表。
GRADE 工作组（Grading of Recommendations Assessment, Development and Evaluation,GRADE）
推荐分级的评估、制定与评价工作组。2000 年,由一群有志于克服当前卫生保健分级系统缺陷的人组成的非正式协作网发展而来。迄今 GRADE 工作组已制定了一种普适、恰当、透明的方法对证据质量和推荐强度进行分级。很多国际组织已参与其中,并开始使用这套方法。
Meta 分析报告质量（The Quality of Reporting of Meta-analyses, QUOROM）
1996 年由 CONSORT 小组 30 名临床流行病学家、临床医师、统计学家、Meta 分析研究人员以及来自英国和北美对 Meta 分析感兴趣的编辑共同制定,旨在推广使用标准化的格式以提高 Meta 分析的报告质量。
Meta 分析(Meta-analysis)
Meta 分析是一种对独立研究的结果进行统计分析的方法,它对研究结果间差异的来源进行检查,如果结果具有足够的相似性而能用这种方法,便可对结果进行定量合成。

续表

Meta 回归分析(Meta Regression Analysis)
一种在系统评价(Meta 分析)中运用的方法,用于探究研究特性(如分配隐藏、基线危险度、干预措施的实施时间)和研究结果(各研究中观察到的效果)间的关系。
Revman 软件(Review Manager,Revman)
是国际 Cochrane 协作网为系统评价工作者所提供的专用软件,是 Cochrane 系统评价的一体化、标准化软件。它的主要作用是用来制作和保存 Cochrane 系统评价的计划书或全文,对录入的数据进行 Meta 分析,并且将 Meta 分析的结果以森林图等比较直观的形式进行展示,以及对系统评价进行更新。
半随机对照试验(Quasi-Randomized Control Trial,Qrct)
采用不含随机成分的预定规则将受试者分配入干预组的方法(如交替分配或基于星期、住院号或生日)。用半随机分配方法进行分配,因能预先猜出受试者的分组情况,受试者分配可能因此受到控制,产生选择性偏倚。见"选择性偏倚"、"分配隐藏"。
报告偏倚(Reporting Bias)
1. 研究对象选择性透露或隐瞒某些信息造成的偏倚,例如调查既往病史、吸烟史、性经历等的时候,可能出现这种偏倚。 　　2. 见"发表偏倚"。
比(Odds)
某事件发生的概率与该事件不发生的概率之比;或经历了相关结局的参与者与未经历相关结局的参与者的数量之比。
比值比(Odds Ratio,OR)
试验组发生某事件的比数与对照组发生相同事件的比数之比。又称叉积比、相对比。
重复性(Reproducibility)
在稳定的患者身上重复一项研究而产生相同结果的能力。
患者价值观(Patient Value)
患者价值观是指每个患者独特的偏好、关切和期望。

不良事件（Adverse Event）

　　试验中在受试者身上不希望观察到的反应。使用该术语时无需考虑该反应是否由干预措施引起。见"副作用"。

单病例随机试验（N of 1 Randomized Trial）

　　一种安排在单个病例上进行的随机试验，用于找出适用该病例的最佳治疗。反复给予患者试验治疗和对照治疗的干预措施（或两轮甚至更多的试验性治疗），并确保治疗是随机安排的。

单盲法（Single Blind Method）

　　观察者或受试者其中一方不知道受试者所处的分组的方法。

一类错误（Type Ⅰ Error，α-Error）

　　未拒绝实际上不成立的无效假设。

二类错误（Type Ⅱ Error，β-Error）

　　拒绝了实际上成立的无效假设。

多次比较（Multiple Comparisons）

　　对同一数据进行多次分析。多次比较可增加Ⅰ型错误的概率，即某种干预措施差异很可能是由于机遇所致。

发表偏倚（Publication Bias）

　　若一项研究能否被发表取决于研究结果的性质或方向，那么就会出现发表偏倚。未能证明一项干预有效的研究有时不能被发表，因此，如果系统评价没有纳入这些未发表的研究，则可能高估干预的实际效果。此外，已发表的研究也可能呈现偏倚的结果，例如，只有差异具有统计学意义的结局或亚组才会被发现。

隐蔽分组（Allocation Concealment）

　　一种通过隐藏分配患者进入干预组的分配序列至分配时，以避免选择性偏倚的方法。分配隐藏避免研究者（有意或无意地）影响受试者被分配入某干预组。

副作用（Side Effect）

　　干预的意外、不希望出现的结果。见"不良反应"。

续表

固定效应模型（Fixed-Effect Model）
Meta 分析中，在假设研究间所有变异仅来自机遇的作用，且假设所有的研究效应大小都基本相同的前提下，计算研究合并后的效应的统计学方法。随机效应模型可以替代固定效应模型。
灰色文献（Grey Literature）
一些技术报告、研究、短文等不专门面向公众出版，或被限制传播，因而没能被学术机构、官方或大众能获取的检索系统所收录，这类文献称为"灰色文献"。
机遇（Chance）
即随机误差。机遇造成研究的不精确性。
基线特征（Baseline Characteristics）
试验开始后、给予干预前，从每个受试者收集的人口学、临床及其他数据。见"预后变量"。
检索策略（Search Strategy）
进行文献检索时指定的一整套方案。完善的检索策略至少包括 6 个方面：检索词、检索式、检索时间、检索源、检索语种、检索者。任何一方面缺位和不足都会导致偏倚产生。相同检索词和检索式在不同数据库得到的结果可能不完全相同。理想的情况是根据数据库的不同制定各自最佳的检索式。
简单随机化（Simple Randomization）
无限制随机。在两组试验中，简单随机类似于抛硬币。
结局指标（Outcome Measure）
试验关注的结局变量（也叫终点指标）。组间结局变量差异即可认为是不同干预措施的差异。主要结局是最重要的结局指标。次要的结局指标用于补充评价干预措施的效应。
精确性（Precision）
随机误差的相对减小与内部真实性相对，指偏倚或系统误差的相对减小或无随机误差。作为一种原则，在生态学中内部真实性比精确性更重要。但有时轻度偏倚、高度精确的估计可能会比没有偏倚但极不精确的估计更有意义。

续表

绝对危险度（Absolute Risk，AR，or Control Event Rate，CER）
某事件发生的概率。例如，100 例病例中有 10 例发生某事件，则绝对危险度用百分比表示为 10%，或用比例表示为 0.10。

绝对危险度降低率（Absolute Risk Reduction，ARR）
对照组事件发生率（CER）与试验组该事件发生率（EER）之间的绝对差值，即 ARR=|CER−EER|，用%表示，值越大，疗效越大。

绝对危险度增加率（Absolute Risk Increase，ARI）
试验组中某不利结果发生率与对照组某不利结果的差值。即 ARI=|EER−CER|，用%表示，值越大，疗效越小。

开放性试验（Open Trial）
指未实施盲法的随机试验，即患者、医师、资料收集和分析人员都知道每个患者的治疗安排。

可信区间（Confidence Interval）
估计值精确度的测量。该区间用与数据一致的范围来表示估计值，其被认为有较大概率（通常取 95%）包含了"真实值"。可信区间应使用与估计值相同的单位来表示。区间越宽表明精确度越低；区间越窄表明精确度越高。

累积性 Meta 分析（Cumulative Meta-analysis）
累积性 Meta 分析，指将资料作为连续的整体，当新研究加入时，就重复一次 Meta 分析，并按一定顺序（例如发表时间或质量）排列累计结果，用图表示，各水平线反映随着新研究的加入，分析结果的变化趋势。

利益冲突（Conflict of Interest）
当一个人在同行评议或结局研究中存在既得利益时，这个人的客观损失。当这个人可从研究中获得经济上或其他方面的利益时就会出现。

临床试验（Clinical Trial）
临床试验是指以人为对象的前瞻性研究，预先将受试者或受试人群分配至接受一种或多种医疗干预，以评价医疗干预对健康结局的影响。其中"医疗干预"包括但不仅限于药物、细胞及其他生物制品、外科治疗、放射治疗、医疗器械、行为疗法、治疗过程的改变、预防保健等。其定义包括第 1 阶段到第 4 阶段的试验。

临床指南(Clinical Guideline)
系统地针对特定临床问题制定的意见,用于指导临床工作者和患者采取适当的卫生保健措施。
灵敏度(Sensitivity)
1. 指在筛查、诊断性试验中,试验检出病例数占实际病例数的比例,用于衡量试验检测疾病的能力。灵敏度＝试验阳性的病例数/患病数。也叫真阳性率,检出率。 　　2. 检索临床试验时,一个检索策略检到的文献数占总相关文献数的比例,用于衡量检索策略甄别相关文献的正确率。
流程图(Flow Diagram)
用箭头将多个方块连接起来,表示过程中各个步骤的图,是用于决策分析的一种演算法。流程图有多种用途,如表明一项研究在设计和实施过程中研究对象的合格、纳入、丢失,或用于演示某项目如何运作等。
漏斗图(Funnel Plot)
Meta 分析中用于检测发表偏倚的绘图法。如果没有发表偏倚,图形将是漏斗形;如果研究显示阳性结果更容易被发表,漏斗的左下角将有一个洞。
率比(Rate Ratio)
同"相对危险度"。
率差(Rate Difference)
又称特异危险度、归因危险度或超额危险度。是暴露组发病率与对照组发病率相差的绝对值,在临床试验中其大小可以反映试验效应的大小,其可信区间可以用来推断两个率有无差别。
盲法(Blind,Blinded,or Masked)
确保受试者、干预实施者、资料收集者,有时也包括资料分析者不知道受试者接受的是何种干预的措施。盲法是为了避免来自研究者的偏倚。最常用的是双盲,以让受试者、干预实施者和结局评估者不知道干预分配。术语掩饰可用来代替盲法。

续表

敏感性分析(Sensitivity Analysis)

　　一种分析方法,通过观察研究结果受方法、模型、非衡量变量或前提的变化的影响程度,来确定一项评价方法的准确度。这种分析的目的是要确定对结果影响最显著的因素,确保结果稳定。

目标人群(Target Population)

　　1. 打算进行推论的个体、项目或测量的集合体。本术语有时用来表示抽取样本的总体,有时代表欲用于将收集到的资料进行推论的"参照"总体,又称目标总体。
　　2. 进行推论的对象群体。
　　3. 计划对其实施干预的人群。

募集(Recruitment)

　　招募受试者进入随机试验的过程。

纳入标准(Inclusion Criteria)

　　一项研究中,研究对象人群需满足的特征;或者,系统评价中,纳入研究需满足的特征。

内在真实性(Internal Validity)

　　研究结果避免或消除偏倚或随机误差的程度。

排除标准(Exclusion Standard)

　　确定研究对象时,满足一定标准则不能被纳入研究,这种标准成为排除标准。也包括系统评价中,不予纳入的研究所满足的标准。

偏倚(Bias)

　　由于试验的设计、实施及分析不当所造成的测量效应值偏离真实值的系统偏差。

群随机试验(Cluster Randomized Trial)

　　将患者集群(门诊患者、家族、同地理区域患者等)作为整体进行随机分组,进行试验,而非对个体分组。需小心分析误差。

森林图(Forest Plots)

　　是以统计指标和统计分析方法为基础，用数值运算结果绘制出的图形。它在平面直角坐标系中，以一条垂直的无效线（横坐标刻度为1或0）为中心，用平行于横轴的多条线段描述了每个被纳入研究的效应量和可信区间(confidence interval, CI)，用一个菱形（或其他图形）描述了多个研究合并的效应量及可信区间。它非常简单和直观地描述了Meta分析的统计结果，是Meta分析中最常用的结果表达形式。

筛查(Screening)

　　将很可能经历可改变的有不良结局的患者从无症状人群中甄别出来的一种措施。

试验报告统一标准(Consolidated Standards of Reporting Trials, CONSORT)

　　随机对照试验报告的统一规范，首次发表于1996年，2007年再次修订，声明旨在改进RCT的报告，促进读者对试验设计、实施、分析和解释的理解，并有助于评价试验结果的真实性，还可用于指导审稿和编辑。

试验中止条件(Stopping Rule)

　　在某些试验中，当累积数据达到某个统计学标准，表明可以或应该提前终止试验，以避免受试者冒一些不必要的风险，或者干预效应大到不必进一步收集数据。其通常在试验方案中定义，并在计划好的中期分析时进行。见"中期分析"。

受试者(Participant)

　　参与试验的人。受试者通常必须满足特定的受试者选择标准。见"募集"。

受试者工作特征曲线(Receiver Operator Characteristic Curve)

　　ROC曲线由多个临界值相应的敏感度和假阴性(1-特异度)构成，曲线上的各个点表示相应临界值的敏感度和特异度，所以，ROC曲线综合反映了诊断性试验的特性，即诊断性试验对目标疾病的诊断价值，也可以根据诊断性试验的使用目的，用它来确定最佳临界值。

随访(Follow-Up)

与纳入随机试验受试者定期联系的过程,其目的是执行分配干预、调整疗程、观察干预效果或收集数据。

随机对照试验(Randomized Controlled Trial)

一种试验研究方法。在这种试验中,患者被分为两组,一组接受诊断、预防、治疗或姑息治疗的试验过程,另一组不接受,以观察干预产生的效应。

随机误差(Random Error)

见"机遇"。

特异度(Specificity)

筛检/诊断性试验中,被诊断未患有目标疾病的人数占总未患病数的比例,即真阴性率。

统计效能(Power)

一个试验能检测出特定样本量的干预效应有统计学意义的概率(通常在试验开始前计算)。每个试验在确定样本量时通常要考虑这个试验所期望的检验效能。见"样本量"。

推荐强度(Strength of Recommendations)

指在多大程度上能够确信遵守推荐意见利大于弊。

外部真实性(External Validity)

研究结果可被应用、相关或外推到研究以外人群或群组的程度。也称普遍性或适用性。

完成治疗分析(Per Protocol Analysis)

只分析实际完成整个治疗的患者,而不纳入分析失访或脱落的患者。

危险比(Hazard Ratio)

广义上和相对风险意义相同,但用于随时间而风险不恒定发生时。如一研究中风险在两组之间仍保持一定比例,尽管绝对风险可能随着时间而改变,但两组之间的危险比例仍保持恒定。该词典型的用法是时间改变时生存率相应的变化,广义上与死亡相对风险相同。如果危险比为 0.5,则该组死亡相对风险为另一组的一半。

续表

危险度比值(Risk Ratio)
见"相对危险度"。
文献的适用性(Generalisability)
见"外部真实性"。
洗脱期(Washout Period/Phase)
一项研究中,尤其是治疗性试验中,当治疗停止后,其治疗效应消失,治疗者的状态也恢复到极限水平的时期。
系统评价(Systematic Review)
针对某一临床问题,对一次研究进行鉴别,筛选,评价和总结,以减少偏倚。可用但并非必用 Meta 分析来分析汇总纳入研究的结果。
相对危险度(Relative Risk)
某事件在暴露人群中的风险占未暴露人群发生该事件风险的比例。
向均数回归(Regression to The Mean)
临床上见到的一种现象,即一些极端的临床症状或体征或化验指标的患者,即使不进行治疗处理,在其后的连续测量中,这些指标也有向正常值趋近的现象。
需治疗例数(Number Needed To Treat,NNT)
在一定的时间内,防止 1 例不良事件发生或得到 1 例有利结果需要治疗的病例数。
选择性偏倚(Selection Bias)
1. 分组过程中产生、导致与预期结果不一致的系统误差。即由于受试者选择或分组方法不当而致受试者某些可测或不可测的特征在组间失衡。 　　2. 进行综述或系统评价时,由于选择纳入试验的偏差造成的系统误差,如报告偏倚。 　　3. 被选受试者的特性与未被选的受试者的特性间存在系统误差,即受试者不能代表所有可能的受试人群。 　　这种偏倚降低外部真实性而不影响内部真实性。

循证实践(Evidence-Based Practice,EBP)

　　循证实践是指应用循证卫生保健原则进行临床决策,实践患者管理。首先,决策需应用最佳证据,权衡各策略的利弊;另外,还需参考患者个人的价值观与意愿来做出决断。

循证医学(Evidence-Based Medicine,EBM)

　　循证医学是整合最佳研究证据、临床经验和患者价值观的一门学科。

亚组分析(Subgroup Analysis)

　　在试验定义的受试者子集(如性别或年龄分类)中评估干预效应的分析方法。亚组分析的样本量通常较小,所以检验效能相对较低,同时也存在多次比较的问题。见"多次比较"。

阳性似然比(Positive Likelihood Ratio,+LR)

　　指诊断性试验准确地诊断出真正患目标疾病的患者数与将无目标疾病的人误诊为有病的人数之比,即真阳性率与假阳性率之比,因此,LR+越大,表明该诊断性试验误诊率越小,也表示患目标疾病的可能性越大。

阳性预测值(Positive Predictive Value,+PV)

　　阳性预测值指诊断性试验检出的全部阳性例数中,真正"有病"的例数(真阳性)所占的比例。

样本量(Sample Size)

　　试验纳入的受试者数量。试验预期样本量即试验计划纳入的受试者数量,通常经统计学效能计算确定。样本量应足够使试验有一个较高概率检出确实存在的有意义的效应。完成样本量指试验纳入、干预或分析的受试者数量。

异质性(Heterogeneity)

　　系统评价中,单个研究之间存在的差异,特别是指研究结果中存在的差异。观察对象、干预措施和结局指标的差异称为临床异质性;研究设计和质量方面的差异称为方法学异质性;结果方面出现的差异称为统计学异质性,是由临床异质性和方法学异质性所致。

意向治疗分析(Intention-To-Treat Analysis,ITT)
被纳入分配到干预组的全部受试者,无论是否完成所分配的干预,均纳入数据分析的一种方法。意向治疗分析避免了由于受试者丢失而引起的偏倚,这种偏倚会破坏通过随机分配建立的基线一致性,从而不能说明优于对照。

阴性似然比(Negative Likelihood Ratio,－LR)
阴性似然比是指诊断性试验将真正患目标疾病的患者误诊为无病的率与准确地将无目标疾病的人诊断为无病的率之比,即假阴性率与真阴性率之比,因此,－LR 越小,表明该诊断性试验漏诊率越低,也表示患目标疾病的可能性越小。

隐蔽分组(Concealed Allocation)
指分组人员不知道受试对象的任何情况,避免因各种人为因素影响随机分组造成选择性偏倚的措施。之所以必须实施隐蔽分组是基于这样一种可能:如果实施分组的人员又同时负责纳入受试对象,即使随机序列的产生做得很好,在纳入受试对象时很可能自觉或不自觉地将治疗组的危重患者或剔除或带倾向性地分到对照组或治疗组,使随机分配形同虚设,导致治疗结果被夸大,调查显示,不实施或不充分实施隐蔽分组会夸大结果达 42% 以上。

预测值(Predictive Value)
在筛查或诊断性试验中,阳性患者确实患有该疾病或阴性患者确实没有此疾病的概率。预测值取决于敏感度和特异度,及此疾病的患病率。

证据(Evidence)
证据是最接近事实本身的一种信息,其形式取决于具体情况;高质量、方法恰当的研究结果是最佳证据;由于研究常常不充分、自相矛盾或不可用,其他种类的信息就成为研究的必要补充或替代。

证据质量(Quality of Evidence)
指在多大程度上能够确信疗效评估的正确性。

治疗有害例数(Number Needed To Harm,NNH)
用于测量治疗的有害性。指在一定时间内用特定的治疗需治疗多少病例数能发生一例不利结果。NNH 计算为 1/ ARI ,ARI(Absolute Risk Differ-Ence)为试验组和对照组之间绝对风险差数。

续表

中期分析（Interim Analysis）
试验正式结束前的任何阶段对各干预组进行比较的分析，常在完成受试者募集前进行。其常和中止条件联合应用，以便受试者处于不必要的危险时能中止试验。中期分析的时间和频率应在试验原始方案中确定。
真实性（Validity）
考虑研究方法和研究中受试者特征，确保从研究中得出正确结论的程度。
最小化法（Minimization）
一种类似于分层的分配方法，可以确保特定的预后因素在组间达到极好的平衡。下一个受试者的分组情况取决于他分在哪个组可以将某种预后因素在组间的差异降到最小。最小化是随机分配的一种合适替代方法。

（李　晓　整理）